STUDIA POHL: SERIES MAIOR
DISSERTATIONES SCIENTIFICAE DE REBUS ORIENTIS ANTIQUI
15

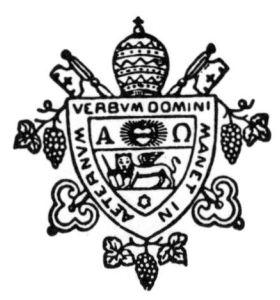

E PONTIFICIO INSTITUTO BIBLICO
ROMAE

THIERRY BARDINET

DENTS ET MÂCHOIRES
DANS LES REPRÉSENTATIONS RELIGIEUSES
ET LA PRATIQUE MÉDICALE DE L'ÉGYPTE ANCIENNE

Préface de Jean Yoyotte

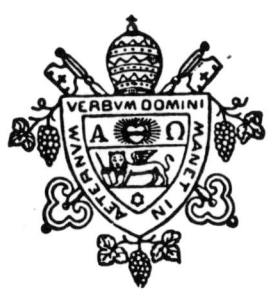

EDITRICE PONTIFICIO ISTITUTO BIBLICO
ROMA 1990

The Pontifical Biblical Institute dedicates this series to the memory of P. Alfred Pohl, founder of its Faculty of Ancient Near Eastern Studies. *Studia Pohl* reproduces in offset studies on Ancient Near Eastern history and philology, and is intended particularly to benefit younger scholars who wish to present the results of their doctoral studies to a wider public.

ISBN 88-7653-591-8

© 1990 - E.P.I.B. - Roma

Editrice Pontificia Università Gregoriana
Editrice Pontificio Istituto Biblico
Piazza della Pilotta 35 - 00187 Roma, Italia

A Maria Laura

PREFACE

Les mâchoires résistent mieux à la décomposition que le reste du squelette et les dents beaucoup mieux encore. De ce fait, dents et mâchoires que les fouilles restituent à l'archéologie constituent un matériel particulièrement abondant et homogène pour faire l'histoire de la santé et des soins: témoins directs de l'âge et de l'état sanitaire des sujets, témoins indirects de certaines habitudes alimentaires. Et, grâce à la pratique de l'embaumement, l'Egypte a offert et offrira un bon choix de sujets, bien situables chronologiquement et sociologiquement, aux examens radiographiques des "paléostomatologues". D'excellents travaux, en nombre croissant, paraissent sur les dents et les affections dentaires des crânes et des momies pharaoniques.

Chacun sait combien, dès le IIe millénaire, les autres peuples appréciaient le savoir et le savoir-faire des docteurs égyptiens: la diplomatie de Pharaon envoyait alors des experts en mission médicale auprès des autres souverains, experts dont le haut degré de spécialisation était connu. Une fonction de "grand des dentistes et grand des médecins", attestée dès la IIIe dynastie, ferait remonter jusqu'à environ 2700 av. J.C. l'histoire (sinon les origines) de l'odontologie comme discipline et comme pratique, et nos dentistes sont heureux de se trouver de si lointains ancêtres, loin en amont des arracheurs de dents.

Il reste que les dents ne sont pas seulement un instrument à mastiquer et une éternelle cause de soucis et de soins. Elles sont aussi l'arme qui sert à mordre, un des outils de la parole et une parure éclatante du visage. A tous ces titres, dents et mâchoires tiennent leur place dans la symbolique de chaque culture et se prêtent à des questions relevant de l'histoire des mentalités et des croyances.

Un Docteur en Chirurgie Dentaire, pratiquant à l'heure actuelle cet art, mais aussi longuement formé à la philologie égyptienne et aux disciplines égyptologiques, a voulu dépasser la simple reprise de l'histoire de la dentisterie antique et des souffrances dentaires que pouvaient éprouver les pharaons et leurs sujets. Il en est venu à examiner non seulement comment, dans la théorie et la pratique, le corps médical égyptien traitait les maux de dents, mais aussi quels sens l'imagination sacerdotale donnait aux dents pointues, coupantes, brillantes, glorieuses, dans les discours mythologiques, rituels et magiques.

L'un et l'autre aspect de cette recherche exigeaient au départ de cerner le vocabulaire employé par la langue égyptienne pour parler de la denture. La revue des vocables et des contextes, descendant jusqu'au copte et remontant au grec de la Septante, aboutit à isoler deux termes génériques et deux termes spécifiques, et fait apparaître en ceux-ci une référence constante à la denture des animaux. Cette étude lexicographique et étymologique bien venue, montre combien il serait vain de rechercher en égyptien une distinction lexicale entre les différents types de dents (et d'une manière générale entre les taxinomies antiques et celle de l'anatomie scientifique de nos jours).

L'auteur passe une revue exhaustive et détaillée des textes religieux -Textes des Pyramides et des Cercueils, listes anatomiques divinisantes contenues dans les formules funéraires et dans deux hymnes d'éveil, passage spéculatif du Texte de théologie memphite- recueillant les cas éparts de comparaisons, d'assimilations et d'images mytiques mettant en scène et en oeuvre les dents et les mâchoires. Ce sera notamment pour lui l'occasion d'apporter une explication très éclairante à mon sens, sur le mystérieux peseshkaf, instrument archaïque et "relique" osirienne, et d'affiner l'interprétation du fameux traité philosophique de Memphis.

Une troisième partie traite systématiquement de ce que les papyrus médicaux contiennent concernant les affections des mâchoires, des dents et des gencives. L'auteur sait, dans sa prudence, qu'on ne peut établir un diagnostic que sur un malade particulier, et en tire des conséquences méthodologiques précieuses. La logique des descriptions médicales et celle des considérations étiologiques (moins accessibles qu'ailleurs dans les trop rares contextes stomatologiques), se dégagent et donnent l'occasion à Thierry Bardinet de suggérer ce que pouvait être la démarche déjà "scientifique" des médecins égyptiens. Il a soin d'éviter les distorsions que les modèles de notre médecine et la recherche d'identifications, terme à terme et système pour système, ont trop souvent imposées à l'interprétation des prescriptions et des considérations contenues dans les textes médicaux pharaoniques.

Le développement sur la spécialité dentaire, littéralement attestée à l'Ancien Empire, entraîne l'auteur à reconsidérer la structure et la hiérarchie du corps médical égyptien. Un groupe de grands docteurs, cumulant en fait plusieurs spécialités et exerçant d'autres activités que médicales, était recruté et entretenu par le Palais et a dû former les cadres médicaux des centres de province.

Un effort aisé pour dépasser le travail d'érudition égyptologique et essayer de comprendre comment raisonnaient et comment travaillaient les "dentistes" de l'Egypte ancienne va avec une audace certaine. Interprétations de détails et théories provoqueront certainement réflexions et discussions. Il reste que ce mémoire prend place dans le renouvellement présent de l'histoire de la médecine et des conceptions biologiques, un retour aux contextes intellectuel, technique, social de chaque époque considérée en collant aux données de la philologie et de l'archéologie. Et transparaît dans ce livre un désir passionné de pénétrer tout uniment en égyptologue enthousiaste et en praticien actif la culture pharaonique. Il y a beaucoup d'écrits sur la dentisterie égyptienne, sur les dents et leurs maladies. Il fallait aussi penser aux dents saines, aux belles dents, pour apporter une contribution nouvelle à l'anthropologie religieuse.

J. Yoyotte
Directeur d'Etudes,
Ecole Pratique des Hautes Etudes

REMERCIEMENTS

En publiant cet ouvrage, tiré d'un mémoire présenté à l'Ecole Pratique des Haute Etudes, nous sommes heureux de remercier particulièrement notre maître, le Professeur Jean Yoyotte qui, tout en nous enseignant pendant ses cours de l'Ecole Pratique une méthode rigoureuse de travail et de recherche, ne nous a jamais refusé ni son temps précieux, ni ses conseils, ainsi lors de différents entretiens à la bibliothèque du Centre Vladimir Golénischeff. Ce livre doit beaucoup à sa confiance et a ses critiques toujours bienveillantes et nous savons tout ce que nous lui devons aujourd'hui. Les Professeurs S. Donadoni, M.D. Grmek, P. Vernus ainsi que le Professeur J. Leclant ont bien voulu nous aider de différentes remarques qui nous furent très précieuses. En 1989, le texte définitif a été relu une dernière fois par les RR-PP H. Quecke et Chr. Sturtewagen qui y apportèrent encore maintes améliorations. Le R-P W. Mayer a bien voulu en accepter la publication dans les Studia Pohl de l'Institut Biblique Pontifical. A tous, nous sommes infiniment reconnaissant.

TABLE DES MATIERES

PREFACE	VII - IX
REMERCIEMENTS	X
TABLE DES MATIERES	XI - XVI
LISTE DES ABREVIATIONS	XVII - XXII

CHAPITRE I: **LE MOT ÎBḪ**   1
   GENERALITES   1
   §1) GRAPHIES   1
   §2) PARTICULARITES GRAPHIQUES   3
   §3) LES SIGNES ⌒ ET ⟆ . EMPLOIS   7
   §4) RADICAL   9

CHAPITRE II: **LE MOT TST**   12
   D.1 PAPYRUS MAGIQUE DU VATICAN N°36, r° III,4   12
   D.2 TEXTE GRAVE SUR LA CUVE DE COPTOS, côté ouest, II,18   13
   D.3 HYMNES AU NIL, versions thébaines   13
   D.4 OSTRACON DE DEIR EL MEDINEH N°1675, r° 18   14
   D.5 PAPYRUS CHESTER BEATTY N°1 (BM 10681, v° B,11)   15
   D.6 PAPYRUS DE BERLIN N°3027, r° II,10   16
   D.7 PAPYRUS MAGIQUE DE LEYDE I 348, r° II,3   16
   D.8 PAPYRUS DU LOUVRE I 3079, colonne 110,33   17
   D.9 INSCRIPTION DU TEMPLE D'EDFOU, mur d'enceinte   17
   D.10 INSCRIPTION DU MAMMISI D'EDFOU   18
   D.11 PAPYRUS MAGIQUE DE TURIN N°1984, v° 13   18
   D.12 HYMNE AU NIL, versions memphites   19
   D.13 PAPYRUS BREMNER RHIND (BM 10188), 15,27   20
   D.14 INSCRIPTION DU TEMPLE D'HIBIS, hypostile M, mur sud   21
   D.15 INSCRIPTION DU TEMPLE D'EDFOU, extérieur du Naos   21
   D.16 INSCRIPTION DU SANCTUAIRE DE DENDARA   22
   D.17 INSCRIPTION DU SANCTUAIRE D'EDFOU   22
   D.18 INSCRIPTIONS DES LIONS-GARGOUILLES A EDFOU   23
   D.19 INSCRIPTION DU TEMPLE D'EDFOU, mur d'enceinte   24
   SYNTHESE   24
   §1) RADICAL   24
   §2) GRAPHIES   25
   §3) CONCLUSION   26

CHAPITRE III: **LES MOTS N<u>H</u>DT ET N<u>D</u>HT**   27
   GENERALITES   27
   D.1 INSCRIPTION BIOGRAPHIQUE DE SABNI   28
   D.2 CONTE DU NAUFRAGE   28
   D.3 LE PAPYRUS DES 'LIVRAISONS': Papyrus St Pétersbourg   29
   D.4 PAPYRUS EBERS   32
   D.5 INSCRIPTION DU CENOTAPHE DE SETHI Ier   33
   D.6 PAPYRUS DE TURIN N°1996   34
   D.7 OSTRACA DE DEIR EL MEDINEH, N°1065 ET 1066   35
   D.8 PAPYRUS DE LEYDE I 343 + I 345, r° II,2   36
   D.9 PAPYRUS DEMOTIQUE DE VIENNE, N° 27   37
   D.10 COFFIN TEXTS, Spell 1011 (=VII, 226g)   37
   D.11 COFFIN TEXTS, Spell 945 (=VII, 159m-n)   38
   D.12 COFFIN TEXTS, Spell 342 = LIVRE DES MORTS, Ch. 31   39
   D.13 LIVRE DES MORTS, Ch. 42   40
   D.14 DECRETS ORACULAIRES   41
   D.15 INSCRIPTION DU SANCTUAIRE D'EDFOU   42
   D.16 LETTRE CONCERNANT UNE PREPARATION DE FARD   43
   SYNTHESE   44
   §1) RADICAL   44
   §2) GRAPHIES   45
   §3) CONCLUSION   47

CHAPITRE IV: **LE MOT <u>H</u>L (<u>H</u>NR)**   49
   D.1 TROIS INSCRIPTIONS DU TEMPLE DE MEDINET HABOU   49
   D.2 INSCRIPTION DU TEMPLE DE MONTOU A KARNAK   50
   D.3 INSCRIPTION DU TEMPLE D'EDFOU   51
   D.4 TEXTE DEMOTIQUE D'EPOQUE ROMAINE   51
   D.5 TEXTE MAGIQUE DEMOTIQUE   52
   SYNTHESE   53
   §1) RADICAL   53
   §2) GRAPHIES   55
   §3) CONCLUSION   55

CHAPITRE V: LES NOMS DE LA MACHOIRE	56
GENERALITES	56
1. ꜥRTY	56
§1) RADICAL	56
§2) LECTURE	56
§3) GRAPHIES	57
§4) DETAILS GRAPHIQUES	60
2. WGYT	61
3. ḤḎ	62
CHAPITRE VI: METAPHORES ET EMPLOIS PARTICULIERS	66
GENERALITES	66
D.1 LA DENT DE CUIVRE DU SARCOPHAGE D'ANKHNESNEFERIBRE	67
D.2 LE DIEU SOPDOU ET SES TRW	69
D.3 SUR LES DENTS DU DIEU AKER	70
D.4 LE FRUIT ÎBḪ-ḴWḴW	76
D.5 LA DENT (?) DE LA PLANTE GYT	79
D.6 LES MACHOIRES DU DIEU GEB	80
D.7 LES DENTS DU SERPENT MEḪEN	81
D.8 LES DENTS, 'CELLES QUI SONT DANS LA BOUCHE'	83
D.9 LA BELLE AUX DENTS BLANCHES	85
CHAPITRE VII: LES MOTS COPTES QUI DESIGNENT LES DENTS	88
§1) SOURCES	88
§2) LA PREMIERE VERSION HEBRAIQUE ET LE GREC DE LA LXX	88
§3) CONCORDANCE GREC-COPTE SAHIDIQUE	91
§4) CONCORDANCE GREC-COPTE BOHAIRIQUE	94
§5) CONCORDANCE ENTRE LE GREC ET LES AUTRES DIALECTES	95
§6) LE MOT ϢΟΛ DANS LE CONTEXTE BIBLIQUE	95
§7) TABLEAU GENERAL DES CORRESPONDANCES	97
§8) CONCLUSION PROVISOIRE	99
§9) AUTRES DOCUMENTS	100
§10) ORIGINE DES MOTS COPTES ΝΑϪϨΕ^S, ΝΑΑϪϨΕ^S, et ΝΑϪϨΙ^B	106
§11) CONCLUSION	108

CHAPITRE VIII: **LA MANDIBULE ET LE PSŠ-KF**   109
   GENERALITES   109
   D.1 <u>Pyr.</u> 30a   109
   D.2 TEMPLE d'EDFOU, FORMULE DE DONNER LE <u>PSŠ-KF</u>   112
   INTERPRETATION   114

CHAPITRE IX: **LES DENTS D'HORUS ET LES GOUSSES D'AIL**   120
   I) GENERALITES   120
   D.1 <u>Pyr.</u> 35a   120
   D.2 <u>Pyr.</u> 79a   122
   II) LA PLANTE <u>HDW</u>   123
   III) TEXTES PRINCIPAUX EN RAPPORT AVEC L'AIL   127
   D.3 LES DENTS ET LES GOUSSES D'AIL DANS LA
          STELE D'OUNNEFER   128
   IV) CONCLUSION

CHAPITRE X: **LES DENTS DU DEMIURGE**   136
   I) GENERALITES   136
   II) LE SPELL <u>CT</u> 321 ET LES CHEMINS DE LA PAROLE   140
   III) LE DIEU CHOU, SUPPORT DE LA PAROLE   144
   IV) LES DIEUX SIA ET HOU DANS LEURS
        TERRITOIRES ANATOMIQUES   146
   V) LE DOCUMENT MEMPHITE ET L'ANATOMIE SACREE   155

CHAPITRE XI: **TEXTES MEDICAUX**   162
   GENERALITES   162
   A) TRISMUS ET TETANOS   166
   §1) Introduction   166
   §2) L'atteinte tétanique du P. Smith   167
   §3) Le tétanos puerpéral du P. Kahun   178
   §4) Le 'trismus dentaire' de <u>Bln</u> 75   182
   §5) Les mots de la famille <u>tȝ3</u>   183
   B) FRACTURES ET LUXATIONS DE LA MANDIBULE   186
   §1) La fracture <u>ḥsb</u> de <u>Smith</u> 24   186
   §2) La sub-luxation mandibulaire de <u>Smith</u> 25   187

C) LES TRAITEMENTS DES AFFECTIONS DE LA BOUCHE
ET DES DENTS — 188
§1) Introduction — 188
§2) Données générales sur les maladies des dents
et des gencives — 189
§3) Le 'traité des remèdes pour les dents' du
Papyrus Ebers — 191
Eb. 739 — 192
Eb. 740 — 195
Eb. 741 — 195
Eb. 742 — 197
Eb. 743 — 198
Eb. 744 — 199
Eb. 745 — 199
Eb. 746 — 200
Eb. 747 — 202
Eb. 748 — 202
Eb. 749 = H.9 — 203
Eb. 553 — 205
Eb. 554 — 205
Eb. 555 — 206
H.8 — 207
Eb. 122 = Bln 35 — 207
Bln 76 — 208
§4) Conclusions sur les conceptions égyptiennes
concernant les maladies des dents et des gencives — 208
§5) Pharmacologie dentaire — 213

CHAPITRE XII: **LES DENTISTES DE L'EGYPTE ANCIENNE** — 229
I) GENERALITES ET DOCUMENTATION
D.1 KHOUY — 226
D.2 NI-ANKH-SEKHMET — 239
D.3 MENKAOUREANKHOU — 240
D.4 NEFERIRTES — 240
D.5 HESY-RE — 241
D.6 PSAMETIQUE-SENEB — 241

D.7 RDIENIPTAH   245
II) SYNTHESE   245
A) ANALYSE DU TABLEAU HIERARCHIQUE   247
B) EVOLUTION DU CADRE HIERARCHIQUE   256
C) CONCLUSION   262

CHAPITRE XIII: **LES EXTRACTIONS DENTAIRES**   267

CHAPITRE XIV: **ETUDES IN SITU**   271
I) GENERALITES   271
II) LES TROUVAILLES   272
III) CONCLUSION   276

INDEX   277

LISTE DES ABREVIATIONS

ADAIK	Abhandlungen des Deutschen Archäologischen Instituts Kairo.
Ac.Or.	Acta Orientalia; Leyde.
Äg. Abh.	Ägyptologische Abhandlungen; Wiesbaden.
Äg. Forsch.	Ägyptologische Forschungen; Glückstadt, Hambourg, New-York.
Altenmüller, Synkretismus	Altenmüller, Synkretismus in den Sargtexten; Wiesbaden.
ANET	Pritchard, éd., Ancient Near Eastern Texts relating to the Old Testament, Princeton.
Ann.EPHE	Annuaire de l'Ecole Pratique des Hautes Etudes;
ASAE	Annales du Service des Antiquités de l'Egypte; Le Caire.
ASE	Archeological Survey of Egypt; Londres.
BAe	Bibliotheca Aegyptiaca; Bruxelles.
Barta, Opferliste	Barta, Die altägyptische Opferliste von der Frühzeit bis zur griechisch-römischen Epoche, (MÄS 3); Berlin.
BdE	Institut Français d'Archéologie Orientale, Bibliothèque d'Etude; Le Caire.
BE	Bibliothèque Egyptologique; Paris.
BIE	Bulletin de l'Institut Egyptien; Le Caire.
BIFAO	Bulletin de l'Institut Français d'Archéologie Orientale; Le Caire.
BiOr	Bibliotheca Orientalis; Leyde.
BM	British Museum (suivi d'un n° de papyrus ou de stèle).
BMMA	Bulletin of the Metropolitan Museum of Art; New-York.
Borghouts, AEMT	Borghouts, Ancient Egyptian Magical Texts; Leyde.
Breasted, Ancient Records	Breasted, Ancient Records of Egypt; Chicago.
Breasted, Smith	Breasted, The Edwin Smith Surgical Papyrus; Chicago.

Bresciani, Letteratura	Bresciani, Letteratura e poesia dell'antico Egitto; Turin.
BSEG	Bulletin de la Société d'Egyptologie de Genève.
BSFE	Bulletin de la Société Française d'Egyptologie; Paris.
Budge, BD	Budge, The Book of the Dead. The Chapters of coming forth by day; Londres.
Caminos, LEM	Caminos, Late-Egyptian Miscellanies, Oxford.
CdE	Chronique d'Egypte; Bruxelles.
Černý, CED	Černý, Coptic Etymological Dictionary; Cambridge.
Černý, Groll, LEG	Černý, Groll, A Late Egyptian Grammar; Rome.
CGC	Catalogue Général du Musée du Caire.
CHE	Cahiers d'Histoire égyptienne; Le Caire.
Crum, Dictionary	Crum, A Coptic Dictionary; Oxford.
CT	De Buck, The Egyptian Coffin Texts; Chicago.
Dhorme, L'emploi métaphorique	Dhorme, L'emploi métaphorique des noms de parties du corps en hébreu et en akkadien, Paris.
Duemichen, Geo. Inschr.	Duemichen, Geographische Inschriften altägyptischer Denkmäler; Leipzig.
Edel, AG	Edel, Altägyptische Grammatik. Analecta Orientalia 34/39; Rome.
Edfou	de Rochemonteix et Chassinat, Le temple d'Edfou; Le Caire.
EEF	Egypt Exploration Fund. Archeological Reports; Londres.
Edwards, OAD	Edwards, Oracular Amuletic Decrees of the Late New Kingdom, (HPBM IV); Londres.
Erichsen, Dem.Glossar	Erichsen, Demotisches Glossar; Kopenhague.
Erichsen, Lesestücke	Erichsen, Demotische Lesestücke; Leipzig.
Erman, Neuäg. Gr.	Erman, Neuägyptische Grammatik^2; Leipzig.
Erman, Zaubersprüche	Erman, Zaubersprüche für Mutter und Kind; Berlin.
Faulkner, AECT	Faulkner, The Ancient Egyptian Coffin Texts; Warminster.

Faulkner, CDME	Faulkner, A Concise Dictionary of Middle Egyptian; Oxford.
Faulkner, Suppl.	Faulkner, The Ancient Egyptian Pyramid Texts....Supplement of Hieroglyphic Texts; Oxford.
FIFAO	Fouilles de l'Institut Français d'Archéologie Orientale; Le Caire.
Gardiner, Eg.Gr.	Gardiner, Egyptian Grammar³; Oxford.
Gardiner, LEM	Gardiner, Late-Egyptian Miscellanies; Bruxelles.
Gardiner, RAD	Gardiner, Ramesside Administrative Documents; Londres.
Ghalioungui, Physicians	Ghalioungui, The Physicians of Pharaonic Egypt; Le Caire.
Ghal. n°	Cf. Ghalioungui, Physicians, n° d'ordre.
GM	Göttinger Miszellen; Göttingen.
Grapow, Bildl. Ausdr.	Grapow, Die bildlichen Ausdrücke des Aegyptischen; Leipzig.
Grundriss (de I à IX)	Grundriss der Medizin der alten Ägypter; Berlin.
	I: Grapow, Anatomie und Physiologie.
	II: Id., Von den medizinischen Texten.
	III: Id., Kranker, Krankheiten und Arzt.
	IV (1,2) von Deines, Grapow, Westendorf, Übersetzung der medizinischen Texte.
	V: Grapow, Die medizinischen Texte in hieroglyphischer Umschreibung autographiert.
	VI: Grapow, von Deines, Wörterbuch der ägyptischen Drogennamen.
	VII: von Deines, Westendorf, Wörterbuch der medizinischen Texte.
	VIII: Westendorf, Grammatik der medizinischen Texte (cité Gr. Med. Texte).
	IX: von Deines, Grapow, Westendorf, Ergänzungen...
Gr. Med. Texte	Westendorf, Grammatik der medizinischen Texte (= Grundriss VIII).

Harris, Minerals	Harris, Lexicographical Studies in Ancient Egyptian Minerals; Berlin.
Helck, Beamtentitel	Helck, Untersuchungen zu den Beamtentiteln des ägyptischen alten Reiches.
Helck, Materialien	Helck, Materialien zur Wirtschaftsgeschichte des Neuen Reiches; Wiesbaden.
Helck, Vorderasien	Helck, Die Beziehungen Ägyptens zu Vorderasien im 3. und 2. Jahrtausend v.Chr.^{2}.
HPBM	Hieratic Papyri in the British Museum; Londres.
HTBM	Hieroglyphic Texts from Egyptian Stelae, etc. in the British Museum; Londres.
JARCE	Journal of the American Research Center in Egypt; Boston puis Cambridge.
JEA	The Journal of Egyptian Archaeology; Londres.
JEOL	Jaarbericht van het Vooraziatisch-Egyptisch Gezelschap ("Ex Oriente Lux"); Leyde.
JNES	Journal of Near Eastern Studies; Chicago.
Jonckheere, Médecins	Jonckheere, Les médecins de l'Egypte pharaonique, Bruxelles. cf. Jonckheere, Médecins, n° d'ordre.
Junker, Götterlehre	Junker, Die Götterlehre von Memphis; Berlin.
Kees, Götterglaube	Kees, Der Götterglaube im alten Ägypten^2; Berlin.
Korostovtsev, Grammaire	Korostovtsev, Grammaire du néo-égyptien; Moscou.
LÄ	Lexikon der Ägyptologie, Wiesbaden.
Lacau, Noms	Lacau, Les noms des parties du corps en égyptien et en sémitique; Paris.
LAPO	Litteratures anciennes du Proche Orient; Paris.
LdM	Livre des Morts.
Lefebvre, Essai	Lefebvre, Essai sur la médecine égyptienne de l'époque pharaonique; Paris.
Lefebvre, Tableau	Lefebvre, Tableau des parties du corps humain mentionnées par les Egyptiens; Le Caire.
Lepsius, Denkmaeler	Lepsius, Denkmaeler aus Aegypten und Aethiopien; Berlin.

Lichtheim, Literature	Lichtheim, Ancient Egyptian Literature; Berkeley.
Loret, Flore	Loret, La flore pharaonique (3°éd.); Paris.
MÄS	Münchner ägyptologische Studien.
MDIAK	Mitteilungen des Deutschen Instituts für ägyptische Altertumskunde in Kairo; Berlin.
Meeks, AL	Meeks, Année Lexicographique; Paris.
MIFAO	Memoires publiés par les membres de l'Institut Français d'Archéologie Orientale du Caire.
Möller, Pal.	Möller, Hieratische Paläographie; Leipzig.
Montet, Géographie	Montet, Géographie de l'Egypte ancienne.
Mutt.u.Kind	cf. Erman, Zaubersprüche.
Naville, Tb.	Naville, Das Aegyptische Todtenbuch der XVIII. bis XX. Dynastie. Berlin.
OAD	cf. Edwards, OAD.
OLZ	Orientalistische Literaturzeitung; Leipzig.
OMRO	Oudheidkundige Mededeelingen uit het Rijksmuseum van Oudheden te Leiden.
Orientalia NS	Orientalia Nova Series; Rome.
Osing, Nominalbildung	Osing, Die Nominalbildung des Ägyptischen; Mainz/Rhein.
Otto, Gott und Mensch	Otto, Gott und Mensch nach den ägyptischen Tempel in Schriften der griechisch-römischen Zeit; Heidelberg.
Otto, Mundöffnungsritual	Otto, Das ägyptische Mundöffnungsritual; Wiesbaden.
Pleyte, Rossi, Turin	Pleyte, Rossi, Papyrus de Turin. Facsimilés par Rossi et publiés par Pleyte; Leyde.
PM	Porter, Moss, Topographical Bibliography of Ancient Egyptian Hieroglyphic Texts, Reliefs, and Paintings; Oxford.
Pyr.	Sethe, Die altaegyptischen Pyramidentexte; Leipzig.
PSBA	Proceedings of the Society of Biblical Archaeology; Londres.
RÄRG	Bonnet, Reallexikon der ägyptischen Religionsgeschichte. Berlin.

RdE	Revue d'Egyptologie publiée par la Société Française d'Egyptologie; Paris, Le Caire, Louvin.
RT	Recueil de travaux relatifs à la philologie et à l'archéologie égyptiennes et assyriennes; Paris.
Sauneron, Esna	Sauneron, Le temple d'Esna; Le Caire.
Sethe, Kommentar	Sethe, Übersetzung und Kommentar zu den altägyptischen Pyramidentexten; Hamburg.
Sphinx	Sphinx, revue critique embrassant le domaine entier de l'Egyptologie; Upsala.
SO	Sources Orientales; Paris.
Urk.	Urkunden des aegyptischen Altertums; Leipzig.
Vandier, Jumilhac	Vandier, Le papyrus Jumilhac; Paris.
Vandier, Manuel	Vandier, Manuel d'Archéologie égyptienne; Paris.
Vergote, Grammaire	Vergote, Grammaire copte; Louvain.
Vycichl, Dictionnaire	Vycichl, Dictionnaire étymologique de la langue copte; Louvain.
Wb.	Erman, Grapow, Wörterbuch der aegyptischen Sprache; Berlin.
Westendorf, Kopt.HWb	Westendorf, Koptisches Handwörterbuch; Heidelberg.
Zandee, Death	Zandee, Death as an Enemy, according to Ancient Egyptian Conceptions; Leyde.
Zandee, Schöpferwort	Zandee, Das Schöpferwort im alten Ägypten (extr. Verbum 1964, pp. 36-66).
ZÄS	Zeitschrift für ägyptische Sprache und Altertumskunde; Leipzig.
ZDMG	Zeitschrift der Deutschen Morgenländischen Gesellschaft; Leipzig puis Wiesbaden.

CHAPITRE I

LE MOT ỈBḤ

GENERALITES:

Le mot ỉbḥ est le terme le plus commun qui sert à désigner les dents. Il est hors de question d'en réunir toutes les mentions à l'intérieur d'un seul chapitre. Ce travail préalable de rassemblement sera nécessaire, par contre, pour les autres mots qui se rapportent aux dents et dont le sens reste à préciser.

La signification d' ỉbḥ a été reconnue depuis fort longtemps[1]. Ce terme, qui est générique, représente très exactement l'hébreu שֵׁן , le grec ὀδούς et le français 'dent'. Il ne se rattache à aucun radical connu[2]. Quelques points particuliers méritent cependant notre attention.

§1) GRAPHIES.

a) ⎯[3] plur. ≡[4], ⫻[5], ⫻[6].

C'est le signe-mot. On sait que 'quand un membre du corps humain était trop difficile à figurer d'une façon claire, on se servait de l'image du

---

1. Cf. Champollion, Grammaire, p.73, passim. C'est le copte ⲟⲃϩⲉ ˢ.
2. Il ne faut pas le rapprocher du verbe ỉbḥ, 'lachen', Wb.I,64,5, qui est un mot fantôme (voir §4).
3. CT VI, 240q(T1Cᵃ); VII, 22t(T1Be); textes médicaux, cf. Grundriss VII, p.43.
4. Pyr.35a(W.); 79a(W., N.); 791c(P., M., N.); 1358d(P.); 1934d(Nt); 1307a(P.); CT VII, 96n et 159m; Naville, Tb.125,12(P.c., T.a.); RdE 11, pl.3,73; HTBM 9, pl.VII/2,4.
5. CT III, 54d(B1C, B2L, B3C); V, 133b(8 versions); V, 374d(B1C, B2L, B1P); V, 382f(B3L); Roccati, Papiro ieratico N. 54003, r° 10; Naville, Tb.42,6(P.b.).
6. Grundriss VII,p. 43; Naville, Tb.42,6(C.a.); 125,12(A.a.); Budge, BD, 97,16(Nu).

membre correspondant chez l'animal quand ce membre portait le même nom et était facilement représentable'[7]. Les conditions posées par Lacau seront remplies ici. Quant au choix lui-même de la représentation, il est à peu près limité aux dents animales si caractéristiques que sont les crocs, les canines ou les défenses. On notera plus généralement que ce type d'écriture par analogie est très commun (voir la liste des parties du corps animal que donne Gardiner dans sa grammaire[8]). Il va de soi qu'il n'y a pas d'interférence à ce niveau entre le sens du mot et le signe choisi. N'importe quelle dent animale fera l'affaire si elle se laisse facilement représenter. Nous verrons (§2) quels éléments peuvent faire songer davantage à la canine d'hippopotame qu'à la défense de l'éléphant.

b) [hieroglyphs][9], [hieroglyphs][10] plur. [hieroglyphs][11], [hieroglyphs][12], [hieroglyphs][13].

Le signe-mot est précédé de sa lecture complète.

c) [hieroglyphs][14] plur. [hieroglyphs][15], [hieroglyphs][16].

Le chevreau [hieroglyph] ỉb est ici déterminatif phonétique (cf. Lefebvre, Gramm.[2], p.25).

d) [hieroglyphs][17], [hieroglyphs][18], [hieroglyphs][19], plur. [hieroglyphs][20], [hieroglyphs][21], [hieroglyphs][22].

---

7. Lacau, Noms, §416.
8. Sign-list, F.
10. P. Ermitage 1116 B, v° 52 (cité p. 30); stèle BM 190, 33-35 (citée p.128).
11. Pyr.1866a(N.); CT V, 343a(B1Bo).
12. CT VI, 294p(B1Bo); Naville, Tb.42,6(A.q., P.e.); 125,12(P.h., T.d.).
13. Naville, Tb.42,6(P.c., A.x.); 31,4(C.a.); Budge, BD, 117,6(Ani).
14. P. Hearst, 1,7 (cité p.207).
15. LdM, Neferrenpet (passage cité p. 40).
16. P. Leide I 343 (cité p. 36).
17. LEM 49,10 (cité p.212); Pleyte-Rossi, Turin, 136,4 (cité p.130).
18. OAD, L.6, r° 26-27, et T.2, v° 11 et 72 (voir ces passages p. 41).
19. Id., T.1, v° 73 (cité p.42).
20. P. Genève MAH 15274, r° VI,1.
21. OAD, L.5, r° 16 (cité p. 41).
22. P. Deir-el-Médineh n°1 (cité p.185).

Le mot reste masculin, le - ⌂ final n'indique pas un changement de genre. Nous avons au moins une mention où, sous cette forme, le mot est repris par un pronom masculin[23]. Pour le groupe ⌂ı ou ⌂ı ℚ qui accompagne dans les textes néo-égyptiens les substantifs qui désignent une partie du corps, cf. Jonkheere, Le papyrus médical Chester Beatty, p.15, n.3, avec référence à Stricker, Ac.Or. 15,21 sq. Cette forme particulière n'est donc pas le prototype du sah. ⲟⲃϩⲉ [24], si tant est que celui-ci est bien un féminin copte, comme l'a proposé Dévaud dans ZÄS 57,140. Car s'il est certain que le copte ⲟⲃϩⲉ S, se terminant par une voyelle atone, a bien une terminaison 'féminine', cela ne prouve pas grand chose[25]. Dévaud ne peut citer qu'un emploi de ce mot au féminin, c'est à dire avec l'article correspondant à ce genre, seul caractérisateur en copte[26]. C'est peu pour assurer un changement de genre par rapport à l'égyptien et écarter la possibilité d'un emploi défectif, l'aspect féminin du mot entraînant la faute d'accord.

§2) PARTICULARITES GRAPHIQUES.

a) La dent-canine ▽.

Son usage régulier est tardif dans les textes hiéroglyphiques[27] où elle coexiste toujours avec la forme précédente. C'est, en pratique, le même signe. En effet, le signe ⌒ est rendu par ⌒ etc., en hiératique[28]. Cette 'dent-canine' peut faire songer à un type de dent assez différent des défenses - mais tout aussi caractéristique - par exemple aux crocs bien pointus de certains animaux, comme ceux du crocodile etc. On a là l'origine du signe.

Le papyrus des signes de Tanis[29] semble distinguer les deux formes ▽ et ⌒. Comparer ainsi:

---

23. Voir la note 19.
24. Après la chute d'un -t comme pour ⲣⲟⲙⲡⲉ (rnpt) et ⲛⲟⲩϥⲉ (nfrt).
25. Voir Vergote, Grammaire, Ia, p. 73.
26. Id, IIa, p.116.
27. Il devient fréquent peu avant l'époque ptolémaïque.
28. Détails dans Möller, Pal., n°160. Le trait qui barre parfois le signe correspond à des striations réelles relevées quelquefois sur la forme hiéroglyphique, même si sa valeur diacritique est par ailleurs certaine (voir plus loin).
29. Voir F.Fl. Griffith, Two Hieroglyphic Papyri from Tanis, (EEF 9).

	valeurs	transcriptions	signes
Pl.II,7: et	(ỉbḥw)		[ ] Lacune
Pl.III,3:	(mkr)		

Selon Griffith, les deux transcriptions hiératiques de la deuxième colonne correspondraient aux formes hiéroglyphiques ⌒ (restitué sur l'original) et ▷ . A la première correspondrait la valeur ỉbḥw 'dents', à la seconde la valeur ▨⌒▷ mkr qui serait une désignation de la 'dent du crocodile'[30]. Il nous semble que, pour l'époque, on pourrait aussi bien restituer le signe ▷ dans la lacune, signe qui se lirait ỉbḥ. Le mot mkr est un hapax. Par analogie avec les formes ▨⌒○▷ et ▨⌒○▷ étudiées par Sauneron[31], il est possible de proposer une autre lecture: mnkr(t) qui correspondrait à Wb.II,91,6: ▨⌒○ , ⌒○▷ , nom spécifique de la queue d'animal suspendue derrière le dos du roi[32]. On remarquera que ce signe ▷ est d'ailleurs placé à la fin de la série des parties du corps, cité avec les ailes et autres extrémités corporelles. Il ne s'agit probablement pas d'une dent.

Dans le passage suivant du Livre des Morts[33]:

ỉw ỉbḥw·ỉ m Srḳt

ỉw nḥdwt·ỉ m Ỉst

"Mes dents sont celles de Selket,
mes crocs sont ceux d'Isis",

---

30. Id., p.15.
31. Sauneron, Esna V, p.283, n.g: deux formes se lisant mnkrt et désignant Hathor comme déesse lionne.
32. Voir Jéquier, Frises (MIFAO 47), p.110.
33. Pour ce texte, voir p. 40.

le scribe semble avoir voulu, par jeu, différencier les deux formes ↩ et ↘. La première est signe-mot dans ỉbḥ. La deuxième détermine le mot nḫdt en se rapportant plus précisément à ce dernier puisque le mot nḫdt désigne ici les 'crocs' ou les 'crochets' de la déesse. Mais le cas est isolé. Partout ailleurs les emplois sont confondus.

C'est donc dans la 'cursive hiéroglyphique' que vont apparaître, les premières fois, les nouvelles formes du signe de la dent, les plus anciennes mentions étant:

↩ ⫶⫶⫶   Budge, BD 112,11(Nu); 𓏲𓂝𓊃 ⫶⫶⫶ Naville, Tb.125,12(P.a.);

𓏲𓂝𓊃 ⫶⫶⫶   Ibid. (T.e.).

On comparera avec les formes terminales du mot ỉbḥ, conservées par la recension saïte[34]: 𓏲𓂝𓊃 ⫶⫶⫶   Chap.42,10 et 𓏲𓂝𓊃 ⫶⫶⫶ Chap.70,2;125,28. En pratique, on évitera de rendre par ↘ la forme hiératique qui correspond en fait au signe ↩.

b) Détails graphiques.

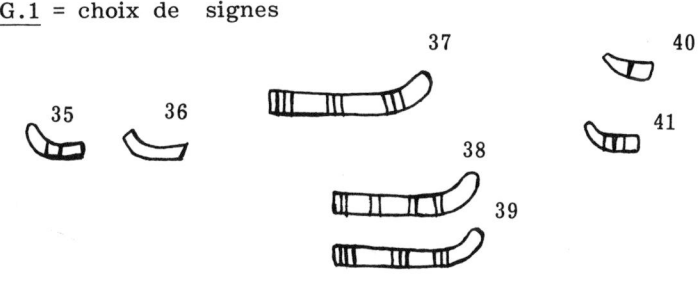

FIG.1 = choix de signes

---

34. Lepsius, Todtenbuch. Voir la reproduction photographique de B. de Rachewiltz, Il libro dei Morti.
35. Hilda Petrie, Egyptian Hieroglyphs of the 1st and 2nd Dynasties, n°241.
36. Id., ibidem, n°242.
37. N. de G. Davies, Ptahhetep I, pl.IX, n°126; Junker, Giza II, fig.29.
38. Cottevieille-Giraudet, Médamoud 1931, (FIFAO 9¹), pl.30 (Moyen-Empire).
39. Ibidem.
40. Voir par ex. CT VII, 22t(T1Be); V, 133b(M13C) etc.
41. CT VI, 413n(T6C).

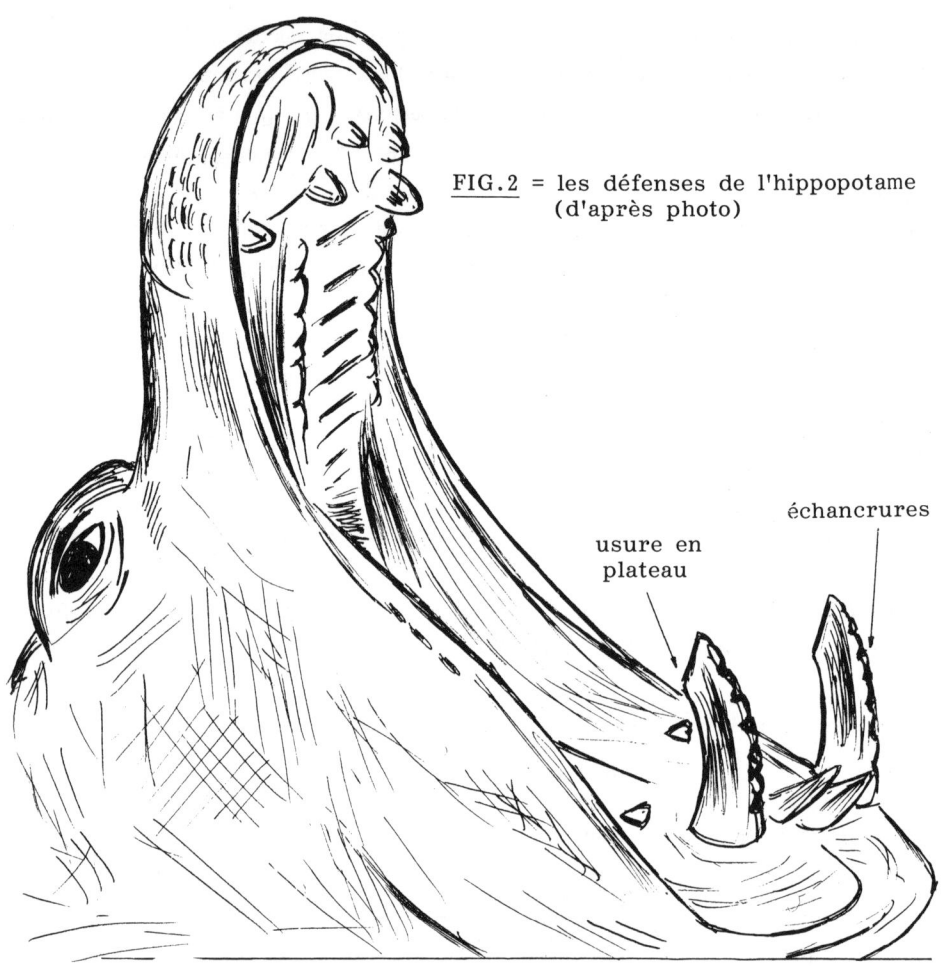

FIG.2 = les défenses de l'hippopotame
(d'après photo)

échancrures

usure en plateau

Le signe ⌒ représente la dent de quel animal? On a, tout d'abord, songé à la défense de l'éléphant[42]. Comme autre possibilité, la défense d'hippopotame fut proposée à plusieurs reprises[43]. Il est vrai que cette dernière dent a une courbure bien marquée à son extrémité, comme dans notre signe. Lacau a d'ailleurs défendu l'idée qu'un des noms de l'hippopotame fut 'le courbé (de dent)' (ḫ3bw)[44]. Une des caractéristiques

---

42. Voir ainsi Gardiner, Eg. Gr., Sign-list, F.18; Lacau, Sur le système hiéroglyphique, (BdE 25), p.22; Cottevielle-Giraudet, o.c., p. 52.
43. Voir N. de G. Davies, o.c., p. 22; Lefebvre, Grammaire^2, Liste des signes, F.18.
44. Lacau, JNES 10,13. De son côté, Störk, GM 43, 61, propose de comprendre ce mot au sens imagé: 'le sournois'. Les deux interprétations ne sont pas irréconciliables.

évidentes de la défense d'hippopotame est la présence d'un certain nombre d'échancrures disposées sur sa face vestibulaire (voir fig.2). Ce sont elles qui seraient représentées par les striations verticales qui 'décorent' parfois notre signe (voir fig.1, passim). Enfin, les échancrures vestibulaires, quand elles sont figurées (le plus souvent le signe est 'lisse'), semblent plutôt regroupées par trois ou juste indiquées, parfois par un seul trait qui, de son côté, repris dans la forme hiératique du signe, lui sert d'élément diacritique. Il s'agirait donc, avant tout, d'une représentation conventionnelle de la défense de l'hippopotame.

§3) LES SIGNES ⌒ ET ▽ . EMPLOIS.

a) Signe-mot.

Voir plus haut, §1a).

b) Déterminatif.

1) Dans les mots qui désignent les dents.

On notera que ce signe représente une dent animale, mais n'est signe-mot que dans le terme générique qui se rapporte aux dents, le mot ỉbḥ. Dans les mots égyptiens qui désignent la dent animale (ḫnr et surtout nḫdt/ndḫt) les signes ⌒ et ▽ ne seront que déterminatifs. Ainsi, il n'existe pas de forme *⌒ qu'il faudrait lire nḫdt 'croc, canine, défense', bien qu'en fait ce dernier mot corresponde parfaitement au nom de la partie du corps animal choisie par les égyptiens pour figurer le signe de la dent.

2) Dans les mots qui se rapportent aux activités de la bouche et des dents.

. Dans les substantifs: 𓀁𓂋𓀁𓏥

wšꜥw,'morsures, démangeaisons'[45];

𓀁𓄿𓃀𓏤𓏤𓂸 wgyt,'mâchoire'[46].

. Dans les formes verbales. Le signe n'est alors jamais isolé mais toujours accompagné du déterminatif général des actions en rapport avec la bouche, le signe 𓀁 [47]. Dans les plus anciennes

---

45. Wb.I, 370,14; Meeks, AL 78.1113.
46. Sur ce mot, voir plus loin p.55.
47. Gardiner, Eg. Gr., Sign-list, A.2.

mentions, cet ensemble [gl.] n'apparaît que dans des verbes qui gardent une relation étroite à la fois avec la bouche et les dents. Voir ainsi: [gl.] psḥ,'mordre'[48]; [gl.] wšꜥ,'mâcher'[49]; [gl.] wgi̯, 'mâcher'[50]; [gl.] ti̯3,'serrer les mâchoires, chanter bouche fermée'[51]. Voir encore [gl.] sbt,'rire' (découvrir ses dents[52]); [gl.] sbḥ, 'crier'[53].

Ce n'est qu'à partir de la XXè dynastie que le signe [gl.] s'ajoute assez souvent au signe [gl.] [54]. Le groupe déterminatif ainsi formé semble identique au précédent mais ses usages seront aussi ceux du signe [gl.] isolé (parole, pensée, activités de la bouche). Il a donc maintenant un champ de signification beaucoup plus lâche.

c) Phonème.

1) bḥ. Très ancienne valeur, après chute du [gl.] initial[55] (e.g. Urk. I,114 dans [gl.] Bḥdt).

2) ḥ(w), ḥ. La valeur 'syllabique' du signe est, en fait, celle du groupe [gl.] ([gl.] + [gl.]) ce qui n'est pas la même chose. L'écriture syllabique, qui est assez répandue au Nouvel Empire, utilise des groupes de signes (deux en règle générale) en leur donnant une valeur phonétique qui est une 'valeur de groupe'. Dans [gl.] , le signe de la dent ne vaut pas pour ḥ(w) par lui-même. En revanche, si ce groupe particulier a été choisi pour représenter cette valeur phonétique, c'est qu'il apparaissait par ailleurs dans des mots comme [gl.] ḥw (= [gl.]) et var., 'proclamation, nourriture (proclamée)etc.[56] où il n'a, certes, aucune valeur phonétique (c'est un simple

---

48. Wb.I, 550, 1-15.
49. Voir Grundriss VII p.223.
50. Id., p.225.
51. Sur ce nouveau sens de ti̯3, voir plus loin p.185.
52. Wb.III, 434,5-11. Sur les dents 'découvertes' par le rire, voir le chap. suivant (DOC. 3).
53. Même idée?
54. Cf. Erman, Neuäg. Gr., §26.
55. Voir Lacau, Noms, §24.
56. Pour les mots de cette famille, voir plus loin p.148.

déterminatif[57]) mais d'où il fut toutefois isolé.

En conséquence, la valeur ḫ(w) pour ce groupe 〚signe〛 qui n'est qu'une 'partie terminale' de mot résulte donc d'un choix délibéré et aucune autre solution ne peut être proposée.

Fairman a essayé de retrouver une valeur phonétique ḫw pour le signe de la dent dans le nom de la localité 〚signes〛 qui serait un nisbé a partir d'un mot *ḫw 'défense d'éléphant'[58]. Mais cette ville n'existe pas, la copie de l'inscription dont disposait Fairman étant mauvaise[59]. On sait que dans l'écriture ptolémaïque, et le fait est déjà attesté après la fin du Nouvel Empire[60], c'est le signe même de la dent qui prend les valeurs phonétiques ḫ(w) et ḫ. Comprendre cette valeur 'par acrophonie de la valeur bilitère ḫw' comme le fait Drioton[61], ne nous avance guère puisque cette valeur phonétique n'était pas attestée auparavant pour le signe même de la dent. C'est à partir de 〚signe〛 ḫ(w) que l'on va créer, et là encore très artificiellement, la valeur ḫ (/ḫ(w)) attribuée aux deux signes 〚signe〛 et 〚signe〛, en simplifiant la graphie de départ[62].

3) bỉ3. Cette valeur est due à une confusion provoquée par des formes hiératiques semblables entre deux signes à l'origine différents (voir Graefe, Untersuchungen zur Wortfamilie bj3, p.85).

§4) RADICAL.

Selon Vycichl[63], "le mot ỉbḥ 'dent' aurait un rapport avec ỉbḥ 'rire' (Wb.I 64,5)". Or ce dernier mot n'est pas attesté. Le Wb. renvoie à trois références:

---

57. Toutefois, dans ce groupe, le signe de la dent lui-même a un rapport symbolique évident avec le dieu Hou, la nourriture 'proclamée'. Nous reviendrons sur ce point (voir p. 148).
58. Fairman, ASAE 43,284.
59. Elle confond deux lignes. Comparer avec la publication du monument concerné: Lacau-Chevrier, Une chapelle de Sesostris I° à Karnak, pl.42.
60. Möller, Pal.II, n°160 (Nḏmt, XXIè dynastie).
61. ASAE 43,223, n°159.
62. Plus généralement, pour ces procédés: Kurth, ASAE 69,287. Pour les problèmes de la valeur phonétique de notre signe, voir encore Schenkel, GOF IV, 12, p.34.
63. Vycichl, Dictionnaire, p.154.

1) Apoph. 31,10[64]:

gnn ỉbḫw.k ṯṯf mtwt.k

On traduira: "Tes dents (ỉbḫw) sont émoussées, ton venin est renversé". Il s'agit donc d'une fausse référence.

2) P.Sallier II,12,3[65]:

ỉbḫ nb kfw

"Toute dent est découverte (par le rire)" Pour cette phrase et ses variantes, voir le prochain chapitre. Il n'y a aucune raison de traduire autrement.

3) P.Sallier II,13,2[66]:

Les autres variantes connues de ce passage de l'hymne au Nil peuvent être résumées par l'Urtext qu'en donne Helck[67]:

ỉwr Sbk ms Nt Psḏt nty ỉm.f dsr.t(ỉ)

Nous retiendrons deux traductions qui ont été déjà proposées pour ce dernier passage: "Celui qui a porté Sobek et qui a mis au monde le flot. L'Ennéade qui est en lui est sainte"[68] et "Sobek a été conçu, Neith (ou le flot) a été mise au monde, l'Ennéade qui est en lui est révélée"[69]. On voit déjà que la variante proposée par P.Sallier II est très différente. Nous proposerons de la transcrire et de la traduire par:

ỉbḫw Sbk msw Nt
Psḏt nty ỉm.k dsr.t(ỉ)

---

64. = P. Bremner Rhind IV, 31,10 (in BAe III).
65. Helck, Der Text der "Nilhymnus", III, d.
66. Ibidem, VII, b.
67. Ibidem, p.44.
68. Selon Baruq-Daumas, Hymnes et prières, (LAPO 11), p.497.
69. Une interprétation de Meeks en considérant le sens passif des verbes, cf. BiOr 32,23.

"Les dents de Sobek sont les enfants de Neith (ou du flot) (c'est à dire que) l'Ennéade qui est en toi (=le Nil) est sainte."

Cette traduction s'appuie sur les faits suivants. Tout d'abord, les dents comme 'enfants' d'une déesse sont attestées par ailleurs (voir le Doc.7 du chapitre suivant). L'idée de comparer les dents, ainsi que les autres parties du corps qui font série, avec l'Ennéade est bien attestée. Nous en reparlerons plus loin. Ces dents du crocodile Sobek, si nombreuses, représenteront l'Ennéade sacrée du fleuve, fille du flot.

On retiendra qu'aucun mot ỉbḫ se rapportant à l'idée de 'rire' n'est connu pour l'instant. L'origine du mot égyptien qui désigne le plus communément les dents n'est pas encore éclaircie.

CHAPITRE II

LE MOT TST

D.1 PAPYRUS MAGIQUE DU VATICAN N° 36, r° III,4.

Le contexte est celui des listes anatomiques pour la protection magique du corps humain. Le mot tst est cité après les lèvres (III,3), avant le coeur (ḥ3ty, III,4), la tempe et la langue (III,6).

    Marucchi, Monumenta papyracea aegyptia Bibliothecae Vaticanae, P.91-96 et pl. A à D.
    Erman, ZÄS 31, 119 sq.
    Suys, Le papyrus magique du Vatican, Orientalia N.S. 3, 63 sq.
    de Rachewiltz, Il papiro magico vaticano, (Collana di studi egittologici n°2).

nn ʿḥʿ.t m ts(t).tw.f
"Tu ne demeureras pas dans sa denture."

Le pronom -t se rapporte au venin, mot féminin. L'expression 'Tu ne demeureras pas' revient, dans cette liste, devant chaque partie du corps. La forme hiératique ts(t).tw.f est le suffixe .tw du néo-égyptien devant le pronom -f indiquant le maintien du -t final dans la prononciation. Ts(t) semble être un mot féminin[70].

---

70. Nous ne retenons pas la transcription de de Rachewiltz avec le signe de la chair à la place du ϙ.

D.2 TEXTE GRAVE SUR LA CUVE DE COPTOS, côté ouest, II,18.

Notre mot apparaît dans une liste anatomique très particulière où l'on insiste sur la description des parties externes du corps humain. Ce sont des danseurs qui sont interpellés ainsi, de façon très 'plastique'. Le mot tst est cité après les lèvres et avant les oreilles.

    Yoyotte, Ann.EPHE V, 86, p.163 sq. Ce texte est inédit.

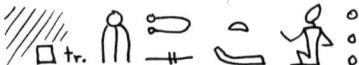

"Ceux dont la denture est éclatante".

Lire [sš] p(w) tst. Pour un autre emploi de tst avec sšp, voir plus loin les **D.10** et **17**.

D.3 HYMNE AU NIL, versions thébaines.

La présence d'un mot désignant la denture dans les versions dites memphites ne pouvant être assurée, l'étude de ces dernières est repoussée à plus loin (**D.12**). C'est un texte littéraire assez déformé par la tradition et qui remonte, pour le moins, au Moyen Empire. Les dents et la denture sont encore citées dans des hymnes comparables adressés au Nil comme nous le verrons plus loin (**D.4** et **5**)[71].

    Helck, Der Text des "Nilhymnus".
    Meeks, Compte rendu du précédent, BiOr 32, 18 sq.
    Foster, JNES 34, 1-30.
    Van der Plas, De Hymne aan de Overstroming van de Nijl, p.21

---

71. Les hymnes au Nil montrent les bienfaits qu'apporte le fleuve et décrivent, parfois de façon très imagée, la plénitude et la joie générale qui accompagnent la venue de l'inondation.

P.Tur[72].

O.DM 1176[73]

O.DM 1191[73]

P. Ch.B.[74]

tst nbt šsp.n.s sbt ỉbḫ nb kfw

"La denture en son entier se met à rire[75] et chaque dent est découverte."

Le pronom ⸺ -s assure la forme féminine. La version O.DM 1191 indique qu'une idée de pluralité est très logiquement associée à notre mot qui serait alors à classer parmi les collectifs féminins.

D.4 OSTRACON DE DEIR EL MEDINEH N° 1675, r° 18.

Hymne au Nil original signalé par Kuentz pour la première fois dans Proceedings of the XXIInd Congress of Orientalists, vol.II, Istanbul 1951, p.612-613, et publié par :

Posener, Catalogue des ostraca hiératiques littéraires de Deir-el-Médineh, tome III, n° 1675.

---

72. Passage inédit de l'Hymne au Nil de Turin publié par Helck.
73. Voir Posener, Catalogue des ostraca hiératiques littéraires de Deir-el-Médineh, tome II, n° 1176 r° 5 et 1191 v° x + 3 - x + 4.
74. P. Chester Beatty V, r° 2, 8-9 (HPBM III, pl. 23).
75. Ce sens de šsp: Meeks, AL 77.4283.

Lire ṯs(t) et transcrire ṯs(t) ẖnm(.tỉ) m dsrt, cf. le DOC. suivant.
"La denture est recouverte par la boisson dsrt."

Dans le même sens, un peu plus haut (r°,10):

ỉbḥw ḥr bnr
"Les dents sont sous les dattes"

D.5 PAPYRUS CHESTER BEATTY N°1 (BM 10681, v° B,11).

'Encomium' de Ramsès V, an II. Si le texte est adressé au roi, c'est qu'il est semblable ici au Nil qui assure la provende.

> Gardiner, The Library of A. Chester Beatty. Description of a Hieratic Papyrus, p.39, § 12 et pl.19,11.
> Kitchen, Ramesside Inscriptions, vol. VI, p. 227

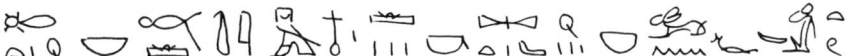

ẖt nb(t) mḥ.tỉ m nfrw.k ṯst nb(t) wnf.tỉ
"Tout ventre est plein de tes bienfaits et toute denture[76] est réjouie[77]."

---

76. Gardiner comprend 'all troops rejoice'.
77. On notera les deux finales 3° pers. du fém. sing du pseudoparticipe (accord avec ẖt et ṯst).

D.6 PAPYRUS MAGIQUE DE BERLIN N°3027, r° II,10

Le contexte est encore celui des listes anatomiques. La protection magique des différentes parties du corps s'exerce contre les 'nšw' pouvant atteindre un enfant.

"Ne tombez pas" sur telle ou telle partie du corps, leur dit-on, "prenez garde" d'être "dissimulés" (par la bouche), "rendu sourds" (par les oreilles) etc. La denture est citée après la bouche, avant le palais, la langue et les deux lèvres.

Erman, Zaubersprüche für Mutter und Kind.
Roeder, Urkunden zur Religion des alten Ägypten, p.118

m h3w ḫr tst.f s3w thm

"(O nšw) ne tombez pas sur sa denture, (car) prenez garde d'être transpercés."[78]

D.7 PAPYRUS MAGIQUE DE LEYDE I 348, r° II, 3.

Conjuration contre le mal de tête. C'est une amulette de protection (un masque), qui est utilisée pour transformer magiquement les différentes parties du corps. Ces dernières suivent le système des listes dans l'énumération. Tst est cité encore ici après les lèvres. Après attouchement magique, les dents du malade deviendront des serpents (les Enfants d'Ernutet), êtres dangereux opposés alors à la maladie.

Borghouts, The Magical Texts of Papyrus Leiden I 348, (OMRO 51)
Lorton, Compte rendu du précédent, BiOr 30,203 sq.

---

78. Litt.: 'prenez garde à l'acte de transpercer (vous)', cf. Lefebvre, Grammaire², § 696.

dỉ.ỉ sw ḥr ṯs(t).k nḫnw nw Rnnwtt

"Je le place (le masque) sur ta denture (qui devient) les enfants d'Ernutet "

Borghouts propose ṯs.w, masc. plur. en suivant Wb.V,401,1 : 'The spelling of our word suggest a masculine gender; cf. also n3y ṯsy (OAD T2, v° 13)'.

Mais le Wb. se base sur un passage des versions memphites de l'Hymne au Nil où ce n'est pas le mot dent qui semble être écrit; pour la référence à OAD, il semble qu'il y ait une corruption de texte (voir plus loin D.12 et 11).

Nous 'lisons' ṯs(t).

D.8 PAPYRUS DU LOUVRE I 3079, colonne 110,33.

Liste anatomique en forme de litanie sur l'intégrité du corps d'Osiris. Ṯst est cité après les lèvres et avant la langue.

J.C. Goyon, BIFAO 65, 89 sq.
Haikal, Two Hieratic Papyri of Nesmin, (BAe XIV), qui donne BM 10208,I, 28-29 comme parallèle. Pour la transcription du papyrus du Louvre nous suivons celle de J.C.Goyon.

twt spty.k mds ṯst.k m mfk3t

"Parfaites sont tes lèvres et tranchante ta denture de turquoise."

D.9 INSCRIPTION DU TEMPLE DE EDFOU, mur d'enceinte, face interne.

Récit des combats disputés par les 'harponneurs' en Basse Egypte (Mythe d'Horus). Ici, discours du sixième génie.

Chassinat, Edfou VI,72, 9-10.

Naville, Textes relatifs au mythe d'Horus, pl.IV

Alliot, Le culte d'Horus à Edfou au temps des Ptolémées, p.743 (traduction).

spd.í ts(t).í r psḫ ḫftyw.k

dm.í ꜥnw(t).í r nḏr ntt.sn

"(Paroles de Merefoua): j'aiguise ma denture pour mordre tes ennemis et j'affile mes ongles pour avoir prise en leur peau." (Trad. Alliot).

D.10 INSCRIPTION DU MAMMISI D'EDFOU.

Dans une suite d'épithètes devant Harsamtaoui.

Chassinat, Le mammisi d'Edfou, p.71,5-6

3ḫ r3 sšp tst sšn nfr n nbw

"(Harsamtaoui) à la bouche resplendissante, à la denture éclatante, le beau lotus d'or."

D.11 PAPYRUS MAGIQUE DE TURIN N° 1984,v° 13.

Texte faisant partie des Oracular Decrees publiés par Edwards. Le passage cité correspond à une liste anatomique pour la protection magique du corps humain. Le mot, sous une forme tsy[sic], est cité après les dents (íbḫ et nḏḥt) et après les lèvres.

Edwards, OAD, T.2,v°13 et p.69,n.9.

ỉw.n (r) snb n3y tsy n r3.s
"Nous garderons en bonne santé la denture de sa bouche"

La graphie du mot est celle qui sert à écrire la mot vertèbre, plus loin dans le même papyrus:

T2 verso 32

n3y tsy n 3t.s

Seul, le contexte (tsy^sic cité après les lèvres, la relation avec la bouche) assure notre traduction. Il faut corriger. C'est bien de denture dont on parle, mais c'est le mot vertèbre qui fut écrit. Dans ce passage, notre mot ne désigne sûrement pas les 'molaires' comme le propose Edwards. Nous aurons à revenir sur ce point.

D.12 HYMNE AU NIL, versions memphites.

Pour le contexte, voir **D.3**.
Même bibliographie.

P.An.VII[79]

P.Sallier II[80]

O.Golenischeff[81]

---

79. Hawkins, Select Papyri, pl. 135, 5-6.
80. Id, ibidem, pl. 21, 3.
81. Maspéro, L'hymne au Nil, (BdE 5), p. 19.

ts nb šsp.n.f sbṯ ỉbḥ nb kfw
"Chaque vertèbre se met à rire et toute dent est découverte"

Le pronom ⸗ dans O. Golenischeff renvoie à un pluriel. De façon plus significative, le pronom ⸗ qui semble caractériser les versions dites memphites indique un mot masculin singulier. D'ailleurs, pour le Wb., il existerait une forme masculine ts, ancienne, pour notre mot[82]. Mais nous avons déjà vu que la forme féminine tst est la seule qui puisse être assurée à toutes les époques. Par contre on rapprochera nos graphies de celles du mot vertèbre, qui, du moins à l'époque de la rédaction initiale des versions memphites était bien un mot masculin[83]. Après tout une expression comme 'toute vertèbre se met à rire (=le dos en son entier est secoué par le rire) se comprend. Il faudrait imaginer que les versions thébaines puissent remonter à un prototype initial présentant un certain remaniement du texte d'origine. Le changement de vocabulaire ts → tst doit être considéré comme volontaire.

D.13 PAPYRUS BREMNER RHIND (BM 10 188),15,27.

Dans une suite de parties du corps qui sont comparées à des matières précieuses. Citées après les cheveux et les os, les dents sont assimilées à la turquoise.

Faulkner, The Papyrus Bremner Rhind, (BAe III) p.29.
Id. (traduction) dans JEA 22, 131.

tsty.k n.k m mfk3t
"Ta denture de turquoise"

---

82. Wb.V, 401, 1 (et voir plus haut, p. 17, l'analyse de Borghouts).
83. Wb.V, 400, 2-7 et 10-13.

Incontestablement, la forme du mot est celle du duel. 'Lire' ṯsty, duel régulier du féminin ṯst. Ce duel est assez récent et, parmi les plus anciennes mentions relevées, on notera celle du temple d'Hibis qui est d'époque perse (voir **D.14**). Il est très fréquent dans les textes ptolémaïques à Edfou comme à Dendara où il était peut être ressenti comme un archaïsme, ce qu'il n'est pas. On pourrait essayer de le rendre en français par 'les deux arcades dentées' mais, en tout cas, cette forme du duel semble plutôt savante et artificielle.

D.14 INSCRIPTION DU TEMPLE D'HIBIS, hypostyle M, mur sud.

Dans un contexte identique au précédent. Les os, la peau, les cheveux et les dents sont rapportés à un certain nombre de matières précieuses.

Brugsch, Reise nach der grossen Oase el Khargeh in der Libyschen Wüste, pl. 25,1.
N. de G. Davies, The Temple of Hibis in El Khargeh Oasis, part III, The Decoration, cf. pl.33.

ṯsty.f irw m mfk3t
"Sa propre denture était de turquoise."

D.15 INSCRIPTION DU TEMPLE D'EDFOU, extérieur du Naos.

Paroles du dieu Horus, adressées au roi.

Chassinat, Edfou IV, 219,14.
Piehl, Inscriptions hiéroglyphiques recueillies en Egypte, 2è série, pl. CIX.

dỉ.i̯ n.k ṯsty.k spd r ḫftyw.k
"Je t'accorde que ta denture soit plus pointue que celle de tes ennemis."

D.16 INSCRIPTION DU SANCTUAIRE DE DENDARA.

Dans une liste anatomique pour la protection des parties du corps.

    Chassinat, Dendara I, 9,8.
    Ghattas, Das Buch mkt-ḥ^{c}w "Schutz des Leibes", p.29
    Colin, in Mélanges A. Gutbub, p. 32.

ṯsty.t nb(t) nfrw sm3 ḫt ỉm r s^{c}nḫ ḥ^{c}w.t
"Ta denture est la maîtresse des bienfaits, qui rassemble la nourriture, là, pour faire vivre ton corps."

D.17 INSCRIPTION DU SANCTUAIRE D'EDFOU.

Texte tout à fait comparable au précédent.

    Chassinat, Edfou I, 16.
    Ghattas, o.c.,p.
    Blackmann, Fairman, in Miscellanea Gregoriana, p. 405-409.
    Piankoff, The Litany of Rê, p.47 et n.22.

ṯsty.k m-^{c}b nḥdwt.k psḏt.k nn dỉ sšp
"Ta denture avec tes (=ses) crocs (-canines) c'est ton Ennéade qui donne la lumière."

Pour la traduction de ce passage, voir plus loin p.42.

D.18 INSCRIPTIONS DES LIONS-GARGOUILLES A EDFOU.

Ces inscriptions décrivent l'aspect redoutable des gargouilles en forme de lion du temple d'Edfou.

Chassinat, Edfou IV, 111,11; 106,18; 286,4-5; 257,7; 269,14
De Wit, CdE 57, 29 sq.

ink 3mm wr nḫd ṯst
"Je suis le grand lion à la denture puissante."

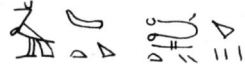

nḫd ṯsty
"(Le grand lion) à la denture puissante."

tw.i m dm ᶜg3y(t) (nḫd) ṯsty
"Je suis celui aux griffes acérées et à la denture puissante."

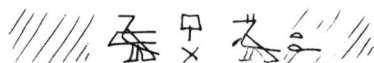

3mm wr nḫd ṯsty
"Le grand lion [à la denture] puissante."

sš ᶜnwt ṯ3m spd ṯsty
"(Je suis le faucon) aux griffes étendues,
  le lion à la denture pointue."

D.19 INSCRIPTION DU TEMPLE D'EDFOU, mur d'enceinte, face externe.

Dans le rituel de 'donner le pšš-kf. Ce texte sera étudié plus loin.

    Chassinat, Edfou VII, 152,16
    Otto, Das Ägyptische Mundöffnungsritual, p.98.
    Cauville, La théologie d'Osiris à Edfou, (BdE 91), cf. p.159 (traduction).

spd ṯsty.k ỉr n k3t.sn
"Que pointue soit ta denture qui entre en action."

Deux autres passages d'Edfou, malheureusement trop fragmentaires, sont à rapprocher:

    Edfou V, 254,11-13

    ...ṯsty.k ḥr ỉr(t) k3t.sn

    Edfou VII, 72,17

    ṯsty.k ḥr ỉr(t) k3t.sn

Pour ỉr k3t, voir Otto, Gott und Mensch, p.254.

SYNTHESE

§1) RADICAL.

Probablement ṯs 'lier, nouer, rassembler' (Wb.V,396,12 sq.) radical qui possède de nombreux dérivés dont certains désignent des parties du corps, comme:

ts>ṯst (Wb.V,400,2-7 et 400,10-13, le mot devenant féminin au Nouvel Empire) qui désigne la vertèbre, en tant que 'noeud' du corps.

ts, autre 'noeud', la 'pomme d'Adam'[84] et, par suite, le cou lui même (Wb. V,400,8-9).

Ceci dit, le meilleur rapprochement à faire semble être avec le mot ṯst 'troupe, bataillon, compagnie' (Wb.V,402-403,1-9) qui est un féminin ancien mais aussi un collectif. Les deux mot 'troupe' et 'denture' possèdent une structure sémantique très comparable. On notera l'existence d'un autre mot, le mot šnwt qui, désignant la mâchoire inférieure comme étant 'l'entourage, le cercle des dents' (selon le radical), contient donc une idée analogue[85].

§2) GRAPHIES.

a) Forme régulière.

ṯst

Forme commune et caractéristique qui correspond à un état de langue moyen-égyptien ou égyptien de tradition. Elle doit donc remonter, pour le moins, au Moyen Empire[86].

D.2 (XXIIè dynastie libyenne)
D.3 (Nouvel Empire)
D.6 (XVIIIè dynastie)
D.10 (Epoque gréco-romaine)

Noter, au Nouvel Empire, l'orthographe spécifique:

D.1. ts(t).tw.f

b) Graphies particulières.

On trouve, par influence graphique des mots de la famille ts 'nouer'

---

84. Avec ce sens, et la forme féminine néo-égyptienne, cf. P. Turin 1984, v° 14-15 (bibliographie DOC 11): t3y-s ṯst nḥbt 'son noeud du cou' (et non 'the vertebrae of her neck' selon Edwards, OAD p.69 et n.10).
85. Sur ce mot, voir Roccati, Papiro ieratico N. 54003, p.32, n.c.
86. Est indiquée entre parenthèses la date assignée aux différents 'supports' qui ont transmis ou perpétué des formes graphiques parfois très anciennes(notamment dans les listes).

ou bien de celle du verbe ts𝑖 'élever'[87]:

[hieroglyphs] **D.5** (Règne de Ramsès V)

[hieroglyphs] **D.7** (Fin de la XIXè dynastie selon Borghouts)

[hieroglyphs] **D.8** (IIIè ou IIè siècle avant notre ère, selon Goyon)

Certaines graphies suppriment le -t final:

[hieroglyphs] **D.4** (Texte moyen-égyptien, copie du Nouvel Empire)

[hieroglyphs] **D.7** (voir plus haut)

[hieroglyphs] **D.9** (Epoque gréco-romaine)

Enfin, le goût des Egyptiens pour l'archaïsme et les graphies savantes, explique, pour l'époque ptolémaïque, les formes suivantes:

[hieroglyphs] **D.13**

[hieroglyphs] **D.14,15,16,18**

[hieroglyphs] **D.19**

[hieroglyphs] **D.17**

§3) CONCLUSION.

Tst est un mot collectif féminin ancien qui désigne la 'denture'. Le nombre important des mentions conservées indique qu'il ne faut pas le considérer comme étant un mot rare. Nous noterons, enfin, qu'il n'a rien laissé en copte[88].

---

87. Voir Gardiner, Eg. Gr., Sign-list, U 40.
88. Le sens 'denture' a été proposé en premier par Meeks, BiOr 32, 21.

CHAPITRE III

LES MOTS NḪDT ET NDḪT

GENERALITES.

Les deux formes 𓃰𓏤𓈖𓏏 nḫdt (var. 𓃰𓈖𓏏 nḫdt) et 𓏤𓈖𓏏 ndḫt correspondent, comme nous le verrons, au même mot à deux différents stades de son évolution phonétique (par métathèse, si une autre possibilité que nous évoquerons cependant ne peut être prise en compte[89]). Sémantiquement il n'y a absolument aucune différence entre ces deux formes. Il est donc plus convenable de les réunir ensemble ici, dans un même chapitre.

Les différents auteurs s'accordent généralement sur la signification de notre mot à toutes les formes précitées. Il s'agit le plus souvent de la désignation de dents animales comme les crocs, les canines ou les défenses (celles de l'éléphant en particulier). En revanche, dans les listes anatomiques où ce mot, quand il est cité, n'apparaît qu'en compagnie du commun ibḥ, on a voulu parfois reconnaître dans le couple ainsi formé la notation successive de différents types de dents humaines.
Dans ce contexte très particulier nḫdt/ndḫt désignerait les 'molaires'[90]. Edwards pense plus justement que c'est aux 'canines' qu'il faudrait songer alors, mais nous ne pouvons le suivre lorsqu'il admet que le mot tst viendrait compléter la série en se rapportant aux molaires[91]. Nous verrons que l'on pourra traduire notre mot par 'croc(s)-canine(s)' quand il désigne certaines parties de la denture humaine, mais parce qu'il y a référence magique aux dents du règne animal. Il n'y a pas de 'typologie dentaire' bien définie dans le vocabulaire égyptien. Les alternances ibḥ + nḫdt/ndḫt, quant à elles, ne vont décrire, de façon subséquente, qu'une

---

89. Cf. plus loin p. 44.
90. Voir Lefebvre, Tableau, §20 et p.20, n.21 (avec références).
91. Edwards, OAD, p. 69, n.9; Id., JEA 39, 117 (voir le sens du mot tst au chapitre précédent).

seule et même denture si elles ne correspondent pas à des contextes particuliers qu'il faudra, de toute façon, étudier cas par cas.

D.1 INSCRIPTION BIOGRAPHIQUE DE SABNI.

Ce texte de l'Ancien Empire permet, le mieux, d'appuyer la traduction classique du mot nḫdt : 'défense d'éléphant'[92].

P M V 232; tombe n°26 de Qoubbet-el-Haoua.

Urk. I,135-140 (passage cité: 137,7-13).

Roccati, La littérature historique sous l'Ancien Empire égyptien, (LAPO 11), P.217 sq. avec traduction et bibliographie.

"Je descendais à Outjek dans le Ouaouat, puis j'envoyai le courtisan royal Iri, ainsi que deux serviteurs du domaine, en tant que messager, portant de l'encens,........................ une défense d'éléphant longue de trois coudées, et afin de faire savoir qu'une peau de lion longue de six (sept?) coudées que rapportait ce mien père ainsi que le tribut en son entier étaient ramenés de ces contrées étrangères."

Noter les constructions strictement parallèles:

3bw 3w mḥ 3 nḫdt 1
'Eléphant, longue de trois coudées, une défense.'

Rw 3w mḥ 6 (7?) inm 1
'Lion, longue de six (sept?) coudées, une peau.'

D.2 CONTE DU NAUFRAGÉ (Naufragé 164-165).

---

92. Wb.II, 304,6: 'Stosszahn des Elephanten'; Faulkner, CDME, s.v., 'tusk'.

Dans la liste des produits exotiques offerts par le Serpent au naufragé. Texte du début du Moyen Empire.

> Lefebvre, Romans et contes égyptiens, p.29 sq. : commentaire, bibliographie et traduction. Voir encore:
> Faulkner, Wente, Simpson, The Literature of Ancient Egypt, en particulier p.56 pour leur traduction.

ndḫyt nt 3bw
"Des défenses d'éléphant."

On traduit parfois 'défenses d'ivoire[93], bien qu'il semble que le mot 3bw puisse avoir les deux sens et désigner tout aussi bien la matière elle-même que l'animal.
Mais, en fait, bien évidemment, il s'agit du même mot et l'ivoire reste, au sens premier, de 'l'éléphant'. L'absence du déterminatif tiendrait à la tendance qu'a l'écriture hiératique à éliminer les signes trop complexes. De toute façon, l'auditeur égyptien du conte comprenait sans hésitation que le Serpent ne pouvait offrir au naufragé que le meilleur des produits de son île, donc des défenses d'éléphant. Notre texte nous donne ici la plus ancienne attestation du mot ndḫt qui sera si commun à partir du Nouvel Empire où il remplace l'ancien nḫdt dans tous ses usages. Noter que la forme du pluriel semble néo-égyptienne[94]. A l'époque de notre papyrus, elle pourrait correspondre à une forme dialectale[95].

D.3 LE PAPYRUS DES 'LIVRAISONS' : Papyrus St Pétersbourg 1116 B, v°.

---

93. Lefebvre, Tableau, p. 38; Faulkner, CDME, p. 56, propose 'elephant tusks'.
94. Korostovtsev, Grammaire, p.56 ; Černý-Groll, LEG³, p. 52.
95. Selon Osing, Nominalbildung, p. 626.

Epoque Amenophis II. Ce papyrus comptabilise les livraisons de différents matériaux destinés aux artisans du palais royal de Memphis. L'ivoire est très souvent cité, en compagnie de l'ébène.

Golenischeff, Les papyrus hiératiques n°1115, 1116 A et 1116 B, = P.1116 B v°.

Helk, Materialien, vol. V,cf.p.282 (890) sq.

1.62 (var.1.65):

3bw ndḥ(t) 7

"Ivoire, défenses: 7."

1.52:

3bw ndḥ(t) 16 ı͗bḥ 16

"Ivoire, défenses : 16, dents: 16."

Dans ces deux passages, le mot 3bw est générique. Il désigne l'ivoire tiré de dents animales différentes: 1) des défenses elles mêmes (que l'on va diviser en deux groupes, les grandes et les petites comme nous le montrera le prochain passage cité de notre texte); 2) les dents-ı͗bḥ, c'est à dire (du moins ici, voir plus loin) des dents d'un autre type que les défenses proprement dites.

1.77-78

(3bd) 4 (-nw n) 3ḫt sw 2 tp n hrw pn
3bw ᶜ3 3 nds 12 dmd 15 ... t3 ndḥt grḥ(.tı͗)
" Akhet 4, jour 2. Bilan pour ce jour : ivoire, trois grandes (défenses) et douze petites, soit quinze pièces..... la ndḥt est terminée."

Ce qui est nommé de façon si concise 'la nḏḥt' c'est la liste des défenses répertoriées. Celle-ci ne peut regrouper uniquement les défenses de l'éléphant même si ces dernières fournissent sans aucun doute la matière première de choix[96]. On utilisait, on le sait, d'autres défenses animales comme, par exemple, celles de l'hippopotame.

Quant au mot ỉbḥ, rencontré dans le texte précédent, nous avons déjà dit qu'il semblait désigner, dans ce contexte, des dents qui ne pouvaient pas être classées (de par leur taille probablement) parmi les défenses. Encore s'agit-il ici, à notre avis, d'une distinction technique qui est propre à ce papyrus de comptabilité. En effet, le mot ỉbḥ est générique et ne peut servir à caractériser un type particulier de dent. Nous le trouverons, par ailleurs, dans un texte où il désigne les 'dents' de l'éléphant, non pas parce qu'il a le sens 'défense'[97], mais plutôt parce que comme en hébreu[98], il est possible de parler tout aussi bien et de façon plus générale des 'dents' de cet animal:

Urk. IV, 373,7:

3bw ỉbḥ 700

"Ivoire, dents: 700."

C'est ici le seul exemple que nous avons relevé et il est certain que l'existence d'un terme spécifique servant à désigner les défenses animales, alliée au goût des Egyptiens pour la précision a dû singulièrement limiter cet usage.

---

96. Il est possible que par l'expression 3bw wʿb 'ivoire pur', on ait tenu à préciser parfois que l'ivoire utilisé provenait bien des défenses de l'éléphant à l'exclusion de toute autre dent (cf. Urk.IV, 329,4 et 1693,9; Junker, Philae, p. 275).
97. Sens reconnu par Faulkner, CDME, p.16 après Wb.I, 64,4.
98. Voir plus loin p. 95.

Liste complémentaire des mentions de n<u>d</u>ḥt avec 3bw:

Urk.IV,708,6:

3bw n<u>d</u>ḥt 1

"Ivoire, 1 défense."

Urk.IV,718,14:

3bw n<u>d</u>ḥt 5

"Ivoire, 5 défenses."

Urk.IV,724,11:

3bw n<u>d</u>ḥt 2

"Ivoire, 2 défenses."

Urk.IV,727,3:

3bw n<u>d</u>ḥt 18

"Ivoire, 18 défenses."

P.Harris I,53,a2[99]:

3bw n<u>d</u>ḥ(t) 1

"Ivoire, 1 défense."

P.Harris I,71,b2[99]:

3bw n<u>d</u>ḥ(t) 1

"Ivoire, 1 défense."

D.4 PAPYRUS EBERS.

L'ivoire était utilisé dans la pharmacopée égyptienne[100]. Plusieurs passages du Papyrus Ebers nous parlent de dents d'âne ou de porc dont on tirait parfois cette substance. Certaines variantes précisent que ces dents étaient les nḥdt de ces deux animaux, c'est-à-dire leurs crocs ou leurs

---

99. Erichsen, Papyrus Harris I, (BAe V).
100. Voir par exemple Chassinat, Un papyrus médicale copte, (MIFAO 32), p. 273.

défenses. Comme nous le voyons et malgré ce qu'aurait pu nous faire penser la documentation précédente (trop axée sur les produits ou les tributs d'origine africaine), notre mot désigne non seulement les défenses de l'éléphant, mais aussi, plus généralement, toutes les défenses animales et les crocs parfois si caractéristiques de certains animaux.

Ebers, Papyrus Ebers.
Wreszinski, Der Papyrus Ebers.
Grundriss V (transcription).

Eb.470   ỉbḥ n ꜥ3
"Dent d'âne."

Eb.580   ỉbḥw n sꜥ3ỉw
"Dents de porcs."

Eb.364   nḥdt nt ꜥ3
"Canine d'âne."

Eb.316   nḥdt nt sꜥ3ỉ
"Défense de porc."

D.5 INSCRIPTION DU CENOTAPHE DE SETHI Ier.

A chaque heure de la nuit, dans cette inscription, on fait correspondre une partie du corps de la déesse Nout. Sont énumérés dans l'ordre: la main, les lèvres, la dent nḥdt, le gosier, la poitrine, le ventre, le foie, la vésicule biliaire, les intestins, la vulve, le dos et les cuisses. Chaque partie du corps est accompagnée d'un légende particulière. La main est ainsi 'la dame des ténèbres, la grande voleuse' et, en effet, c'est bien elle qui s'empare du soleil et qui le porte à la bouche. On assistera ensuite à une véritable digestion qui prendra fin par la remise au monde du dieu qui sort entre les cuisses de sa mère, s'agrippant à son dos[101]. Nous avons affaire ici à Nout en tant que truie qui dévore ses propres enfants[102].

> Frankfort, The Cenotaph of Sethi I at Abydos,(EEF 39), vol 1 p.76: The Shadow Clock. Pour le texte, cf. vol. 2, pl. LXXXII.

Troisième heure:

                                               en face de

nb(t) s^v^{c}t ^{c}3t s^{v}fs^{v}f(t)   nḥdt

"La dame du carnage,la grande de crainte."   "La défense."

Ce type de dent convient bien à la déesse dans ce contexte.

D.6 PAPYRUS DE TURIN N° 1996.

Texte de protection contre toutes les causes possibles de mort. Présenté comme un décret du dieu Rê pour chasser la mort due, par exemple, à un mort (120,7 et 120,8) au crocodile ou au lion (120,9), notre document va citer à peu près toutes les causes possibles, qu'elles soient externes (ex. la mort due à un os de poisson, 121,6) ou internes (ex. la mort due à un trouble du coeur, ḫ3ty et íb(?), 121,3). Une liste comparable appartenant à ces collections de moyens magiques pour les gens qui sont sous la mort, c'est-à-dire 'sous la menace' de quelqu'un (un dieu, un mort etc.) ou de quelque chose (un état pathologique, le facteur étiologiquement concerné) se trouve dans F. Petrie, Gizeh and Rifeh,

---

101. On comparera avec l'hymne à Amon-Rê du temple d'Hibis où le soleil 'entre par la bouche et sort sur les cuisses, s'agrippant au dos de sa mère' (traduction Baruq, Daumas, Hymnes et prières, (LAPO 10), p. 325, n. ba.
102. Ceux-ci sont en générale les étoiles, cf. Grapow, ZAS 71, 45 sq. et Koenig, Le papyrus Boulaq 6, (BdE 87), p.23, n.o.

p.27 et pl. XXVII[103].

    Pleyte-Rossi, Turin, 120,5 à 121,10.
    Chabas, Oeuvres diverses, vol.V,(BE   XIII),p.54 ,n.3 et 4.
    Borghouts, AEMT, p.4-6.

m mt nḏḥyt m mt n ỉbḥw
"De la mort due aux crocs (/canines, défenses, crochets) ou de la mort due aux dents."

Il ne s'agit pas de la mort due à des maladies dentaires mais de la mort que l'on risque par l'action des différents types de dents. On comparera avec 121,5 où l'on nous parle de la mort due à la morsure d'un homme ou d'un lion. C'est bien parce qu'il faut être complet que sont réunies ici les dents nḏḥt et les dents ỉbḥ, manière de dire: les dents de quelque façon qu'elles soient appelées, toute sorte de dents.

D.7 OSTRACA DE DEIR EL MEDINEH, N° 1065 et 1066 (deux fragments d'un même texte), l.4 et 5.

Conjuration contre les serpents. Les nḏḥt des serpents sont leurs crochets à venin. Mais on peut tout aussi bien parler des 'dents' des reptiles. Dès lors, même souci d'être complet, la conjuration est dirigée contre les crochets et les dents, c'est à dire toutes les dents des serpents.

    Posener, Catalogue des ostraca hiératiques littéraires de Deir-el-Médineh, tome 1, n° 1065-1066.

---

103. Voir Černý, Papyrus hiératiques de Deir-el-Médineh, vol. I, p. 5 pour les références.

... n.í íry.tn s3w ḥr ndḥyt < íbḥw >
"...à moi afin que vous fassiez les protections concernant les crochets et < les dents...>"

... ír.n Dḥwty s3w ḥr ndḥy(t) íbḥw
"...Thoth a fait les protections concernant les crochets et les dents..."

Pour la graphie de notre mot avec un ⌒ ,cf. Edwards, OAD p.37, n.16. Voir aussi **D.9** et **14**.

D.8 PAPYRUS DE LEYDE I 343 + I 345, r° II,2.

Conjuration destinée dans ce passage à combattre le démon Smn.

Massart, The Leiden Magical Papyrus I 343 + I 345, OMRO 34 supp., p.52 (traduction) et p.55, n.28.

h3y.t ḥr íbḥw.k ḥr ndḥw(t).k ḥr p3 dw
"Tu tombes sur tes dents, (comme) sur tes crocs (crochets), sur la montagne."

La conjuration semble progressive: les dents, puis les crocs. Mais il ne faut 'rien oublier', comme dans les deux documents précédents. Massart traduit: '<thou> fallest upon thy teeth and upon <thy> teeth upon the mountain' et explique en note que 'íbḥ and ndḥt seem to be used indifferently for 'tooth' as ⲟⲃϨⲉ and ⲛⲁϪϨⲉ in coptic'. Nous ne sommes donc pas de cet avis[104].

D.9   PAPYRUS DEMOTIQUE DE VIENNE, N° 27 (Apis ritual XI, 12-13).

Rituel de l'Apis. Le mot n<u>dḫ</u>t désigne ici les canines du taureau.

Spiegelberg, ZÄS 56, 1-33.

ỉw.f (r) dỉt rk n3 n<u>dḫ</u>w(t) ᶜ3.t 2-(.t) nty ḫn.f

ỉw.f (r) dỉt (rk) kt n<u>dḥ</u>y(.t) nb(.t)

"Il devra enlever les deux grandes canines qui sont dans lui ainsi que toutes les autres dents."
(transcription de la fin de ce passage selon Lexa, Gr.Démotique I, p.199[105].)

Les deux grandes canines seraient celles du bas. On notera la graphie du premier n<u>dḫ</u>t qui est hiératique. La forme démotique du mot, quant à elle, n'est pas relevée par Erichsen, Demotische Glossar[106]. Cette forme n<u>dḥ</u>yt correspondra au Boh. ⲚⲀϪϨⲒ et a un sens générique. Ce cas est particulier, comme nous le verrons (p. 270).

D.10   COFFIN TEXTS, Spell 1011 (=VII, 226g).

Dans ce document notre mot se rapporte à la denture humaine par

---

104. Pour le sens des mots coptes ⲞⲂϨⲈ[S] et ⲚⲀϪϨⲈ[S], voir plus loin, chap. VII.
105 Nous remercions D. Devauchelle pour son aide amicale.
106. Oubli signalé par Devauchelle, BdE 92[1], p. 56.

comparaison et assimilation aux dents animales. C'est la dureté spécifique de ces dernières qui sert de référence à l'assimilation.

>CT VII, 226g (P. Gard.II)
>Faulkner, AECT III, p.110-112.
>Barguet, Textes des Sarcophages, (LAPO 12), p.415.

n-ntt ink is w^{c}b r3 rwd nḥdwt

"Car je suis certes pur de bouche et dur quant aux crocs[107]."

D.11 COFFIN TEXTS, Spell 945 (=VII, 159 m-n).

Liste anatomique pour la protection du corps humain. Cités comme il se doit après la langue (159m), les deux mots ibḥ et nḥdt vont décrire successivement une seule et même denture, celle du défunt, assimilée aux dents de Sopdou[108] ou comparée (il s'agira alors de crocs) aux dents puissantes de la lionne Shesemetet[109].

>CT, VII, 159m-n (P.Gard. III)
>Faulkner, AECT, p.82-84
>Barguet, Textes des Sarcophages, (LAPO 12), p.514.

iw ibḥw.i m Spdw

iw nḥdwt.i m Šsmtt

"Mes dents sont celles de Sopdou,
mes crocs sont ceux de Shesemetet."

---

107. Faulkner: 'I am one...whose teeth are strong'; Barguet: 'car je suis vraiment qq'un dont la bouche est pure, dont les dents sont en bon état'.
108 Sur spd ibḥw, cf. Altenmuller, Synkretismus, p.189.
109. Sur Shesemetet, Bonnet, RÄRG, p. 679; Derchain, El-Kab I, p. 87.

D.12 COFFIN TEXTS, Spell 342 (= IV, 347 d-e, selon B2L) = LIVRE DES MORTS, Ch. 31.

Dans une formule destinée à repousser le crocodile qui vient s'emparer des moyens magiques du défunt qui sont ici ses dents. La conjuration affirme la puissance de toute la denture du défunt, de ses dents et à fortiori, de ses crocs.

CT IV,347 d-e (B2L); Faulkner, AECT I p. 276. Pour le chap. 31: Naville, Tb. (variante C.a.); Budge, BD (variante Nu); Lepsius, Todtenbuch (Turin, reproduction photographique dans de Rachewiltz, Il Libro dei Morti) Pour les traductions : Allen, Book of the Dead, p.41; Barguet, Le Livre des Morts, p. 76; Hornung, Todtenbuch, p.99. Voir encore Zandee, Death, p.181 et 194.

1) B2L [hiéroglyphes]

var.Ca [hiéroglyphes] ,Nu [hiéroglyphes] , Turin [hiéroglyphes]

2) [hiéroglyphes]

var.Ca [hiéroglyphes] ,Nu [hiéroglyphes] , Turin [hiéroglyphes]

ỉbḥw.ỉ m ds
nḫdwt.ỉ m ỉ3tft
"Mes dents sont de silex[a],
mes crochets sont en ỉ3tft[b]."

a) ou 'semblables au couteau de silex-ds', cf. dernièrement, Midant-Reynes, RdE 33, 39-45.
b) pour ỉ3tft, cf. Kees, MDAIK 20,107 (réf. de Barguet, Textes des sarcophages, p.319).

D.13 LIVRE DES MORTS, Ch. 42.

Liste anatomique pour la protection des différentes parties du corps. Nous en possédons de nombreuses versions. Après les deux lèvres qui sont assimilées à celles d'Anubis, les dents-ỉbḥw sont comparées aux dents de Serket et le cou nḥbt au cou de la déesse Isis. La relation Isis-cou est habituelle. Est-ce la proximité du mot ỉbḥ, deux versions proposent nḫdt à la place du régulier nḥbt. En tout cas, le couple ỉbḥ + nḫdt semble avoir servi ici de modèle littéraire.

    Pour le Chap. 42, voir Naville et Budge, bibliographie citée plus haut au **D.12**. Voir en particulier Massart, A propos des listes dans les textes égyptiens funéraires et magiques, in Studia biblica et orientalia III = Analecta biblica n.12, p.245.

    Pour le papyrus d'Ani, cf. Budge, The Papyrus of Ani, p.213; pour le papyrus de Nefer-Renpet, Speleers, Le papyrus de Nefer Renpet, pl.XXVI. Ce sont les deux seuls documents qui possèdent notre mot[110].

Ani   ỉw ỉbḥw n N m Srḳt ỉw nḫdty n N m Ỉst

N.Renpet   ỉw ỉbḥw.ỉ m Srḳt ỉw nḫdwt.ỉ m Ỉst

"Mes dents sont celles de Serket, mes crocs-canines ceux d'Isis."

On notera, dans Ani, la formation rare du duel. Nous ne connaissons que deux autres exemples:

---

110. Massart ne relève pas l'exemple de Nefer-Renpet.

P. de Gatsechem, pl.XXXII,1 (= Livre des Morts, chap. 31[111]), voir Naville, Papyrus funéraires de la XXI dynastie (graphie 𓀀𓏤𓏏𓎡).

2) P. Kahun 33 (3,26) passage médical que nous étudierons plus loin[112] (graphie 𓀀𓏤𓏏𓎡𓏥 avec le pronom -sy qui indique le duel).

De même que tst (chap. précédent) nḫdt a donc des emplois au duel. Mais les canines ne vont-elles pas par paires?

D.14 DECRETS ORACULAIRES.

Ces longues listes anatomiques où l'inflation terminologique semble de règle citent les dents ỉbḥ et nḫdt, derniers avatars magico-littéraires d'un type de texte dont nous avons vu l'ancienneté.

Edwards, OAD, L.5: P. British Museum 10321; L.6: id. 10587; T.1: P. Turin 1983; T 2: id. 1984.

L.5 r° 15-16:
ỉw.ỉ (r) snb ỉbḥw.f
"Je garderai en bonne santé ses dents."

L.6 r° 26-27:
ỉw.ỉ (r) snb ỉbḥ.f ỉw.ỉ (r) snb nḫdt.f

T.2 v° 11-12
ỉw.n (r) snb ỉbḥ.s ỉw.n (r) snb nḫdt.s
"Je garderai en bonne santé sa dent,
je garderai en bonne santé sa canine."

T.2 v° 72-73:
r šnn ỉbḥ r šnn nḫdt

---

111. Pour les autres variantes du mot nḫdt dans le chap. 31 du LdM, voir le document précédent.
112. Voir p.183.

"(Nous la protégerons) contre une souffrance de la dent, contre une souffrance de la canine."

T.1 v° 73-74: [hieroglyphs]
iw.n (r) snb ibḥ.s iw bn iw.n

[hieroglyphs]
dit h3y.f iw.n (r) snb nḏht.s iw bn iw.n dit šnn.s

"Nous garderons en bonne santé sa dent et nous ne permettrons pas qu'elle tombe. Nous garderons en bonne santé sa canine et nous ne permettrons pas qu'elle souffre."

D.15 INSCRIPTION DU SANCTUAIRE D'EDFOU.

Pour ce document, sa bibliographie, cf. Chapitre II, Doc. 17.

[hieroglyphs]
tsty.k m-ᶜb nḥdwt.k psḏt.k nn di ssp

"Ta denture avec tes (=ses[a]) crocs (-canines[b]) c'est ton Ennéade qui donne la clarté."

a) pour rendre en français. Ce sont les crocs qui sont sur la denture.
b) C'est Saint Fare Garnot qui notait, citant ce texte : 'les expressions: "tes dents" (tsty) ensemble avec "tes crocs" (nḥdwt = canines), "qui sont ton Ennéade" font songer au passage de l'écrit memphite où l'Ennéade de Ptah est identifiée avec ses dents et ses lèvres...[113]'

Nous pouvons maintenant aller plus loin. Le mot tst désigne la denture, l'ensemble des dents. Il existe une relation entre

---

113. Sainte Fare Garnot, *Religions égyptiennes antiques*, p. 65.

l'Ennéade et les dents, ces dernières étant des parties du corps qui font série. Elle est renforcée, de plus, par une corrélation numérique entre le nombre des dents et le nombre des dieux de l'Ennéade que n'ont pas manqué de relever les Egyptiens[114]. La relation est double ici. Les canines de cette denture seront reliées à la lumière par un jeu étymologique (*nĭ-ḥdwt 'les blanches', cf synthèse). Dès lors, en paraphrasant: 'ta denture avec ses canines éclatantes forme ton Ennéade lumineuse'.

D.16 LETTRE CONCERNANT UNE PREPARATION DE FARD.

Cette lettre ordonne à un prêtre du temple de Khnoum de s'adresser à un médecin nommé Toul ainsi qu'au messager Iheby pour faire préparer un fard à base de galène. Ce dernier produit lui sera fourni dans un emballage bien original: une défense d'éléphant[115].

Helck, JARCE 6, p. 151, texte E,1. 85 sq. et p. 144 traduction. Ghalioungui, The Physicians of Pharaonic Egypt, p.29 (n°98) et p. 93 (commentaire).

"Tu diras au scribe et chef des médecins Ṯnwr du Temple d'Amon ainsi qu'au messager Ỉhby ce qui suit: - Je vous envoie pour être préparée la galène deux fois bonne dans une défense d'éléphant. -"

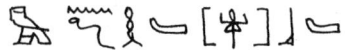

m ndḥ(t) 3bw
"dans une défense d'éléphant"

---

114. Voir plus loin, p.161.
115. Même idée, peut-être, dans le chap. 189 du LdM et dans un passage qui est une interprétation très libre de CT III, 135g-h(T3Be), si l'on doit comprendre 'sur cette rive pure, ce jour où j'ai reçu mes défenses (remplies) d'encens'. Pour le passage du LdM, cf. Barguet, Livre des Morts, p. 275.

SYNTHESE

§1) RADICAL.

a) L'ancien nḫdt:

On y reconnait volontiers un mot à préformante n-. Voir Edel, AG I, XXXIX; Fecht, Wortakzent, (Äg. Forsch. 21),§374; Vergote, Grammaire 1b, p.156; Osing, Nominalbildung, p.211. La construction se fait sur ḥd 'être blanc'. La nḫdt est donc 'la blanche', sens imagé reconnu par les Egyptiens eux-mêmes (voir **D.15**).

b) Le plus récent ndḫt:

Certes, la plus ancienne mention remonte au Moyen Empire, mais ce mot est typique des textes du Nouvel Empire où il remplace le précédent. C'est probablement le même mot par métathèse[116]. Une deuxième possibilité, que l'on peut toujours évoquer, consisterait à supposer que le mot est nouveau, tout en étant proche phonétiquement et sémantiquement du précédent. C'est cette similitude qui aurait favorisé la substitution de l'un par l'autre dans les textes. Il faudrait donc trouver un radical spécifique qui serait ndḫ. Nous connaissons un verbe ndḫ qui pourrait peut être convenir. Deux attestations seulement:

1) Urk. IV, 955 (cf. Wb.,II,384 et Ranke, PN, p.6, n°27). Il s'agit du nom propre d'un fonctionnaire en poste en Nubie.

ỉm3w-ndḫ
Imaounedje

2) Stèle au nom de Ka, provenant de Buhen (Khartoum 18).

Cf. Helck, Historisch-biographische Texte des 2. Zwischenzeit und neue Texte der 18. Dynastie, p.80, n°116.
Traduction et commentaire: Säve-Söderbergh, JEA 35,p.50 sq..

---

116. Gr.med.Texte, §80,3; Lefebvre, Tableau, §20.

Lignes 6-9:
"J'étais le valeureux serviteur du souverain de Koush. J'ai trempé mes pieds dans les eaux de Koush en servant ce souverain nḏḥ."

ḥḳ3 nḏḥ
"souverain nḏḥ"

Säve-Söderbergh se demande si l'on a pas affaire ici à un vocable nubien. Si cela était le cas, nous aurions un surnom à usage local, du genre roi 'offensif, fort' etc., ce qui irait bien pour notre radical. Les défenses de l'éléphant seraient les 'offensives'(ou quelque chose d'analogue) dans la langue des habitants de Koush. Dans le texte du Naufragé (**D.2**), les nḏḥyt, parmi les spécialités de l'ile se rapporteraient plus qu'à une forme dialectale, à une forme 'exotique'[117].

Enfin, citons un jeu étymologique égyptien sur notre mot:
Stèle d'Ounnefer, 1.41+x - 42+x[118]:
"Tu moudras leurs chairs quand un serpent vient en son heure, en ce tien nom de nḏr-ḥ(ᶜ)w (litt. 'qui agrippe les chairs')."

§2) GRAPHIES.

---

117. Pour les survivances, cf. Cohen, <u>Essai comparatif sur le vocabulaire et la phonétique du chamito-sémitique</u>, p.186, n° 446= couchitique, bedja 'nad': 'dent'.
118. Texte cité plus loin p.132.

Singulier	Pluriel, duel

Ancien Empire[119]

nḫdt   nḫdwt

     D.1

     P. Smith[120]

     D.10

     D.11

     D.12

Moyen Empire
et Moyen Egyptien

nḫdt   nḫdwt/nḫdty

     D.4,5

     Kah.33[121]

     Kah.5[122]

     D.12(Nu)

     D.13[123]

     D.13[123]

     D.15 (Edfou)

---

119. Bien entendu, nous datons les graphies, pas les 'supports'. A ce titre, Edfou I, 16 (DOC. 15) est à classer en Moyen-Egyptien (avec ḏ ⟩ t).
120. Voir notre étude du passage concerné p.170.
121. Le mot, au pluriel, étant suivi du suffixe duel -sy, cf. p.184.
122. Correspond à une erreur du scribe, cf. plus loin p.179.
123. Pour le duel.

Nouvel Empire

nḏḥt   nḏḥyt/nḏḥwt

[hieroglyphs]   D.3,16   [hieroglyphs]   D.2 (texte du Moyen Empire)

(t3)[hieroglyphs]   D.3

[hieroglyphs]   [hieroglyphs]   D.6

[hieroglyphs]   D.3 (Harris I) [hieroglyphs]

                                [hieroglyphs]   D.7

[hieroglyphs]   [hieroglyphs]   D.8

[hieroglyphs]

[hieroglyphs]

[hieroglyphs]   D.14

                (n3) [hieroglyphs]   D.9 (dans un texte démotique)

                     [hieroglyphs]   D.9 (démotique avec sens particulier ici, cf. p. 270)

§3) CONCLUSION:

Les mots nḥḏt/nḏḥt qui ont le même sens et s'emploient dans les mêmes contextes sont très probablement les deux formes d'un même mot. Ils désignent, en propre, la dent offensive des animaux, soit leurs crocs, défenses, canines.

Ce sont surtout les textes où nos mots sont cités à la suite ou du moins

au contact des génériques i̱bḥ et tst qui ont posé des problèmes aux traducteurs. Ceux-ci ont essayé de retrouver dans ces séries de termes se rapportant aux dents, sinon l'équivalent précis de notre classification des dents (incisives, canines, prémolaires, molaires), du moins des correspondances avec différentes types de dents séparables morphologiquement ou fonctionnellement. D'où certaines traductions proposées alors et qui se réfèrent à une classification du genre 'dent qui coupe, dent qui broie', 'incisive, molaire' etc., mais qui ont toutes en commun d'être inapplicables d'un texte à l'autre.
Nous avons vu que la réalité est plus simple et surtout plus cohérente. A côté du générique i̱bḥ 'dent' ou du collectif tst 'denture', nous trouvons en égyptien un certain nombre de termes spécifiques, de formes 'imagées' qui se rapportent toutes à la denture animale. Si ces dernières semblent désigner parfois les dents humaines c'est par assimilation magique à l'animal: "Mes crocs sont ceux de Shesemetet" (**D.11**).

Certaines listes semblent avoir subi une véritable inflation terminologique, ainsi les Decrets Oraculaires (**D.14**). Il faudrait parler plus justement de 'saturation lexicale', procédé qui consiste à nommer une chose de toutes les façons possibles, sous tous ses noms, de façon à ne rien oublier. Il ne faut pas laisser prise au sort. "Je garderai en bonne santé sa dent (i̱bḥ)" mais on ajoute "je garderai (aussi) en bonne santé sa canine (nḏḥt). Il n'est en rien nécessaire que le mot nḏḥt eut été utilisé dans le langage courant pour figurer ici. Il suffit qu'il fut employé dans des contextes aussi particuliers que ceux des textes religieux servant à l'assimilation animale pour que, référence littéraire oblige, il soit indispensable de le nommer.

CHAPITRE IV

LE MOT ḪL (ḪNR)

D.1 TROIS INSCRIPTIONS DU TEMPLE DE MEDINET HABOU.

Elles nous présentent le pharaon en tant que lion. Dès lors ses dents seront celles du lion, de véritables crocs. Epoque de Ramsès III.

* TEXTE N°1:
Nelson, Medinet-Habu...by the Epigraphic Survey, vol.2, pl. 86,33.
Edgerton, Wilson, Historical Records of Ramesses III, p.92, n.33b; De Witt, Le rôle et le sens du lion dans l'Egypte ancienne, p.28; Breasted, Ancient Records, tome IV, § 99.
Grapow, Bildl. Ausdr., p.71.
de Rougé, Inscriptions hiéroglyphiques, tome II, (Etudes Egyptologiques n°10), p.126,33.
Gardiner, PSBA 38, 183.

* TEXTE N°2:
Nelson, o.c., pl. 82,31.
Edgerton, Wilson, o.c., p.81, n.31c et 31d.
Gardiner, Ibidem.
Duemichen, Historische Inschriften, vol.I, pl. 23,19.

* Texte N°3:
Nelson, o.c., pl.102,23.
Edgerton, Wilson, o.c., p.112 et n.23a.
Gardiner, Ibidem.

*Texte n°1
"Il est semblable au lion maraudant, rugissant, déchirant le petit bétail par son croc."

m ḫl/ḫnr.f
"par son croc"
(Trad. selon De Witt)

* Texte n°2:
"Il n'abandonne jamais quand il fait rage par crocs et griffes sur la tête des Meshouesh."

ḫlw
"crocs"

* Texte n°3:
"Je fais qu'ils voient Ta Majesté semblable au lion enragé dont la griffe et la canine déchirent la poitrine du petit bétail."

ḫl.f
"la (=sa) canine"

La dent ḫl (ḫnr) est ici une dent spécifiquement animale. Comme nous le verrons au cours de cette étude, le sens de ce mot comme ses emplois seront équivalents au plus ancien nḫdt/nḏḫt. Dans les textes n°2 et 3, cette dent apparaît associée aux griffes tout aussi redoutables de l'animal prédateur. Cette association est assez constante et nous la retrouverons par la suite. Le pluriel du mot peut être rendu par 'crocs' (d'une façon générale et assez indéfinie, les 'crocs' d'un animal). On peut rendre le singulier par 'canine' mais là encore, comme pour le mot nḫdt, sans vouloir par là renvoyer à une typologie dentaire bien définie et qui n'aurait pas de sens dans l'Egypte ancienne.

D.2 INSCRIPTION DU TEMPLE DE MONTOU A KARNAK

Le pharaon, assimilé au dieu Montou, sera là encore le lion redoutable aux griffes et aux crocs acérés.

Urk.VIII, 20,12-14 (Theb. Temp. gr. Zeit <21h>). Epoque de Ptolémée III Evergète.

"Le roi, Horus-lion, aux griffes étendues, plus rapide que le vent en sa venue, le lion aux crocs pointus, qui provoque la fin de celui qui l'attaque, dont les griffes sont revêtues de la peau de ses ennemis, qui mange leur chair et avale leur sang."

spd ḫlw
"aux crocs pointus"

D.3 INSCRIPTION DU TEMPLE D'EDFOU

Dans ce passage le dieu Khonsou transmet sa puissance au pharaon.

de Rochemonteix, Edfou I, 270

"Paroles à dire par Khonsou; grand de renommée, celui aux crocs pointus qui détruit les Arcs, l'Horus victorieux aux griffes étendues qui frappe ses ennemis dans la fureur: -Je te donne etc.- ."

spd ḫlw
"aux crocs pointus"

D.4 TEXTE DEMOTIQUE D'EPOQUE ROMAINE (3 mentions).

Légende démotique du lion en révolte contre les hommes. Dans sa quête de l'homme, le lion va rencontrer un ours qui lui raconte comment on lui subtilisa par la ruse ses crocs et ses griffes. La référence est là encore animale. Noter encore ici l'association griffes-crocs.

Papyrus démotique de Leyde I 384,17^{-24}:

- publication :
Spiegelberg, Der ägyptische Mythus vom Sonnenauge.
- texte et transcription :
Erichsen, Lesestücke, p.61-63.
- traduction et bibliographie complète dans :
Lichtheim, Ancient Egyptian Literature, vol.III, p.156-159.

"La même chose se passa avec un ours dont les griffes (ỉbw ⟨hieroglyphs⟩) avaient été enlevées et dont les crocs (ḫlw ⟨hieroglyphs⟩) avaient été arrachés. Il (le lion) s'adressa à lui disant :
-L'homme est-il plus fort que toi ?- Il (l'ours) répondit :
-C'est la verité. J'avais un serviteur qui préparait ma nourriture. Un jour il me dit :
-En vérité tes griffes sortent tellement de tes chairs que tu ne dois pas pouvoir (ainsi) prendre (aisément) la nourriture avec elles. Tes crocs(⟨hieroglyphs⟩),ils dépassent! Ils ne laissent pas la nourriture rejoindre (facilement) l'ouverture de ta bouche. Laisse-moi faire, et tu prendras jusqu'au double de nourriture.-
-Je le laissais faire. (Alors), il ôta mes griffes et mes crocs (⟨hieroglyphs⟩). Je n'ai plus de nourriture et de force sans eux! (Alors) il lança du sable dans mes yeux et s'éloigna de moi.-"

D.5 TEXTE MAGIQUE DEMOTIQUE (2 mentions).

Dans ce passage magique, il y a identification avec la 'canine' du léopard et, plus loin, référence à la 'canine' d'un 'fils d'Anubis'. Noter encore ici le contexte animal.

Griffith, Thompson, The Demotic Magical Papyrus of London and Leiden, p.19, 26-27 et p.19, 36.

"Je suis l'avant-train du lion,

je suis la tête du bélier,

je suis la canine du léopard." (19, 26-27)

GRAPHIE: 𐤀 ⟩ ⟨ ⟨ ⟩ : ◯ 🐆 ▬ ◡ 𓏥   sⱽc₁

"O fils d'Anubis,

croque (?) par ta canine." (19, 36)

GRAPHIE: 𐤀 ⟩ ⟨ ⟨ ⟩ : ◯ 🐆 ▬ ◡ 𓏥   sⱽc₁

SYNTHESE

§1) RADICAL.

Le mot ḫl/(ḫnr) est très probablement d'origine sémitique (voir les graphies, §2) et les premiers emplois qui apparaissent dans la langue égyptienne ne doivent pas être trop éloignés de sa première attestation (règne de Ramsès III).

Cependant, nous ne trouvons pas dans le vocabulaire sémitique son équivalent exact: un mot de racine comparable et qui désignerait les dents, même par métaphore. La correspondance avec le sémitique ‏שׁן‎ 'dent', 'ὀδούς' tentée par Černý[124] a été critiquée par Osing pour qui "the derivation from Semitic (Hebr. šēn) does not suit either vowel or consonants[125]."

En revanche, Černý avait déjà proposé, dans une note des ASAE, un rapprochement avec le mot 𓊖𓃠𓈖𓏤, 𓊖𓃠𓈖𓏤 ḫ3/ḫ3r/ḫnr/ḫl 'pic, ciseau' qui est si commun au Nouvel Empire[126]. Il pensait que le nom de l'instrument viendrait de sa ressemblance avec la dent de type ḫl/(ḫnr).

---

124. Černý, CED, p.239.
125. JEA 64, 188.
126. Voir ASAE 27, 194, n.3 et Valbelle, Catalogue des poids à inscriptions hiératiques de Deir-el-Médineh, (Doc. Fouilles 16), p.12-13.

En résumé nous aurions:

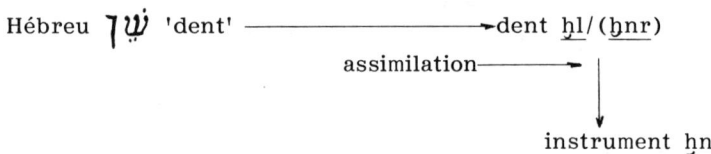

Hébreu שֵׁן 'dent' ⟶ dent ḫl/(ḫnr)
assimilation ⟶
instrument ḫnr

Non seulement le rapprochement entre le nom de la dent et l'hébreu n'est pas assuré, mais il semble que l'on puisse faire remonter directement le nom de l'instrument ḫnr au sémitique. Ainsi Ward[127] pense que "The rathercommon Late Egyptian noun ḫnr 'chisel' also written ḫ3ỉ should be related to Akkadian ḫalilu, a tool made of iron (a drill?) from the root ḫll 'pierce, bore, hollow out'."

Dès lors, on peut se demander s'il ne serait pas préférable d'inverser la relation proposée par Černý dans les ASAE . C'est le nom de la dent qui proviendrait du nom de l'instrument. La ḫl/(ḫnr) serait la dent en tant que 'pic, burin', la dent qui broie et déchiquète, comme dent offensive des animaux. L'emprunt au sémitique ne serait qu'indirect et passerait par une réinterprétation égyptienne fondée sur l'emploi métaphorique d'un terme désignant en premier lieu un certain type d'outil comparable et par la forme et par la fonction.

Un autre rapprochement a été proposé avec le néo-égyptien ḫnr (Wb. III, 298, 8-14), démotique (Erichsen, Demot. Gl., p.368), 'rauben, plündern' cf. copte ϣⲱⲗ SBF, ϣⲟⲗ SB (Crum, Dict. p. 557b), 'despoil[128]. Le rapprochement est très ancien puisqu'il a été déjà tenté par Tattam au siècle dernier[129]. Il est très probablement faux. Cela dit il fournirait une excellente étymologie populaire qui, si elle s'avérait démontrable, aurait peut-être joué un rôle non négligeable dans la perpétuation de notre vocable jusqu'au copte [130].

---

127. Orientalia N.S. 32, 434 (réf. de Valbelle, o.c., p. 13, n.5).
128. En dernier, Osing, Nominalbildung, n°618.
129. Tattam, Lexicon.
130. Pour le copte ϣⲟⲗ SB qui désigne les dents, voir plus loin.

§2) GRAPHIES.

Epoque Ramsès III:
D.1, texte n°1: ḫl/(ḫnr)

texte n°2: ḫl

texte n°3: (plur.) ḫlw

Epoque ptolémaïque:
D.2, (plur.) ḫlw

D.3, (plur.) ḫlw

Démotique, époque romaine:
D.4, (plur. n3y.f ḫlw)

(plur. n3y.k ḫlw)

(plur. n3y.i ḫlw)

D.5, (masc.sing. w^c s$^v{}^c$l)

(masc.sing. p3y.k s$^v{}^c$l)

§3) CONCLUSION.

Le mot ḫl/(ḫnr) désigne une dent 'offensive'. Ce mot renvoie aux crocs, aux canines ou aux défenses si caractéristiques du règne animal. C'est donc un terme spécifique de la denture animale qui semble, autant que la pauvreté de notre documentation puisse l'assurer, avoir des emplois comparables à ceux de l'ancien nḏḥt. De même que ce dernier, il pourra être employé pour parler de la denture humaine quand celle-ci doit être assimilée aux dents redoutables de certains animaux (d'où les 'crocs' du pharaon en tant que lion).

CHAPITRE V

LES NOMS DE LA MACHOIRE

GENERALITES:

La mâchoire supérieure n'a pas de nom en Egyptien. Le vocabulaire qui se rapporte aux maxillaires comprend trois termes, ꜥrty, wgyt, ḥḏ, qui ne désignent que la seule mandibule.

1. ꜥRTY

§1) RADICAL.
Lacau admet une dérivation de la racine ꜥrỉ "monter" qui lui semble d'autant plus vraisemblable que, en effet, 'la mâchoire inférieure est la seule mobile'[131].

§2) LECTURE.
Les deux lectures qui ont été proposées jusqu'à présent semblent confirmées par les graphies connues:

1) ꜥrt (ex. dans Sm. 7(3.16)).

2) ꜥrty (ex. dans Pyr. 30a et Sm. 25(9,4)).

Breasted a montré - et il fut suivi par Lefebvre[132] et Lacau - que le duel ne faisait que désigner la mâchoire inférieure, celle-ci étant composée de deux moitiés réunies[133]. Le duel proviendrait de la difficulté que l'on a eu à considérer la mandibule comme une unité anatomique simple. En effet, même si les deux branches du maxillaire inférieur sont fortement solidaires, réunies à la symphyse mentonnière, la distinction entre la symétrie, la parité ou l'unicité d'une structure anatomique ainsi située dans l'axe sagittal médian du corps peut être appréciée différemment par

---

131. Lacau, Noms, §§ 138, 141 et 196.
132. Lefebvre, Tableau, § 15.
133. Breasted, Smith, p.187-188.

le langage. Tel serait le cas du mot désignant la mandibule, auquel il aurait été reconnu deux formes, ꜥrt (singulier) et ꜥrty (duel), synonymes de toute façon.

Il nous semble cependant que l'on puisse faire l'économie de la première forme. En effet elle ne repose que sur des graphies qui sont propres au P. Smith et qui ne sont jamais retrouvées par ailleurs. Ces graphies, avec un seul 〰 [134] pourraient renvoyer à un déterminatif particulier figurant une mâchoire vue de côté, une moitié cachant l'autre[135]. On remarquera que dans Sm.25 (9,2), 〰, nous aurions alors le signe-mot correspondant. On notera enfin que, comme déterminatif, ce signe accompagne l'autre mot qui désigne la mandibule dans ce papyrus, le mot wgyt (voir ci-après). Il y aurait donc deux façons de représenter la mâchoire dans l'écriture: 1) de côté; 2) des deux côtés à la fois par une convention de dessin qui double (et superpose) deux représentations du même côté droit du maxillaire inférieur, voulant ainsi figurer le côté gauche et le côté droit. La graphie 〰 doit donc être transcrite ꜥrty. On observera encore que cette dernière est parfois suivie du suffixe -fy qui indique que le mot auquel il est accolé doit être compris comme un mot au duel[136].

§3) GRAPHIES.

A) Ancien Empire

   1) Textes des Pyramides.

      Ounas [137]

      Apouit [138]

      Neit [138]

---

134. Sm.7 (3,16; 3,18); 22 (8,14); 24 (8,22; 8,23; 9,1); 25 (9,2).
135. Une hypothèse de Lacau, Noms, § 138.
136. Voir Sm.7 (3,16; 3,18).
137. Pyr. 30a, seule mention du mot dans les textes des pyramides. Sur le passage concerné, cf. p. 109.
138. Jéquier, Fouilles à Saqqarah. Les pyramides des reines Neit et Apouit, pl. X (Neit), pl. XXXIX, fragment 20 (Apouit).

[hieroglyphs] sic   Aba[139]

[hieroglyphs]   Senousretânkh[140]

2) Papyrus   Smith (langue savante archaïsante).

[hieroglyphs]   Sm.7 (3,16 etc. cf. page précédente
                           n. 136)

[hieroglyphs]   Sm.25 (9,2)

[hieroglyphs]   Sm.25 (9,4; 9,5)

[hieroglyphs]   Sm.7 (3,6; 3,7)

B) Moyen Empire (et textes en Moyen Egyptien de tradition).

La comparaison des formes relevées dans les Coffin Texts et les Livres des Morts permet de préciser la forme graphique du mot qui est propre aux textes du Moyen Empire. Bien entendu, les graphies anciennes du mot sont encore en usage, particulièrement dans les Coffin Texts.

Formes relevées:

1) [hieroglyphs]

           CT I, 11b (B3Bo, B2Bo, B4Bo, B6C, Y1C, S10C,
                     Th.T.319)
              II, 401a (B1Bo, Y1C, BH2C, T3C)
              III, 253a (S2C, S1C, T1L, M35C)
              V, 140a (M46C, M3C)

---

139. Id., La pyramide d'Aba, pl. V, 1.89.
140. Hayes, The Texts in the Mastabeh of Se'n-Wosret-^{c}ankh at Lisht, pl. III.

VI, 95h (B9C, B10C)

102b (B3L, B3Bo)

VII, 228q (P. Gardiner II)

Naville, Tb. 26, 6-7 (A.a., B.a.)

Naville, Tb. 136B, 17 (A.o.)

C'est la forme classique du mot, celle donnée par Ounas.

2) [hieroglyphs]

CT I, 11b (T9C, B15C)

II, 401a (M22C)

V, 140a (A1C)

Livres des Morts: Naville, Tb. 26, 6-7 (C.d. P.d.)

On comparera avec Sm. 7 (3,6; 3,7), pour cette variante de la forme précédente.

3) [hieroglyphs]

CT I, 11b (B1P)

Forme rare, mais cf. Apouit.

4) [hieroglyphs]

CT I, 11b (MC105)

V, 140a (M4C)

Forme irrégulière.

5) [hieroglyphs]

CT III, 253a (M36C)

Forme 'abrégée'.

6) [hieroglyphs]

CT III, 253a (B1L)

VI, 413k (T6C, T10C)

VII, 272a (B9C, B1L, B3L et B2P[141])
Naville Tb. 26, 6-7 (A.a.,P.i.)
Budge, BD 89, 12 (Ani)
Naville, Tb. 99, 27 (P.b.=Budge BD 507,7)
Naville, Tb. 136B, 17 (P.c.)
Budge, BD 302, 6 (Nu)
Naville, Tb. 147, 35 (P.c.)
Budge, BD 360, 16 (Ani)
Naville, Tb. 178, 27-28 (A.a.)

Nous avons là la forme type du Moyen Empire. On sait en effet que c'est à cette époque que les deux traits ⸗ cessent d'être une simple marque du duel, comparable à la duplication du déterminatif (voir ainsi Apouit et CT I, 11b selon B1P) pour noter maintenant la valeur phonétique -y spécifique de la terminaison du duel[142].

C) Nouvel Empire et mentions tardives.

Pas de forme spécifique pour notre mot qui n'est plus qu'une survivance.

§4) DETAILS GRAPHIQUES.

Le signe de la mâchoire, ⸺, représente la mâchoire inférieure d'un boeuf[143]. C'est très probablement une pièce de boucherie. En tout cas, certaines variantes graphiques, parmi les plus anciennes, lui surajoutent une langue.

On comparera:

Ounas, Pyr. 30a: ⸺

avec Pyr. 686b: ⸺ (déterminatif du mot wgwt), var. ⸺ (époque saïte[144]).

---

141. Avec les deux traits rejetés derrière le déterminatif.
142. Voir Gardiner, Eg.Gr., § 73,4.
143. Id., ibidem, Sign-list, F.19; Lacau, Noms, §137.
144. ZÄS 74, pl. 1.

Noter encore, [hieroglyph] (Moyen Empire, dans le mot tit[145]), et la forme cursive dans le nom de la déesse Tait : [hieroglyphs] (Nouvel Empire[146]).

Citons enfin la cursive [hieroglyph] de CT VI, 413k (T6C et T10C) et la forme 'faucille' [hieroglyph] dans le P. Jumilhac (pl.V, vignette de droite[147]).

2. WGYT

Sinon plus récent[148], ce mot semble plus commun que le précédent, en ce sens qu'il va servir à le définir dans les gloses du P. Smith[149]. La signification est, en tout cas, la même. Il s'agit toujours de la mandibule qui est ici au sens propre, 'celle qui mâche, la mâchoire', dérivation varbale à partir d'wgỉ 'mâcher' ne pouvant faire aucun doute[150]. Contrairement au précédent, nous en retrouverons la trace dans le vocabulaire copte[151].

GRAPHIES :

Teti, Pyr. 686b : [hieroglyphs]

à comparer avec [hieroglyphs] Sm. 18 (7,14), [hieroglyphs] Sm.7 (3,17). Voir encore Eb. 362 (58,18) et Mutt.u.kind v° 2,5 : [hieroglyphs], avec le signe de la dent qui remplace la mandibule. Celle ci est représentée vue 'de côté' selon le principe d'écriture défini plus haut. On aura donc des variantes avec le double déterminatif [hieroglyph] qui, rappelons le, ne se rapporte qu'au seul maxillaire inférieur, ainsi [hieroglyphs] Sm.7(3,18),

---

145. Lacau, Chevrier, Une chapelle de Sesostris 1° à Karnak, pl. 6 et 28.
146. Caminos, The New-Kingdom Temples of Buhen, vol. II, p.69, n.2 sq.
147. Vandier, Le papyrus Jumilhac, n.870. Voir encore plus loin p.115.
148. Lefebvre, Tableau, §15.
149. Breasted, Smith, p.188.
150. Lacau, Noms, §§143-145.
151. Id., ibidem, §144.

cette dernière forme n'étant pas, en outre, un duel[152].
Dans [hieroglyphs] Sm.7 (3,7), [hieroglyphs] n'est probablement pas notre mot, mais plutôt la répétition mécanique de la fin du groupe ^crty.fy (avec changement de déterminatif)[153].

3. ḪD

Une seule mention, connue par un texte très ancien dont on possède deux copies de la XVIIIè dynastie, la première se trouvant à Medinet-Habou (M.H., temple de Thoutmosis III), la deuxième à Louxor (L., temple d'Aménophis III).

    Duemichen, Historische Inschriften, vol. II pl. 36d.
    Gayet, Le Temple de Louxor, (MMAF 15), pl.XII.
    Texte, commentaire et traduction: Barguet, RdE 9, p.1 sq.

M.H. [hieroglyphs]
L. [hieroglyphs]

n wbg.f wnḫt.k ḫdwy m3ˤt ḫpdw m3ˤt sbk m ỉtrw.f
"(alors qu')il ne resplendit pas encore, ton vêtement, mâchoires véritables et arrière-train véritable de Sobek qui est dans son fleuve."
(Traduction et transcription de Barguet)

Barguet transcrit ḫdwy m3ˤt ḫpdw m3ˤt, renvoyant à un duel 'les deux blanches' qui désignerait les mâchoires (celle du haut et celle du bas). Mais le signe double [hieroglyph] ne permet pas d'assurer par lui même la forme duel du mot puisqu'il ne représente en fait que la mandibule. En outre, le vocabulaire égyptien se rapportant aux maxillaires ne désigne toujours que la partie active et mobile, la mâchoire inférieure. Enfin, le texte ne

---

152. pḥwy wgyt.fy (Sm. 18(7,14)), à comparer avec pḥwy wgyt.f (Sm. 7 (3,17)).
153. Malgré Breasted, Smith, p.188.

permet pas de trancher sur la lecture du mot: ḫdwy ou ḫd(t).
Le rapport que fait l'auteur entre la couleur blanche des mâchoires (en fait, des dents) et la colère est d'un grand intérêt pour notre sujet[154]. On se rappellera que l'animal découvre ses crocs en signe de colère et que le mot égypien désignant la dent spécifique des animaux, la canine, est le mot nḫdt, littéralement 'la blanche'[155]. Les relations entre la couleur blanche et les dents sont bien entendu multiples mais celle que nous venons d'évoquer n'en est pas la moins importante[156] Noter encore ce passage du Chap.166 du LdM[157]:

ỉ m3ỉ km ḫr

dšr ỉrty

ḥrst ỉmy spty.f

Dans sa traduction[158] Černý comprend: 'lion au visage noir, aux yeux rouges et à la langue couleur de cornaline.' Mais ỉmy spty pourrait tout aussi bien désigner les dents qui sont bien 'entre les lèvres' (cf. le signe ⸺ [159]). C'est probablement à la couleur rouge qu'a souvent la cornaline que se réfère Černý quand il traduit par langue.

Il existe cependant une cornaline blanche (ḥdt) à côté de la

---

154. Barguet, art. cit., p. 11, n.4.
155. Voir plus haut p.44.
156. Nous verrons plus loin qu'une expression particulière,'avoir les crocs qui brillent' c.à.d 'découvrir les dents jusqu'aux canines' , sera trouvée dans un contexte médical où elle caractérise une contraction spasmodique des muscles de la joue (cf. p. 171).
157. Barguet, Livres des Morts, p.239, n.3 (bibliographie). Texte cité: CGC n° 58002, l. 8-9.
158. BIFAO 41, 118-133.
159. Sur ce signe: Lacau, Noms, §132. Noter pour finir que la langue est 'celle qui est entre les dents' dans Edfou VI, 153,13, passage cité plus loin p. 83.

rouge (dšrt), ces deux couleurs se rapportant à une même pierre considérée sous deux aspects, clair et foncé[160]. Or, la relation entre la cornaline et la colère, la rage, semble attestée[161]. Le rouge et le blanc seraient ici deux faces symétriques d'un même rapport symbolique de la pierre. Nous proposons de traduire: "aux dents de cornaline (blanche)[162]".

La (mâchoire) blanche de Sobek fait penser, bien entendu, au Chap.125 du LdM (confession). Les variantes sont nombreuses: Naville, Tb.

A.a.
Î ḥḏ îbḥw pr m T3-š n thm.î

variantes:

P.c.

P.a.

T.a.

P.e.

B.a.

P.h.   (ḥḏ)

T.d.

T.e.   (ḥḏ)

---

160. Aufrère, RdE 34,8, n.47 et ibidem, 10, n.71 (= Edfou VI, 202, 5-6).
161. Id., ibidem, p.12.
162. Noter la variante CGC n° 58006, 1. 12 où ḥḏ sw îmy spty.î semble aller dans ce sens. Pour le lion ḥḏ-r3 'blanc de gueule' (Urk. V, 86,11), il faut aussi songer à la bave.

"O celui aux dents blanches, originaire du Fayoum, je n'ai rien transgressé."
(Traduction Barguet, Livre des Morts, p.160)

Nous possédons une dernière mention relevée dans une tombe royale de la XXIIè dynastie[163]:

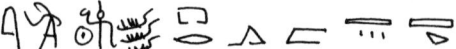

Trois possibilités:
1) Lire ḫd ꜥrty, 'celui à la mâchoire blanche' (trois ⟆ à la place de deux).
2) Une variante 'sportive' du texte précédent, les 'dents' du signe ⟆ lui même (mis encore au pluriel) donnant la lecture.
3) ⟆ sic est le déterminatif fautif de ḫd 'la (mâchoire) blanche' fournissant ainsi la deuxième mention connue du mot.

L'idée est de toute façon toujours la même. C'est en 'montrant' ses dents que Sobek manifeste son agressivité. On notera, pour finir, que le mot ḫd a laissé une survivance en copte[164].

---

163. Badawi, ASAE 54,164.
164. Copte ϩⲁⲧ S = Westendorf, KoptHWb, p.393 (réf. Meeks, AL 77.2934).

CHAPITRE VI

METAPHORES ET EMPLOIS PARTICULIERS

GENERALITES :

C'est à travers certaines images mentales de son propre corps (le schéma corporel) que l'homme a dû commencer à se distinguer du cadre naturel et à prendre conscience de la réalité extérieure comme de sa propre identité. Ce processus général ne peut qu'être évoqué quand nous prenons connaissance des premiers textes égyptiens. Si l'imagerie verbale que l'on y rencontre et qui a toujours frappé les auteurs fut déterminée par une longue évolution du langage qui nous reste - par force - inconnue, elle devient, une fois constituée, un sujet d'étude en elle-même. Dans le cas particulier des noms des parties du corps qui, on le sait, appartiennent parfois au fond le plus ancien du langage[165], il apparaît nécessaire d'admettre qu'un assez grand nombre des représentations qui leur sont associées a pris naissance au stade le plus reculé de la langue. Mais, en outre, comme il y a écrit, il y aura aussi procédé littéraire. Nous pourrons donc parler, et à juste titre, de métaphore, ce mot désignant alors un procédé toujours vivant dans la langue égyptienne quand nous en prenons connaissance par les premiers textes et qui ne fait que poursuivre un élan antérieur. On sait que cette recherche des images comme 'équivalences' reste toujours un des fondements - avec le jeu de mot - de la recherche interprétative égyptienne. Enfin, c'est une des caractéristiques essentielles commune à la langue et à l'écriture égyptiennes de renvoyer sans cesse à l'image, au symbole ou à la métaphore. Pour ce qui nous concerne, l'usage si fréquent de signes hiéroglyphiques représentant les parties du corps de l'homme ou de l'animal nous montre bien que le jeu des représentations qui les concernent est avant tout ouvert et complexe. Sans aucun doute, aucun autre peuple que les Egyptiens ne semble avoir autant réussi à conserver ce rapport si parfait entre l'écrit et l'image, soit, à la fin, entre le langage et ses représentations mentales.

D'un point de vue pratique, le mot métaphore sera entendu dans ce

---

165. Lacau, <u>Noms</u>, p.3.

chapitre au sens le plus réduit du terme, c'est-à-dire avant tout comme un procédé qui permet sous une forme imagée de désigner un objet quelconque. L'équivalence proposée doit pouvoir correspondre à un fait de langage habituel ou, tout au plus, poétique. En revanche, et cela se comprend, les identifications qui concernent les dents dans les textes magiques ou dans des contextes analogues n'ont pas leur place ici. Cela dit, un tel découpage de la documentation existante pouvant paraître parfois un peu arbitraire, il conviendra dans certains cas de parler plus généralement d'emplois particuliers.

D.1 LA DENT DE CUIVRE DU SARCOPHAGE D'ANKHNESNEFERIBRÊ.
Ce passage fait allusion à un cortège funéraire où les dieux font, semble-t-il, une musique de circonstance.

> Sander-Hansen, Die religiösen Texte auf dem Sarg der Anchnesneferibrê, p.28.
> Hickmann, Musicologie pharaonique, p.22.

iw nṯrw m-ḫt.s ḏnḏnw m ỉbḥ n ḥmty ḥr ḳbḥ
"Les dieux qui sont à sa suite, tintinnabulant[a] comme une dent de cuivre sur la cruche-ḳbḥ[b]."

a) ḏnḏn est un hapax. Il est rapproché avec raison du copte ϭⲛϭⲛ , ⲭⲛⲭⲛ S, "jouer de la cymbale, faire de la musique, chanter" (en dernier lieu: Vycichl, Dictionnaire, p.343, avec références; Voir aussi Meeks, AL 77.5234 pour le sens générique "faire un bruit métallique"). La nature onomatopéique du mot peut aussi, comme nous le proposons, faire retenir une traduction pratiquement lettre à lettre.

b) Hickmann adopte la traduction 'avec' pour la préposition 𓅓 -m au sens instrumental, et rend le groupe qui suit, ỉbḥ n 𓏭 (lire ḥmty, 'cuivre'[166]) par 'dent de fer'. Cette dent désignerait le battant de la clochette, celle-ci étant nommée par le terme ḳbḥ, littéralement 'cruche'. Avouons que cette façon de

---

166. Probablement ici au sens générique de 'métal'.

s'exprimer serait bien compliquée et redondante. Il nous semble que cette 'dent de cuivre' se rapporte plutôt à l'instrument du graveur, à son poinçon.

Deux possibilités: 1) Si 🦉 -m signifie 'avec', nous aurions un instrument détourné de sa fonction qui sert à frapper une cruche (de métal, elle aussi utilisée comme instrument de musique occasionnel), afin de rendre un son funèbre; 2) En rendant -m par 'comme, à la manière de, de la même manière que' nous aurions là une référence au bruit si caractéristique que fait le graveur sur métal, tintement rapide, répété et prolongé, sorte de tocsin qui accompagne maintenant la procession du sarcophage. Il faudrait comprendre: "en faisant le même bruit que etc.". Nous retenons cette dernière possibilité.

Si l'emploi métaphorique du mot 'dent' pour désigner un outil de forme comparable tombe sous le sens, il n'en est pas moins rare en égyptien. On notera, à l'opposé, l'homonymie apparente de ꜥnt 'pouce' et de ꜥnt 'herminette', probablement le même mot puisque le dernier cité est un instrument en forme de griffe[167]. Nous n'avons pas d'équivalence pour notre mot: un instrument qui serait appelé 'dent'. Cela dit, nous avons vu à l'inverse comment un nom d'instrument a servi à dénommer communément un type particulier de dent (cf. Chapitre IV, Le mot ḫl/ḫnr).

Nous ne pouvons nous empêcher de faire ici un rapprochement avec un texte non-égyptien publié par Dhorme[168]. Il s'agit d'une des inscriptions pseudo-hiéroglyphiques de Byblos, gravée sur une tablette de bronze:

"Ainsi a parlé Lil: le cuivre de Tophet j'ai laminé; avec la pointe (=la dent) de fer j'ai gravé ces objets (ou ces vases). La clef du temple, Ikarrénou l'a gravée de signes et a écrit son nom (du temple): Aton-Yahaki." (Traduction Dhorme)

---

167. En dernier, Vycichl, Dictionnaire, p.64-65.
168. Dhorme, Syria 25,5.

On en profitera pour remarquer que l'emploi métaphorique du mot dent est assez commun en sémitique. Les exemples connus sont aussi nombreux qu'en égyptien[169].

En résumé, nous ignorons de quels instruments pouvaient jouer les dieux ici, mais le son de ceux-ci ressemblait au bruit du pointeau du graveur, au tintinnement de sa dent de métal. C'est du moins notre interprétation.

D.2 LE DIEU SOPDOU ET SES ṮRW.

Wb.IV, 108, 14, au mot spd, "mit spitzen Zähnen", met en parallèle Theb. Temp. gr. Zeit <21 h>[170] où le dieu Montou est appelé ◊ spd ḫlw, 'celui aux crocs pointus'[171] et, idem <48,1>, autre passage du même temple où le dieu reçoit maintenant le qualificatif de ◊ spd trw, 'celui aux trw pointus'. Par analogie, les deux termes ḫlw 'crocs' et trw (pour ṯrw) seraient synonymes. On notera que le Wb. hésite à ce sujet puisque de façon assez contradictoire au mot trw lui même, citant ce même passage du temple de Montou (et qui est le seul exemple d'emploi du mot qui lui soit connu), il propose avec doute de comprendre 'mit spitzen Hörnern' (Wb.V, 317, 13). Vycichl, dans son dictionnaire, compare notre mot avec le copte Ταρ SB, Τελ F, 'pointe, crochet, branche', en construction verbale ο ν-ταρ S, 'être pointu', d'autres rapprochements avec l'égyptien pouvant être trĩw 'roseaux' (Wb. V, 318,13) et twrĩt (Wb. V,252,6) qui désigne un 'bâton'. Le Spell 226 des Coffin Texts semble donner la forme la plus ancienne du mot:

CT III, 254a	S2C	S1C	T1L	B1L	B15C	M35C

---

169. Dhorme, L'emploi métaphorique, p.87-88.
170. Cf. Urk. VII,20.
171. Sur ce texte, voir plus haut p.50.

Spdw r ṯrw.f

"(Le bélier te conduit à son autel), le dieu Sopdou étant à ses ṯrw."

Il est probable que le mot ṯrw se rapporte aux dents du dieu. Ce que le parallélisme des textes semblait indiquer pour le dieu Montou serait confirmé ici, puisque Sopdou est bien le dieu spd ỉbḥw 'aux dents pointues'[172]. Mais le sens serait métaphorique[173], le mot ṯrw comme nom d'instrument ou de partie d'instrument (extrémité active, pointe?) aurait été utilisé à deux époques si éloignées pour rendre la même idée.

L'expression r ṯrw (litt. 'être à ses ṯrw) devrait se comprendre, au sens premier 'être muni, armé de, être prêt à utiliser ses ṯrw' et métaphoriquement, par quelque chose comme être 'prêt à mordre', par référence à une très ancienne forme du dieu Sopdou.

D.3 SUR LES DENTS DU DIEU AKER.[174]

Le Spell 885 des Coffin Texts a pour titre ḫsf rrk, 'repousser le serpent-rrk[175]. Il est nécessaire de citer le début de ce Spell avant d'étudier le passage qui nous intéressera particulièrement: CT VII,94 n-q (strictement parallèle à Pyr. 442a et 438a). Une seule version connue pour les sarcophages (S14C).

CT

Pyr.(W)

ḫꜥỉ Rꜥ ꜣḫt.f tpw.f

CT

---

172. Pour ce rapprochement, Altenmüller, Synkretismus, p.189.
173. Nous ne suivons donc pas Barguet, Textes des sarcophages, p. 62 qui traduit ici 'à ses roselières'.
174. Dieu du sol, cf. Hornung, LÄ I, col. 114-115; De Wit, Le rôle et le sens du lion, p. 91-106; Altenmüller, Synkretismus, p.13.
175. Probablement un terme générique pour parler du serpent venimeux, cf. Faulkner, AECT II, p.8, n.1.

Pyr. (W, id.T)

stp M3fdt r nḥbt Inỉ-dỉ.f

"Rê paraît, l'uraeus au front, et M3fdt saute au cou du serpent Inỉ-dỉ.f". La déesse Mafdet, la 'fureteuse', m-ỉfd[176], est connue dès les premières dynasties. Voir ainsi Petrie, Royal Tombs, (EEF 18 et 21),I,pl.VII,4; II,pl.VII,10):

"Mafdet, la dame du Chateau de Vie."[177]

Ce titre est attesté par la suite dans les textes de la pyramide du roi Ounas, où Mafdet sera 'celle qui préside au Chateau de Vie', Ḫntỉt Ḥwt-ꜥnḫ [178]. Gardiner a montré que ce "Chateau de Vie" ne désignait tout au plus, à l'origine, que les appartements du roi, et que la déesse protégeait ce dernier des animaux nuisibles, hôtes habituels de toute maison. D'où l'association plausible de la déesse avec ces animaux domestiqués que sont le chat, la mangouste ou la genette et qui remplissent ce rôle dans la vie quotidienne de l'ancienne Egypte, comme grands chasseurs de rats et de serpents[179].

Pour le chat représentant Mafdet, on se référera à ce passage du papyrus médical de Londres[180], où cet animal va dévorer le gâteau où sont inscrits les noms des 'ennemis' jouant ainsi le rôle magique de la déesse[181]. Dans les textes des pyramides, on parle de la main de Mafdet[182], ce qui semblerait indiquer un animal qui saisit sa proie avec sa griffe tout d'abord, avant de le dévorer. Pour Gardiner, ce fait irait contredire

---

176. Sur la racine, Alliot, BSFE 6, p.21; Sur Mafdet, Westendorf, ZÄS 92, 128 sq; id., ZDMG 118, 248-256; Graefe, LÄ III, col. 1132-1133 avec références.
177. Pour la réunion des deux fragments, cf. Sethe, in Borchardt, Sahure II, p.78.
178. Cf. Gardiner, JEA 24, 89.
179. Id., ibidem, avec une préférence pour le chat et sans citer la genette.
180. Pour le texte, cf. Grundriss V, p.268-269 (=L.38 (13,3-7)).
181. Voir ainsi Borghouts, AEMT, p.38 et n.144.
182. Cf. Pyr. 440 et 442. On parle aussi plus précisemment de sa griffe, cf. Pyr. 1212, ou même de ses doigts, cf. Pyr. 677.

l'association parfois proposée entre la déesse et la mangouste puisque cette dernière attaque directement avec ses dents[183]. Ajoutons qu'une relation avec la panthère comme avec le guépard[184] est aussi à considérer et que les relations de la déesse Mafdet avec le monde animal semblent avant tout multiples[185]. Nous ne pouvons ici qu'effleurer le sujet. Disons, en résumé, que les relations évidentes de Mafdet avec les animaux se regroupent sous deux chefs principaux:

1) Protection de l'habitat. C'est le chat, la genette (et probablement aussi la mangouste) qui, émissaires bénéfiques de la déesse sur terre, jouent son rôle protecteur.

2) Chasse aux oiseaux. Ce sont les mêmes animaux, qui véritables auxiliaires de cette chasse, lâchés dans les fourrés de papyrus, y faisaient 'lever' les oiseaux qui voulaient défendre leur nid et étaient alors livrés à l'adresse du chasseur au bâton de jet. On consultera à ce propos l'article d'Alliot[186].

Si les représentations de ces animaux, perchés sur leur tige de papyrus sont nombreuses, il n'y a pas de texte qui affirme précisément les relations que possède la déesse avec ce type particulier de chasse, bien que celles-ci soient reconnues par les auteurs[187]. Le passage des CT que nous allons étudier après cette introduction générale sur la déesse Mafdet, peut être considéré comme le seul texte connu qui évoque au moins le rôle particulier de cette divinité dans un contexte de chasse aquatique. Le texte est le suivant (CT VII, 96 n-s, Sp.885):

nfrt ḥr ḥꜥḳt mndt ḥmst ḥr Ỉbḥw ꜣkr

sḫr n.ỉ r.t ḥfꜣt nbt ntt m pr pn m ꜥt tn

---

183. Gardiner, o.c., p. 89.
184. Ce dernier est un animal à griffes non rétractiles, comme la genette.
185. Pour le détail, Westendorf, ZAS 92, 132 sq.
186. Cf. notre n.176.
187. Principalement par Alliot, o.c., p.21.

- 73 -

[hieroglyphs]
ntt wỉ ỉm.s ỉr mỉn tm.t sḫrw n.ỉ ḥf3t nb(t)

[hieroglyphs]
ḥmwt-r3 ḏd.k3.ỉ rn.t pw r.t n ỉrt tpt ᶜmᶜ3t.s

"O belle face au profil de rasoir[a], qui est assise sur les dents d'Aker[b]. Renverse donc pour moi toutes sortes de serpents qui seraient dans cette maison ou dans cette pièce où je me trouve. Si maintenant tu ne renverses pas pour moi tout serpent, selon la formule, je dirai ce tien nom[c] à celle qui agit en étant sur son bâton de jet [d]."

a) Faulkner, AECT III, p.48 retient le signe [hieroglyph] et traduit 'What I shave is my cheeks'. Il est plus logique de voir au début de ce passage une suite de qualificatifs au fém. : nfrt (ḥr), ḫᶜkt (mnḏt), ḥmst (ḥr ỉbḥw 3kr). L'expression doit caractériser l'animal qui semble être la genette ou la mangouste (le qualificatif 'belle de face' conviendrait peut être mieux à la première). Barguet, Textes des sarcophages, p.323, comprend '(O) belle-de-visage, (dont) j'ai rasé les joues, qui siège sur les cornes (?) d'Aker etc.' Nous ne suivons donc pas sa traduction.

b) C'est semble-t-il la représentation classique de la genette, de l'ichneumon ou du chat pendant la chasse au bâton de jet qui sert de base à la métaphore. Les dents d'Aker sont ces papyrus sur lesquels se perchent et parfois même s'assoient[188] tous ces animaux. En général, une seule de ces 'dents' est représentée, par convention de dessin (fig.1 et 2). Une autre fois, le petit animal (un chat, peut être) saute d'une 'dent' à l'autre (fig.3). On se souviendra qu'au chapitre 34 du LdM

---

188. Voir la description que donne Alliot, o.c., p.19, du chat de Béni-Hassan "assis sur une longue tige de papyrus...".

(encore un texte contre le serpent Rerek), Mafdet est 'le pavois des plantes vertes'[189]. Symboliquement la déesse est perchée sur le signe 𓏞 (sign list T18) qui est probablement un 'paquetage' d'armes[190] dans la plus ancienne de ses représentations (fig.4).

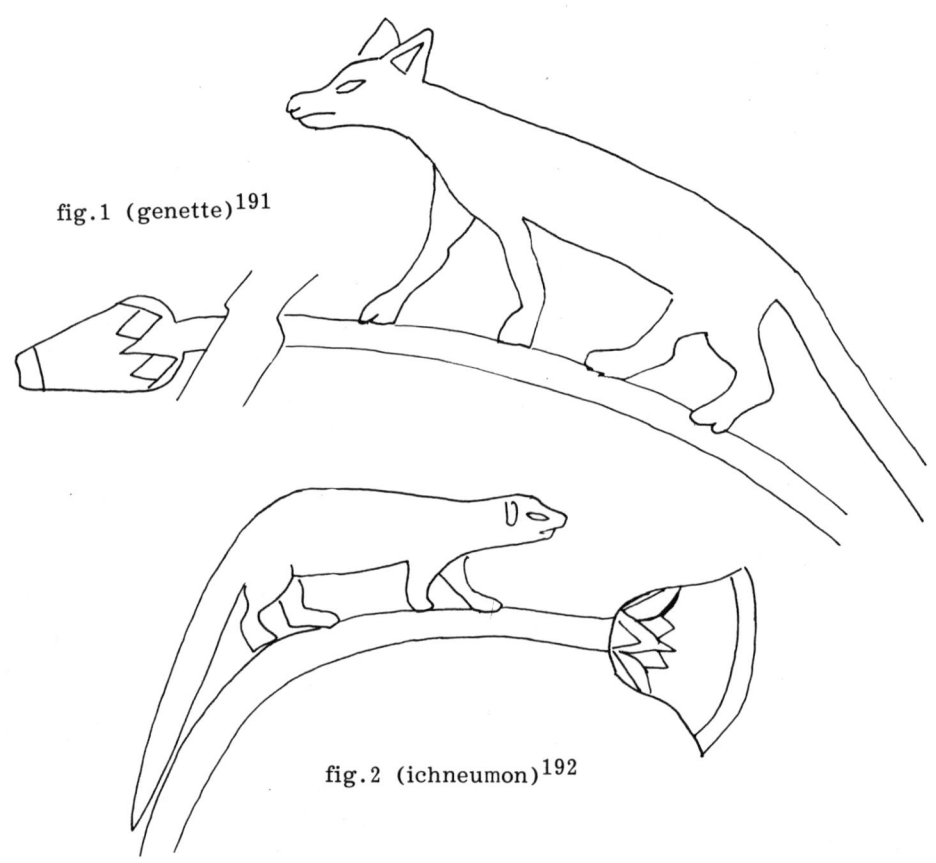

fig.1 (genette)[191]

fig.2 (ichneumon)[192]

---

189. Trad. de Barguet, Livre des Morts, p.78.
190. Selon Gardiner, Eg. Gr., p.513.
191. Wild, Le tombeau de Ti, (MIFAO 65), II, pl. CXVI.
192. Id., l.c.

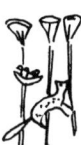 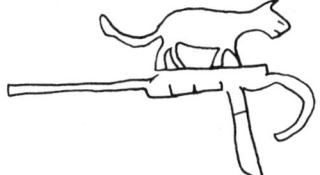

fig.3 (chat, genette?)[193]   fig.4 (genette?)[194]
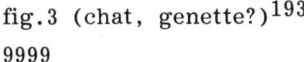

c) Il faut comprendre simplement. Ce 'tien nom' se réfère au nom lui même de l'animal qui, comme animal domestique, devait posséder un nom propre.

d) On va lui promettre un accident de chasse! la structure de ce petit texte magique est assez simple. La protection qu'il doit assurer est limitée à la demeure, maintenant la tombe, contre les serpents. C'était le rôle de ces animaux familiers de l'habitat humain qu'étaient le chat, la genette et la mangouste. Cependant, certains qualificatifs de l'animal renvoient à cet autre rôle qu'il avait pendant la chasse quand, 'assis sur les dents d'Aker', il faisait 'lever' les oiseaux. C'est dans ce contexte particulier qu'on lui promet une punition éventuelle: celle de recevoir le coup destiné à l'oiseau. De tels incidents de chasse devaient être redoutés par les chasseurs. D'ailleurs, qui à la fin portera la responsabilité du coup malheureux qui atteint un animal emblème d'une déesse? C'est 'celle qui agit (irt) sur (tpt) son bâton de jet', donc une entité féminine en rapport avec ce type d'arme. On peut penser à Mafdet elle même, pour deux raisons.

1) Une relation entre la déesse (cf.'sa main') et le bâton de jet

---

193. Newberry, Beni-Hasan I, (ASE 1), pl. XXXII.
194. Fl. Petrie, Royal Tombs, II, pl. VII,7, et Pierre de Palerme, r° 3,13, cf. Barta, ZÄS 108, 11 sq. et pl. 1.

ne peut être écartée. On se souviendra ainsi de ces représentations qui ornent certains 'bâtons courbés' à figures magiques du Moyen Empire[195]. On voit souvent, à l'extrémité de ceux-ci, parfois sculptée, une tête animale. Daressy y reconnait en général une tête de chacal et, en effet, l'animal a souvent les oreilles bien longues[196]. D'autres semblent différentes[197] ou plus difficiles à reconnaître[198].

2) Enfin, raison autant psychologique que religieuse, on ne va pas impunément faire courir un risque à un animal qui a des rapports particuliers avec un dieu en l'amenant à la chasse. Si Mafdet contrôle à la fois l'arme elle-même et le petit compagnon de chasse, l'accident peut passer pour un simple 'réglement de comptes familial'.

Il est possible d'imaginer que c'est sur sa connaissance des représentations conventionnelles de la chasse au bâton de jet, si fréquentes dans les tombes de l'Ancien puis du Moyen Empire, que le rédacteur de notre petit texte magique construit sa métaphore.

D.4 LE FRUIT IBḪ-ḴWḴW.

Le sens du mot est douteux, la lecture controversée, mais il existe quand même la possibilité que nous ayons affaire à une métaphore qui sert à désigner un fruit d'origine africaine: la 'dent' de (l'arbre?) ḵwḵw.

Graphies:

1)

C'est la graphie type: P.Harris I, 16a,6; 19b,12; 36b,5; 65a,6; 71b,8[199]; P.An.IV, 14,4[200]; P. Turin 1887, r° 2,6[201]; ODM

---

195. Daressy, Textes et dessins magiques, (CGC 9433-9440).
196. Id., ibidem, cf. 9433 etc.
197. Ainsi 9438, mufle de lion selon Daressy.
198. Par ex. toutes celles qui sont gravées et non pas sculptées, cf. 9436, 9433 etc.
199. Cf. Erichsen, Papyrus Harris I, (BAe V), à comparer ici avec Birch, Facsimile of an Egyptian Hieratic Papyrus of the Reign of Ramses III.
200. Gardiner, LEM, p.50 (époque Séthi II).
201. Id., RAD, p.76 et 76a, n.11a (époque Ramsès V).

331, r° 4[202]; ODM 355, r° 4[203]; ODM 428, r° 3[204]; ODM 555,7[205]; O.Caire 25553, r° 3[206]; O.Caire 25660 A, 2[207]; O.Petrie 51, v° 3-4[208]; O.Colin Campbell 23, 1.6[209]; O.Michaelides 7, v°[210].

Noter encore un renvoi de Dévaud à une mention 'sur un fragment de papyrus inédit de Berlin provenant d'Illahoun et datant du Moyen Empire: ⌬⌬⌬⌬⌬ [⌬] (sans le trait sous le signe de la dent)[211]. Enfin, la forme ⌬⌬⌬⌬ de P. Koller 4-2[212], correspond bien entendu au même mot.

2) ⌬⌬⌬⌬⌬

Le contexte d'emploi indique le même mot, bien que cette graphie ne soit pas superposable à la précédente. Références: O.Petrie 37, v° 6[213]; O.Petrie 31, I,7[214]; O. Colin Campbell 1, 9 et 13[215]. Trois documents seulement citent donc cette graphie[216].

---

202. Černý, Catalogue des ostraca hiératiques non littéraires de Deir-el-Médineh, t.IV, pl.30 (époque XIX° dyn.).
203. Id., ibidem, t.V, pl.4(XX° dyn.).
204. Id., ibidem, pl.23(XX° dyn.).
205. Sauneron, Catalogue des ostraca hiératiques non littéraires de Deir-el Médineh, pl.4 (début du mot en lacune, ⌬ nous paraît probable).
206. Černý, Ostraca hiératiques, (CGC 25501-25832), n° 25553 de l'an XII de Ramsès III. La encore transcrire ⌬ et non ⌬ (voir la planche XXVI de la publication). Cet ostracon est encore étudié par Malinine, BIFAO 46, 117 qui donne la même transcription que Černý. Il y a donc une certaine tendance, de la part des auteurs, à confondre les graphies en ⌬ et en ⌬ .
207. Id., ibidem, n°25660 A(début XX° dyn.).
208. Černý,Gardiner, Hieratic Ostraca, 28,1.
209. Id., ibidem, 57,2.
210. Goedicke, Wente, Ostraca Michaelis, cf. n° 7 mais lire ⌬ et non pas ⌬ (voir le facsimilé).
211. ... mais sans autre référence, cf. RT 38, 195.
212. Voir Gardiner, LEM, p.119 et id., Egyptian Hieratic Texts, p.41, n.6.
213. Černý, Gardiner, Hieratic Ostraca, 29,3.
214. Id., ibidem, 35,1.
215. Id., ibidem, 66,1.
216. A condition de rectifier certaines transcriptions (voir nos notes 206 et 210).

Lecture:

Celle-ci s'appuie en général, selon les auteurs, sur une des deux graphies du mot. Le Wb. hésite entre deux lectures: ibḫ ḳwḵw et bḫḳḳ (Wb. I, 470, 2, eine Frucht; Belegstellen: Harris et Koller). On peut renoncer à la seconde, le signe de la dent, [glyph] ,accompagné du trait, n'ayant jamais cette valeur. La plupart des transcriptions proposées ont adopté semble-t-il la forme graphique en [glyph] initial. Les lectures sont les suivantes: ḥḳḳ (Caminos[217], Gardiner[218], Janssen [219]), ḥaquq (Helck[220]). C'est l'ancienne transcription déjà retenue par Piehl[221], Brugsch[222], Erman[223] mais critiquée par Dévaud[224] qui note qu'aucune graphie de ce mot ne possède un [glyph] à la place du [glyph] , ce qui, nous le savons maintenant, ne correspond pas à la réalité. A vrai dire, c'est sur une graphie ptolémaïque du temple d'Isis à Philae que se basaient les anciens auteurs pour cette lecture bḫḳḳ ou ḥḳḳ (cf. Lepsius, Denkmaeler IV,23e: [glyph] , mais est-ce bien le même mot?)[225]. A partir de là la forme [glyph] que l'on connaissait à l'époque de Dévaud par les mentions conservées par P.An. IV, Koller, Harris, mais qui pose problème pour la lecture, se trouvait résolue. Même si on abandonne, comme trop tardive et peu sûre, cette possible mention terminale du mot, la question de la lecture se retrouve relancée par ces formes en [glyph] indubitables bien que rares et qui sont conservées par trois ostraca. Il n'y a pas de corrélation phonétique (i)bḫ ⟶ ḥ(w) et si le signe [glyph] a des rapports particuliers avec le groupe [glyph] ,nous avons vu que ceux-ci ne sont pas de nature à intervenir ici[226].

---

217. Caminos, LEM, p.206.
218. Gardiner, Egyptian Hieratic Texts, p.41, n.6.
219. Janssen, Commodity Prices, p.356-7, passim.
220 Helck, Materialien V, p.756-57 et, id., LÄ I, col. 1268.
221. Piehl, Dictionnaire du papyrus Harris I, s.v..
222. Brugsch, Wörterbuch, Suppl., p.855.
223. Erman, Aus den Papyrus der Königlichen Museen, p.86.
224. RT 38, 195, n.3.
225. Voir maintenant Junker, Der grosse Pylon des Tempels der Isis von Philä, p.275 et n.4.
226. Voir plus haut, p.8.

Il n'y a pas d'équivalence ⌒ / ⌇ qui puisse permettre de superposer les graphies rencontrées pour notre mot. Il faut donc choisir. Il nous semble que la seule lecture possible soit ỉbḥ-ḳwḳw. Elle impose de considérer les formes en ⌇ comme défectives.

Signification:

Ce fruit est d'origine africaine et faisait partie des tributs de Nubie, comme nous l'apprennent les textes[227]. Il est assez gros pour être compté à la pièce. On se demande si sa fréquence dans les ostraca n'indique pas qu'il était aussi récolté en Egypte (voir ainsi Janssen, Commodity Prices, § 113). Compté à la pièce, c'est par dix ou multiples de dix. Par ailleurs, il est compté en mesures non spécifiques: corbeilles (mstỉ, P.Harris), boisseaux (ỉpt, P.Harris, P.Turin 1903, v° 2[228]). Il semble néanmoins qu'il possédait une mesure spécifique, la g3bw[229]. Rien de vraiment déterminant. Cependant Helck suggère une identification avec la banane qui mérite notre attention (LÄ, I, col. 1268, n.37 (ḥaquq): Bananen?). Elle irait dans le sens de la lecture ỉbḥ-ḳwḳw. Ce mot aurait une double origine, alliant un terme égyptien, au sens métaphorique ici, avec un mot d'origine africaine (ḳwḳw) qui dénommerait un arbre dont les fruits étaient les 'dents'.

D.5 LA DENT (?) DE LA PLANTE GYT.

La plante gyt, qui rentrait dans la composition d'un certain nombre de remèdes égyptiens n'est pas encore déterminée[230]. Un passage du P.Ebers semble citer, en plus, une 'dent' de cette plante:

Eb.663 (82,22-83,8), 'Remède pour calmer une raideur musculaire'. Pas

---

227. Voir Helck, Janssen etc, aux notes précédentes.
228. Un papyrus inédit cité par Janssen, o.c., p.493, n.148. Il faudra vérifier la graphie du mot sur l'original (⌒ ou ⌇, cf. notre n.216).
229. Janssen, o.c., p.356, n.84; Helck, LÄ I, col. 1268, n.37 ('Armvoll'); voir aussi Meeks, AL 79.3268. Ce mot n'est pas au Wb.
230. Cf. Grundriss VI, s.v..

moins de 37 produits sont utilisés, malaxés, en bandage. Parmi ceux-ci, nous trouvons citée la [hiero] ỉbḥ(?) n gyt 'dent de la plante gyt'. La graphie est peu engageante (absence du trait pour le signe [hiero], expression isolée). Par prudence, la Grundriss limite au possible tout commentaire[231]. Germer propose de son côté d'y reconnaître le nom d'une partie de la plante gyt ("Stachel, Dorn[232]). Bien entendu il est difficile de se prononcer davantage. La possibilité, là encore, d'un emploi métaphorique du mot dent ne peut qu'être notée.

Par ailleurs, on sait qu'un dent est 'implantée'. Même idée en égyptien. Ainsi (la métaphore s'inverse), une dent possède une 'racine'. Voir ce passage des fragments conservés du P. vétérinaire de Kahun où, à propos de l'animal dont les gencives sont rouges, on dit:

[hieroglyphs]
w3bw nw ỉbḥw.f dšr(w)
"Les racines de ses dents sont rouges."[233]

Lefebvre comprend 'alvéoles', mais ce terme est anatomiquement trop marqué[234]. Il vaut mieux interpréter: 'ses dents sont rouges à la racine', description correcte d'une gingivite.

Enfin nous aurons à étudier plus loin des textes où les dents et les gousses d'ail sont comparées morphologiquement. Un texte affirmera même qu'à l'origine de l'ail (ḥdw), se trouvent les dents de lait d'Horus enfant qui germèrent dans le sol après leur chute[235]. Nous voyons donc que les relations entre les dents et les plantes semblent avant tout multiformes.

D.6 LES MACHOIRES DU DIEU GEB[236]

Celles-ci vont désigner la porte de la tombe. Ouvrant sa mandibule (ꜥrty),

---

231. Cf. Grundriss IV^2, p.45.
232. Germer, Artzneimittelpfanzen, p.340.
233. Voir le texte cité par Grundriss V, p.548 (=Kah. Veter. 37), avec probablement la même expression à reconstituer dans le fragment D 12.
234. Lefebvre, Tableau, §20.
235. Voir plus loin p.135.
236. Dieu de la terre.

le dieu permet au défunt de sortir de terre, de revenir à la vie. Cf. CT VI,102 a (B3Bo et B3L cités)[237]:

B3Bo [hieroglyphs]

B3L [hieroglyphs]

wp/wn n.i̓ t3 r3.f sn/snf̱ẖf̱ẖ n.i̓ Gb ꜥrty.f ẖr.i̓

"La terre ouvre la bouche pour moi, le dieu Geb ouvre à moi (var. délie), et au dessus de moi, sa mandibule."

Le sens est à l'évidence métaphorique. Si ce cas est assez simple, nous sommes parfois plus hésitant pour d'autres expressions de forme comparable. Ainsi, nous savons que dans les textes géographiques du temple d'Edfou, la 'mandibule d'Horus' (ꜥrty-Ḥr) désigne une portion de territoire de Nome[238]. Mais pour quelle raison? Comparaison morphologique ou allusion à un épisode mythologique local?

D.7 LES DENTS DU SERPENT MEHEN.

Le chapitre 172 du Livre des Morts, 'Commencement des formules des transfigurations qui sont célébrées dans l'empire des morts[239], contient une liste anatomique parmi les plus belles que nous connaissons. Très poétique, elle se développe en plusieurs versets qu'il fallait réciter la bouche purifiée par le natron. Le passage qui nous intéresse est le suivant: après 'tes lèvres te donnent la vérité, et elles répètent la vérité à Rê, elles rendent favorables les coeurs des dieux', on trouve:

[hieroglyphs]

i̓bḥw.k tpy(w-r3)nw Mḥn ḫbꜥ.n Ḥrwy i̓m

---

237. Cette phrase est très commune, cf. CT I, 11 a-b, VI, 95h. Voir encore Roccati, Papiro ieratico N. 54003, p.32 et n.c.
238. Voir Edfou V, 114; Altenmüller, Synkretismus, p.227; Montet, Géographie II, p.122.
239. Voir Barguet, Livre des Morts, au chap. 172. Nous suivons sa traduction.

"Tes dents^a) sont les dents^b) du serpent-mehen^c) avec lesquelles jouèrent les deux Horus (=Horus et Seth)."

    a) Restituer [ııı] . Pour cette graphie, voir plus haut, p.2 .

    b) tpyw-r3. Pour l'expression, voir ci-après.

    c) Référence au jeu du serpent, espèce d'ancêtre du jeu de l'oie[240]. Pour Piankoff, c'était un très vieux jeu mais 'son association avec le serpent Mehen et certaines allusions indirectes à la façon dont on y jouait - par ex. les pions utilisés par Horus et Seth étaient considérés comme les dents de Mehen - suggère qu'il y a du avoir un arrière fond mythologique auquel certaines interprétations ésotériques, oubliées par la suite, étaient attachées'[241].

Le schéma magique du texte est le suivant: 1) Identification des dents du défunt avec celles du serpent-Mehen, ces dernières étant, par métaphore, le nom que prennent les pions du jeu. 2) Les dents du défunt seront alors 'objets' magiques, car elles correspondent maintenant aux 'dents-pions' qu'utilisèrent Horus et Seth[242]. Nous ignorons finalement pourquoi ces pions deviennent des 'dents'. Comme le remarquait Piankoff, cet emploi particulier de notre mot doit faire référence à une ancienne interprétation religieuse que nous ne connaissons plus. Nous la retrouvons encore dans le passage suivant des <u>Textes des Pyramides</u>:

"Prends donc ces tiennes dents (=les pions) blanches et le jeu-Mehen, et fais les tourner aussi vite que la flèche, en leur nom de flèche."[243]

<u>ibḥw.k ipw ḥdw</u> "ces tiennes dents blanches"

C'est sur la rapidité du déroulement de ce jeu que l'on insiste. Comment comprendre 'en leur nom de flèche'? Certes, un rapprochement entre la pointe de la flèche et la dent doit être considéré, mais là n'est pas l'essentiel[244]. C'est la structure littéraire de ce petit passage magique

---

240. A ce sujet, voir Pusch, <u>Senet</u>, (<u>MAS</u> 11).
241. Nous citons Piankoff, <u>The Wandering of the Soul</u>, p.117. Voir aussi Vandier, <u>Manuel</u> IV, p.486 <u>sq</u>.
242. C'est donc l'assimilation affirmée par la formule qui suffit à renforcer les pouvoirs du défunt.
243. <u>Pyr.</u> 1866 a-b.
244. Nous avons vu une relation possible de ce type avec le DOC 2.

qui importe. La relation dent-pion, nous la connaissons déjà, mais cette dent sera flèche si on la nomme ainsi. Nous voulons dire par là que l'expression 'en leur nom' doit être comprise 'si on les appelle du nom de, si on leur donne le sens (métaphorique) de'. Elle n'implique pas que la relation exprimée par les deux mots ait une portée symbolique, religieuse etc. particulièrement importante. Il suffit qu'elle indique une correspondance voulue par le magicien pour que, technique magique oblige, la phrase qui la contient possède alors une charge magique déterminée. C'est en nommant (plus qu'en reconnaissant) les dents-pions 'flèches', que la rapidité du jeu est acquise.

D.8 LES DENTS,'CELLES QUI SONT DANS LA BOUCHE'.

Parmi les locutions qui se rapportent aux parties du corps, celles qui les désignent 'en position' présentent un intérêt particulier. Ce type de dénomination est très général. Ainsi, dans ce passage du Temple d'Edfou[245]:

pr.n.f m r3.k nn g3.n s(w) ỉbḥw.k spd(w) n ḏ3 s(w) ỉmyw-ỉbḥw.k
"(O Akhtès, quand) il (=Shou) est sorti de ta bouche, sans que tes dents adroites l'aient serré, sans que ce qui était entre tes dents l'ait arrêté." (Traduction Alliot[246]).
'Ce qui est entre les dents' (litt. 'ce qui est dans les dents') désigne, à l'évidence, la langue[247]. Les dents elles-mêmes sont désignées par des périphrases comparables. Deux types connus:
1) ỉmyw-r3, 'celles qui sont dans la bouche'. Le passage suivant des Coffin Texts est très caractéristique pour l'emploi de cette expression

---

245. Edfou VI, 153, 12-13.
246. Alliot, Le culte d'Horus à Edfou, p.648 sq.
247. Id., l.c.

particulière: Spell 155, CT II 300 b_c à 302 a-b, 16 versions conservées que l'on séparera en deux groupes, le groupe d'Assiout (S2P, S3P, S1Ta, S2C, S3C, S1C^a) et le groupe d'El-Berchèh (B2Bo, B4Bo, B9C, B2P, B4L^a, B4L^b, B1Y, B1L, B17C, B1C).

Versions d'Assiout (S2P cité):

ỉw rḫ.k(w)ỉ ḥdt ḫnt(y) ḥ3tyw m ỉnpw

grḫ pw n k3p3p wrmty.f

hrw pw n swdwd ỉmyw-r3.f

"Je connais ce fait qu'Anubis a détruit le chef de ceux qui sont à l'état de cadavres [248] cette fameuse nuit où ses wrmty firent k3p3p et ce fameux jour où celles qui sont dans sa bouche firent swdwd."

Le thème a été réconnu par Polotsky[249]. C'est celui de la mutilation du corps d'Osiris par Anubis qui se serait servi maladroitement de ses ongles et des ses dents. Ces deux dernières parties du corps ne sont pas nommées directement. Les périphrases qui les désignent correspondraient à des mots qui seraient tabous ici[250].

Versions d'El-Berchèh:
Elles reprennent le texte précédent mais en accolant maintenant le mot dent (écrit / : ỉbḥw/.f 'dents', 'ses dents') ainsi que le mot 'ongle, griffe' (^{c}nt) aux expressions précédentes. Selon Polotsky c'est une façon de préciser que l'on doit 'lire' ỉmyw-r3 ou wrmty tout en comprenant 'dents' et 'griffes', en évitant de prononcer ces derniers mots[251].

---

248. Sur ce mot, Meeks, AL 77.3220.
249. Nous citons ici sa traduction, cf. Polotsky, Les transpositions du verbe en Egyptien classique, p.20-21.(Israel Oriental Studies VI).
250. Selon Polotsky, o.c.
251. Id., l.c.

2) tpyw-r3, 'Celles qui sont dans la bouche'. On traduira de la même façon que pour imyw-r3, en notant que si tp a le sens 'sur, au dessus' il faut comprendre ici 'être prééminent dans'[252].

La forme graphique la plus ancienne est celle donnée par Pyr.443 (Ounas): 𓏏𓊪𓏏𓏺𓏏𓐍 [253]. Il s'agit des dents du serpent[254].

Nous connaissons encore l'expression isolée tpyw-ꜥ r3 'celles qui sont à l'avant de la bouche' qui semble se rapporter à la proéminence de certaines dents (par ex. les 'crocs' ou les incisives[255]) et qui désigne les dents du dieu Ha[256]. Il y a là une référence possible à une forme animale de ce dieu.

D.9 LA BELLE AUX DENTS BLANCHES.

La stèle C 100 du Musée du Louvre, dédiée à la déesse Mout de Karnak, comprend une inscription que l'on classe parmi les chants d'amour de l'Egypte ancienne. Elle est d'époque éthiopienne.

> Prisse d'Avennes, Monuments égyptiens, pl.IV, n°1.
> Pierret, Inscriptions, II, (Etudes égyptologiques, t.8), p.105.
> Müller, Die Liebespoesie der alten Aegypter, p.44 et pl.18.
> Schott, Altägyptische Liebeslieder, mit Märchen und Liebesgeschichten, traduction française: Krieger, Les chants d'amour de l'Egypte ancienne, p.113.
> La photo de la stèle nous a eté aimablement communiquée par Olivier Perdu.
> Voir maintenant Yoyotte, CRIPEL 11, 1989, p.117 sq..

Ce sont les dernières lignes de la stèle qui présentent un intérêt pour nous:

---

252. Nous verrons ainsi que le dieu Hou, qui est lui aussi tp-r3 est encore nty m r3 'celui qui est dans la bouche', cf. p.148.
253. Ex. cité plus loin p.267. Voir aussi plus haut, le DOC. 7.
254. Avec possibilité d'une périphrase cachant un mot tabou.
255. Sans toutefois renvoyer à une terminologie dentaire très précise.
256. CT VI, 240 p-q (T1C[a]), cité plus loin p.268.

km šnw.s r km n grḥ r irrw idb...

... tst.s r ḳ3w n kḥ r ḥb m ḥni bnty.s grg(.ti) r ḳ(3)b(t).s

Sa chevelure est noire plus que le noir de la nuit, plus que le fruit du figuier...sa denture[a] <est blanche>[b] plus que la poudre de gypse[c], plus que l'entaille dans le roseau[d]; ses deux seins sont fermes sur sa poitrine."

a) Le mot est sûr (restes du t, signe de la dent, un des trois traits ııı du collectif). Lire [glyph] et non pas [glyph] cette graphie, que donne Müller n'étant pas retrouvée ailleurs[257]. Harris discute de la confusion possible entre le signe de la dent [glyph] et le signe [glyph] (dans [glyph] ḳ3w 'poudre'), mais ces deux signes sont bien séparés dans le texte[258]. On notera que le texte donné par Müller dans sa pl. 18 n'est pas correct et fait sauter le [glyph] après tst ainsi que le [glyph] qui précède kḥ.

b) Restituer 'être blanc etc.' . Noter le contraste avec le noir de la chevelure. La restitution convient à la comparaison avec le blanc du gypse. Les autres interprétations proposées (Schott, Müller) sont trop incertaines.

c) Pour le sens de kḥ voir Harris, Minerals, p.90 et 205-206 et les références de Meeks, AL 77.4454, 77.4358, 78.4248 etc. Le ḳ3w n kḥ serait le gypse pulvérulent (=plâtre).

d) C'est notre traduction. Elle repose sur le sens de ḥni 'roseau'[259]. Le mot ḥb correspondrait à l'entaille oblique que l'on fait en coupant la plante et qui laisse apparaître le blanc de la pulpe. Notre interprétation est très différente de celles qui ont été proposées jusqu'à présent (noter cependant ḥb traduit 'entame' par Maspéro, ZÄS 17, 53).

---

257. Voir plus haut p.25.
258. Harris, Minerals, p.205.
259. Pour ce mot, Faulkner, CDME, p.173. On comparera avec le mot ḥnw cité par Meeks, AL 78.2698 (pas au Wb.) qui a le sens dérivé de 'pinceau'.

Un rapprochement évident de ce passage est à faire avec les débuts des 'Chants du Verger', là encore un chant d'amour de l'Egypte ancienne[260] :

[hiéroglyphes]

n3y.î npyw mitt îbḥw.s k3w.î mî mndty.s

"(Le grenadier parle:)
A ses dents mes grains sont semblables
Et mes fruits ressemblent à ses seins!"
(Traduction Krieger[261]).

On notera ainsi que dents blanches et petites dents sont bien les deux principes immuables de l'esthétique dentaire.

---

260. Cf. Müller, Die Liebespoesie, p.38 ; Krieger, Les chants d'amour, p.78.
  La comparaison est relevée par Grapow, Die bildlichen Ausdrücke, p.118.
261. o.c., p.78.

CHAPITRE VII

LES MOTS COPTES QUI DESIGNENT LES DENTS

§1) SOURCES.

Les mentions des termes qui désignent les dents à travers les dialectes sont nombreuses et variées. L'Ancien Testament et le Nouveau Testament formeront le corpus de départ de notre documentation. Ils fourniront les plus anciennes et les plus sûres attestations du vocabulaire que nous étudions. D'autres textes, représentant une documentation plus dispersée - ne serait-ce que chronologiquement - où qui présentent des particularités qui leur sont propres (ainsi le papyrus médical de Chassinat) seront étudiés par la suite.

§2) LA PREMIERE VERSION HEBRAIQUE ET LE GREC DE LA LXX.

Nous ne possédons plus l'ancienne version hébraïque qui donna naissance à l'édition de la Septante. Ce n'est donc qu'à partir de la version classique massorétique que la comparaison avec le grec peut être faite, cf. Hatch, Redpath, A Concordance to the Septuagint. Il est particulièrement important de voir, avant d'étudier les correspondances entre le copte et le grec, comment le grec a traduit l'hébreu et quel était le sens bien compris des mots grecs qui désignent les dents. Il est infiniment probable que les mots qui désignent les dents dans la version massorétique se trouvaient tels quels dans l'ancienne version perdue que traduit le grec. Eventuellement, le texte grec lui même sera toujours à même de signaler les pièges à éviter si nos deux versions hébraïques divergeaient quelque peu. Pour tous ces problèmes, cf. Tov, The Text-Critical Use of the Septuagint in Biblical Research. Pour la traduction d'ensemble de la LXX, nous utilisons Bagster and Sons, The Septuagint Version of the O.T.. Pour le vocabulaire grec lui-même, nous utilisons deux dictionnaires qui citent particulièrement la Septante: Liddel, Scott, Jones, A Greek-English Lexicon, (9è éd.), et Barber, A Greek-English Lexicon, A Supplement.

Dans le texte hébraïque classique, c'est le mot שֵׁן qui sert à désigner les dents, dents animales ou dents humaines. Ce mot est un terme générique, comparable au grec ὀδούς, au français 'dent' et, comme eux, susceptible d'emplois métaphoriques divers[262].

L'hébreu utilise souvent le duel שִׁנַּיִם (référence aux deux rangées de dents[263], mais ces deux formes du même mot ne seront toujours rendues que par le seul grec ὀδούς [264].

Un deuxième mot est employé par l'hébreu, mais beaucoup plus rarement et, en tout cas, jamais de façon isolée: on le trouvera seulement en parallèle avec le premier. Le contexte d'emploi sera en outre régulièrement péjoratif. Il s'agit du mot מְתַלְּעוֹת var. מַלְתָּעוֹת qui va décrire les dents en tant que 'broyeuses' ou 'rongeuses'. On songera ici à une possible connotation animale bien que ce soit souvent le terme générique qui est utilisé pour décrire ce type de denture[265]. Mais il semble que l'on veut décrire spécialement les dents de l'ennemi, celles de l'injuste (ses 'crocs'), par l'emploi de ce terme particulier. La volonté d'assimilation animale péjorative parait constante dans les quatre mentions connues. Noter l'alternance croc-dent qui semble relever d'un procédé littéraire:

    Ps.57(58).7:"Elohim, brise leurs dents (שֵׁן) dans leur bouche, casse les crocs (מַלְ-) des lionceaux, Iahvé."

    Pr.24.37(30.14):"Générations dont les dents (שֵׁן) sont des épées et les canines (מְתַ-) des couteaux."

    Job.29.17:"Je brisais les crocs (מְתַ-) de l'injuste et de ses dents (שֵׁן) je faisais tomber la proie."

    Joël 1.6:"Ses dents (שֵׁן) sont des dents (שֵׁן) de lion et elle a des crocs (-מַלְ) de lionne." (trad. Dhorme)[266].

Dans Pr.24.37 (30.14) Dhorme a traduit canine plutôt que croc, probablement pour la comparaison qui se fait avec les 'couteaux'. Crocs ou canines, ce sont des termes qui se rapportent ici aux dents animales les plus puissantes, mais dans des textes qui ne font pas référence aux

---

262. Gesenius, Hebräisches und aramäisches Handwörterbuch, s.v.; Dhorme, L'emploi métaphorique des noms de parties du corps en hébreu et en akkadien, p.87 sq. Holma, Die Namen der Körperteile im Assyrisch-Babylonischen, p.22 sq.
263. Dhorme, o.c., p.87.
264. Cf. Hatch, Redpath, A Concordance to the Septuagint, s.v.
265. Voir plus loin notre tableau des correspondances.
266. La traduction citée est celle de la Bibliothèque de la Pléiade.

sens techniques que ces mots pourraient avoir dans une quelconque typologie dentaire. Ce sont avant tout les 'grosses dents' du règne animal dont on nous parle.

Dans les passages grecs correspondants, on trouve ὀδούς pour שֵׁן, et μύλη pour ‐תֹלֹ (var. ‐לֹל). Il n'y a pas d'exception. Le sens du grec μύλη doit être précisé, ce mot ne désignant pas les 'dents-molaires' proprement dites. Son emploi dans la LXX renvoie surtout au sens premier du mot, celui de 'dent broyeuse' ou de 'meule' sans référence à une typologie dentaire bien définie qui serait hors contexte. Précisons ce point. Les mots grecs qui désignent les dents ont été analysés récemment par Cootjans et Gourevitch puis, tout dernièrement, par Skoda, dans une étude consacrée au vocabulaire de l'anatomie et de la pathologie en grec ancien[267]. En grec classique, la mention la plus ancienne des dents se trouve dans Homère[268]: οἱ ὀδόντες. C'est le terme générique. Le grec peut aussi nommer les différents types de dents d'après leur position, e.g. 'les (dents) de devant' (incisives et canines)[269], ou encore d'après leurs fonctions[270]. La nomenclature obtenue est finalement assez subtile[271]. Le grec ne fait pas de différence entre les prémolaires et les molaires. Ces dents particulières seront nommées par le même terme. Le plus commun est γομφίος. C'est le terme propre, connu dès Epicharme[272], et d'utilisation courante dans le Corpus hippocratique[273]. Γομφίος est un dérivé de γόμφος 'cheville'[274]. C'est le terme technique qui désignera particulièrement les dents-molaires dans les différents traités spécialisés.

Quant au mot μύλος/μύλη [275], il tire son origine du nom grec de la

---

267. Cootjans, Gourevitch, Revue de Philologie 57, 189 sq; Skoda, Médecine ancienne et métaphore, p.81 sq.
268. Cootjans, Gourevitch, o.c., 189 = Iliade V,74; X,375; Odyssée, XVIII,28.
269. Id, ibidem, 193 et n.48: οἱ πρόσθεν ὀδόντες.
270. Id, ibidem, 194, n.58 et 59. Parmi les exemples cités par les auteurs, cf. οἱ τομεῖς ('incisives', de τέμνω 'couper') et οἱ διχαστῆρες ('incisives', de διχάζω 'diviser') etc.
271. Se rapporter à l'article de Cootjans, Gourevitch, pour la richesse du vocabulaire.
272. Cootjans, Gourevitch, o.c., p.195; Skoda, o.c., p.85.
273. Cootjans, Gourevitch, o.c., p.195, n.64, avec références.
274. Id., ibidem, p.195 et voir Skoda, o.c., p.85 pour cet emploi métaphorique.
275. ὁ μύλος, ἡ μύλη, cf. Skoda, o.c., p.86

meule, μύλη , un sème dont dérive encore le nom de la rotule ou celui d'un tumeur dure (en fr. 'môle')[276] Ces différents dérivés s'expliquent selon que l'on joue sur le sens de 'broyer' ou sur l'idée de 'dureté' inhérents au mot 'meule'. Le grec utilise μύλη pour parler de certaines dents qui sont particulièrement 'dures' et servent avant tout à 'broyer'. Le mot est bien choisi pour parler des 'molaires'. Selon Moeris, γομφίος serait plus attique que μύλος qui serait hellénique[277]. Un passage de Galien confirme l'identité des deux termes grecs: 'Les γόμφιοι ne portent pas ce seul nom mais aussi celui de meules (μύλαι); elles ont reçu cette dénomination par métaphore, à ce que je crois, parce que l'on y use et écrase les aliments'[278].

Cela dit, dans la LXX, μύλη est un terme de traduction qui correspond donc à un choix surtout guidé par le contexte d'emploi et qui veut correspondre au mieux au mot hébreu traduit. Nous avons vu que ce dernier n'apparaissait que dans certains passages spécifiques où l'on parle de dents animales ou de 'crocs' (ceux de l'injuste en particulier). Le mot hébreu renvoyant aux idées de 'dents-broyeuses' ou 'rongeuses', les traducteurs choisissent μύλη parce que ces idées se trouvent dans le mot grec. Le problème de savoir si à l'époque de la traduction des LXX, le sens technique noté par Galien était déjà en usage (ce qui reste à confirmer) n'a pas à nous intéresser. Le contexte d'emploi de μύλη dans la LXX suffit en lui-même à le définir et n'est pas équivoque. Μύλη a ici le sens de 'croc', 'grosse-dent', sans aucune référence à une typologie dentaire plus précise.

§3) CONCORDANCE GREC-COPTE SAHIDIQUE.

Les trois mots qui désignent les dents en sahidique sont:

ⲟⲃϩⲉ (ⲟⲃϩ)	Crum, Dictionary, p.254a
ⲛⲁϫϩⲉ, ⲛⲁⲁϫⲉ (ⲛⲁⲁϫϩⲉ^sic, ⲛⲁϫⲉ, ⲛⲉϫⲉ^SA)	Crum, Dictionary, p.249b
ϣⲟⲗ (ϣⲱⲗ, ϣⲁⲗ^Sf)	Crum, Dictionary, p.557b

---

276. Id., ibidem, p.86.
277. Id. ibidem, p.86 (= Lexikon atticum, éd. Pierson, p.111) et Cootjans, Gourevitch, o.c., p.195, n.66.
278. Galien, II, 753,12 = Kühn, De ossibus ad tirones 5, passage cité par Cootjans, Gourevitch, o.c., p.195, n.64 et 68; Skoda, o.c., p.86.

Comme nous le montrerons, ces trois mots semblent bien correspondre dans ce dialecte, et assez exactement, aux trois formes anciennes dont ils proviennent: ỉbḥ, nḏḥt, ḥnr. Nous savons que dans l'ancienne langue ỉbḥ était le terme générique qui désignait les dents. L'étude de nḏḥt a montré que nous avions là une désignation de dents spécifiquement animales: 'crocs, défenses, canines'. Le mot ḥnr semblait avoir des emplois comparables au précédent. En outre, l'égyptien utilise parfois ces deux derniers mots en parlant de la denture humaine ainsi comparée à la denture animale dans ce qu'elle a de plus offensif (les 'crocs' d'une personne). Quant aux alternances du type ỉbḥ + nḏḥt, nous avons vu qu'elles ne se référaient pas à une typologie dentaire affirmée mais qu'elles renvoyaient plutôt à la description subséquente, à volonté d'assimilation magique, d'une seule et même denture.

Dans les quatre passages bibliques qui présentent une alternance dent-croc, le sahidique va rendre le grec μύλη par ⲛ. (pour Joel, on connaît la version achmimique, sans aucun doute superposable). Cette correspondance ne souffre pas d'exception. En revanche, la correspondance ὀδούς = ⲟ. n'est pas absolue (ainsi Job avec ⲛ. en face de ὀδούς).

	GREC	SAHIDIQUE
Pr.24.37(30.14)	ὀδούς μύλη	ⲟ. ⲛ.
Job 29.17	μύλη ὀδούς	ⲛ. ⲛ.
Ps.57(58).6	ὀδούς μύλη	ⲟ. ⲛ.
Joel 1.6	ὀδούς μύλη	ⲁⲃϩⲉ [A] ⲛⲉ(ⲉ)ϫⲉ [A]

Si l'on tient compte maintenant de l'ensemble des correspondances entre le copte sahidique et le grec[279], deux règles semblent se dégager:
1) Au grec μύλη correspond toujours le copte[S] ⲛ. .On ne trouve jamais ⲟ. pour μύλη . Le sahidique ⲛ. sera donc le terme spécifique qui désigne

---

279. Voir plus loin notre tableau des correspondances.

les dents en tant que 'crocs, canines, dents broyeuses'. Il répond à l'usage du grec μύλη dans la LXX et paraît correspondre aux emplois de l'ancien n<u>d</u>ḥt.

2) D'un façon très générale, on trouvera le sahidique O. pour le grec ὀδούς . Au terme générique grec correspond le terme générique sahidique. Il n'y a que peu d'exceptions, c'est-à-dire de correspondances ὀδούς /N. . A celle que nous avons déjà citée (Job 29.17), ajoutons:

    Nb 11.33:"La chair était encore entre leurs dents." (ὀδούς et N. avec, il est vrai, une var. ΟΒ2Є).

    Job 19.20:"La peau de mes dents." (traduction incertaine. Noter ὀδούς et N.).

    Ps 3.7:"Dieu,...toi qui brises les dents des méchants." (ὀδούς et N.).

    Si 19.30:"Le ris des dents." (ὀδούς et N.).

    Si 21.2:"Ce sont des dents de lion que ses dents." (ὀδούς dans les deux cas, de même avec N.).

    Si 39.30:"Les dents des bêtes féroces." (ὀδούς et N.).

    Za 9.7:"J'oterai...ses abominations d'entre ses dents." (ὀδούς et N.).

    Ps 56(57).4:"Leurs dents sont des lances et des flèches." (ὀδούς et N.).

Il semble que c'est l'influence du contexte qui explique ces (rares) exceptions.

Soit on nous parle de 'dents' (ὀδούς) animales et, dès lors, on peut tout aussi bien parler de 'crocs' (Si 21.2; 39.30). L'emploi du terme spécifique à la place du terme générique est toujours possible. Plus que de donner une interprétation, il s'agit pour la version sahidique de coller davantage au contexte en ne traduisant pas mécaniquement; même idée dans Ps 56(57).4 où l'assimilation des dents aux lances et aux flèches se comprend encore mieux en parlant de 'crocs'.

Soit on nous parle des 'dents des méchants' (Ps 3.7) ou bien, d'une façon plus générale des dents dans un contexte péjoratif (Nb 11.33; Za 9.7) et, dès lors, on peut préciser qu'il s'agit de véritables 'crocs'[280]. Là encore, le sahidique donne une version qui, si elle semble particulière, ne fait finalement que rentrer dans la règle générale d'utilisation des termes spécifiques désignant les dents dans le contexte biblique. Comme on l'a vu, l'hébreu utilisait le terme générique שֵׁן sauf dans le cas où il fallait insister sur le côté péjoratif de la denture (ainsi les 'crocs' de l'injuste). Le terme alors utilisé מְתַלְּעוֹת, traduit aussi fidèlement que possible par le grec μύλη était rendu de façon précise par le sahidique Ν. . Ce qui est particulièrement intéressant, c'est de voir comment le sahidique poursuit cette idée. Si, dans l'Egypte ancienne, l'identification avec certaines caractéristiques évidentes de la puissance des bêtes féroces comme les dents n'était pas en elle même péjorative (cf. les 'crocs' du pharaon), ici, par contre, tous les exemples connus montrent que l'assimilation avec la denture animale est prise en mauvaise part. Comme pour l'hébreu biblique, ces exemples se limitent aux quatre mentions citées plus haut[281], nous pensons donc que le sahidique poursuit dans sa traduction du texte grec cette idée de contexte dentaire animal avant tout péjoratif suivant ainsi l'esprit du texte biblique bien plus que la lettre. Cette explication, en faveur d'une interprétation motivée du texte grec par les premiers traducteurs coptes me semble rendre compte de ces quelques relations ὀδούς / Ν. .

§4) CONCORDANCE GREC-COPTE BOHAIRIQUE.

Deux vocables, principalement, désignent les dents en bohaïrique: ⲚⲀϪϨⲒ Crum, Dictionary, p.249b et ϢⲞⲖ, ϢⲀⲖ Id., ibidem, p.557b. Un terme ⲞⲂⲒ , attesté une seule fois, n'empêche pas de considérer que l'ancien ỉbḥ est absent[282]. Par rapport au sahidique, le vocabulaire désignant les dents sera donc plus pauvre et se limitera à ces deux mots ⲚⲀϪϨⲒ et ϢⲞⲖ .

ⲚⲀϪϨⲒ aura un sens bien plus étendu que le sahidique ⲚⲀϪϨⲈ . Ce mot

---

280. Job 19.20 et Si 19.30 semblent avoir posé des problèmes de traduction.
281. Cf. p.92.
282. Pour ⲞⲂⲒ , cf. Kasser, Compléments au dictionnaire copte de Crum, p.42 = boh. vulgaire.

va recouvrir en effet tous les emplois précédemment attribués à ⲟⲃⲍⲉ et désignera les dents de façon générique. On peut résumer ces équivalences ainsi:

ⲛⲁϫϩⲓ B = ⲟⲃⲍⲉ S = ὀδούς ≠ ⲛⲁϫϩⲉ S

Cette alternance a bien été relevée par Dévaud[283], Crum[284] et von Lemm[285]. Voir encore plus loin notre tableau général des correspondances.

§5) CONCORDANCE ENTRE LE GREC ET LES AUTRES DIALECTES.

On se rapportera à notre tableau général des correspondances. D'après les mentions relevées, ces dialectes semblent se conformer au sahidique.

§6) LE MOT ϣⲟⲗ DANS LE CONTEXTE BIBLIQUE.

Dernier avatar de l'ancien ḥnr, ϣⲟⲗ est bien moins représenté que les précédents dans le vocabulaire copte relatif aux dents. Tout au moins, les mentions bibliques sont assez rares.

Ainsi, en sahidique, une seule mention nous est connue pour le texte biblique: Ez 27.15 ϩⲉⲛ ϣⲟⲗ ⲛⲉⲗⲉⲫⲁⲥ qui correspond au grec ὀδ. ἐλεφάντινοι . En hébreu, il n'y a pas de terme spécifique désignant la défense de l'éléphant. On parlera de ses dents sinon de ses cornes[286]. Le grec ici encore va traduire fidèlement[287].

---

283. RT 38, 206, n.5.
284. Crum, Dictionary, p.254a et 249b.
285. Von Lemm, Kleine koptische Studien, in Bulletin de l'Académie Impériale des Sciences de St. Petersbourg, T. XIII, n°1 (1900), p.7.
286. Dhorme, L'emploi métaphorique, p.88.
287. Précisons toutefois que si, en hébreu, l'expression 'dent d'éléphant' sert à désigner non seulement les défenses de cet animal mais encore l'ivoire qu'on en tire, le grec de la LXX utilise de son côté un terme spécifique quand il s'agit de l'ivoire proprement dit: ἐλεφάντινος (cf. Hatch, Redpath, s.v.: IR.10.18; 22.39; Ps.44(45).8; Ct.5.14; 7.4(5); Am.3.15; 6.4: hébreu 'dent d'éléphant' pour 'ivoire', grec ἐλεφάντινος). C'est le mot grec que vont reprendre les versions coptes connues de ces différents passages, cf. Budge, The Earliest Known Coptic Psalter, p.50 (Ps.44(45).8), Lagarde, Psalterii versio memphitica, p.52 (Ps.44(45).8), Till, Die achmîmische Version der Zwölf Kleinen Propheten, (Coptica IV), p.38 (Am.6.4). Il n'y aurait pas en copte de mot spécifique désignant l'ivoire. Notons encore que les

Ce sens 'défense' du sahidique ϣολ correspondrait finalement à l'ancien hnr. Nous avons vu en effet que ce dernier avait une signification équivalente au plus commun ndht. Le sahidique qui aurait tout aussi bien pu employer ⲚⲀϪϨⲈ, a-t-il tenu à décrire spécialement ainsi les défenses de l'éléphant? En tout cas, là encore, pas de traduction automatique du texte grec. En effet, devant ὀδούς on aurait attendu ⲞⲂϨⲈ, ce qui se serait compris de toute façon puisque le mot est générique. ϣολ fait figure de mot rare dans ce dialecte. Il sera employé dans la Bible dans un contexte lui-même particulier où il ne pose pas de toute façon de problème d'interprétation.

En bohairique, les exemples d'emploi ne sont pas non plus surabondants. Ils semblent cependant plus nombreux que précédemment.

On retrouve ϣολ dans l'exemple précité, Ez 27.15 ϨⲀⲚϢⲀⲖ Ⲛ̄ⲈⲖⲈⲪⲀⲚⲦⲒⲚⲞⲚ mais il semble que l'absence en bohairique d'un mot comparable au sahidique ⲚⲀϪϨⲈ en tant que terme spécifique désignant avant tout la dent animale (ⲚⲀϪϨⲒ en bohairique ayant vocation de terme générique) en a augmenté les emplois. Non seulement ce mot décrira en bohairique les défenses de l'éléphant, mais il va être utilisé parfois (jamais systématiquement cependant) pour rendre la notion de dent animale offensive, de 'croc'. Il aurait par là même un rôle spécifique analogue à celui de ⲚⲀϪϨⲈ en sahidique.

Noter ainsi l'usage de ϣολ dans Job 19.20, là où le sahidique utilise ⲚⲀϪϨⲈ (le grec employait ὀδούς ; chaque dialecte semble ici avoir voulu interpréter). Dans Job 41.5: "Autour de ses dents c'est la terreur."[288],

---

deux sens de l'expression 'dent d'éléphant' en hébreu peuvent avoir provoqué une certaine confusion dans les traductions en grec. Si dans Ez.27.15 ("On te payait des redevances en dents d'éléphant et en bois d'ébène") ou dans II Ch.9.21 (dans la suite: "or, argent, dents d'éléphant "), le grec semble avoir compris (probablement à juste titre) qu'il ne s'agit pas ici de la matière, l'ivoire, mais de véritables défenses apportées en tribut, pourquoi traduit-il littéralement par 'dent d'éléphant' dans le passage II Ch.9.17 où c'est de l'ivoire dont on parle (à propos d'un trône en cette matière, cf. notre tableau des correspondances)? Les traducteurs ont-ils été abusés par le sens littéral de l'expression qui désigne l'ivoire en hébreu?

288. Il s'agit des dents du 'tortueux', animal fabuleux qui a les dents du crocodile.

si le sahidique préfère le terme générique (en suivant le grec), le bohairique, par contre, tient à la précision: les dents du 'tortueux' seront des ϣολ.

En revanche, on aurait pu s'attendre en face des alternances ὀδούς / μύλη citées plus haut à une alternance comparable avec ⲚⲀϪϨⲒ et ϣολ pour le bohairique. Il n'en est rien. On trouvera toujours ⲚⲀϪϨⲒ à chaque fois[289]. Pour le dialecte bohairique, les traducteurs de la Septante semblent avoir préféré dans presque tous les cas l'emploi du terme générique.

§7) TABLEAU GENERAL DES CORRESPONDANCES [290].

A) ANCIEN TESTAMENT

	Hébr.	Gr.	Sah.	Boh.	Div
1) Gn.49.12:"Il (Juda) a les dents blanches de lait."	] שׁ	ὀ.	O.		ⲛ
2) Ex.21.24:"Oeil pour oeil, dent pour dent."	] שׁ(x2)	ὀ.ὀ.	O.O.		N.N.
3) Ex.21.27:"S'il fait tomber la dent de son serviteur ou la dent de sa servante, il lui donnera la liberté en compensation de sa dent."	] שׁ] שׁ] שׁ	ὀ. ὀ. ὀ	O. O. O.		N N N
4) Lv.24.20:"Oeil pour oeil, dent pour dent."	] שׁ(x2)	ὀ.ὀ.	O.O.		N.N.
5) Nb.11.33:"La chair était encore entre leurs dents."	] שׁ	ὀ	O./N.		N.
6) De.19.21:"Oeil pour oeil, dent pour dent."	[שׁ(x2)	ὀ.ὀ.	O.O.		N.N.
7) De.32.24:"J'enverrai encore contre eux la dent des bêtes."	] שׁ	ὀ.	O.		N.
8) I S.13.21:"...trois sicles pour un soc."	]שׁ	ὀ.	O.		
9) I S.14.4:"Il y a une dent de rocher de ce côté-ci et une dent de rocher de ce côté-là."	]שׁ]שׁ	ὀ. ὀ.			
10) I R.10.22 = II Ch.9.21(12).					
11) II Ch.9.17:"Le roi fit un grand trône d'ivoire (=dents d'éléphant) et le revêtit d'or pur." (sur ce passage, cf. notre n.287)	]שׁ	ὀ.			
12) II Ch 9.21:"Tous les trois ans, la flotte de Tarsis arrivait, transportant de l'or, de l'argent, des ivoires (=dents d'éléphant), et des singes." (cf. la n.287)	]שׁ	ὀ.			

---

289. Cf. plus haut, p.95.
290. Etabli à partir de Hatch, Redpath, s.v. ὀδούς/μύλη, Crum, Dictionary, p. 249b et 254a; pour le Nouveau Testament, nous utilisons Wilmet, Concordance du N.T. sahidique et Horner, The Coptic Version of the New Testament in the Northern Dialect; pour Daniel, cf. Bardelli, Daniel copto-memphitice.

13)	Job 13.14:"J'emporte ma chair dans mes <u>dents</u>."	שֵׁן	ὀ.		
14)	Job 16.10(9):"Il a grincé des <u>dents</u> contre moi."	שֵׁן	ὀ.	O.	N.
15)	Job 19.20:"Dans ma peau ma chair a pourri et j'ai rongé mes os avec mes <u>dents</u>." (trad. incertaine).	שֵׁן	ὀ.	N.	ש.
16)	Job 29.17:"Je brisai les <u>crocs</u> de l'injuste et de ses <u>dents</u>, je faisais tomber la proie."	מְתַלְּ- שֵׁן	μ. ὀ.	N. N.	N. N.
17)	Job 41.5(6):"Autour de ses <u>dents</u> c'est la terreur."	שֵׁן	ὀ.	O.	ש
18)	Ps.3.7:"Dieu, toi qui brise les <u>dents</u> des méchants."	שֵׁן	ὀ.	N.	N.
19)	Ps.34(35).16:"Grincer des <u>dents</u>."	שֵׁן	ὀ.	O.	N.
20)	Ps.36(37).12:"Le méchant...il grince des <u>dents</u> contre lui."	שֵׁן	ὀ.		
21)	Ps.56(57).4:"Leurs <u>dents</u> sont des lances et des flèches, leur langue est une épée acérée (après:"Je suis au milieu de lions")."	שֵׁן שֵׁן	ὀ. ὀ.	N.	N.
22)	Ps.57(58).6:"Dieu, brise leurs <u>dents</u> dans leur bouche, casse les <u>crocs</u> des lionceaux."	שֵׁן -לְּ	ὀ. μ.	O. N.	N. N.
23)	Ps.111(112).10:"Le méchant...il grince des <u>dents</u> et se morfond."	שֵׁן	ὀ.	O.	N.
24)	Ps.123(124).6:"Béni soit Dieu qui ne nous a pas livrés en proie à leurs <u>dents</u>."	שֵׁן	ὀ.		
25)	Pr.10.26:"Comme le vinaigre pour les <u>dents</u> et comme la fumée pour les yeux."	שֵׁן	ὀ.		
26)	Pr.24.37(30.14):"Générations dont les <u>dents</u> sont des épées et les <u>canines</u> des couteaux."	שֵׁן מְתַלְּ	ὀ. μ.	O N.	ὀ.A N.A
27)	Pr.25.19:"Une <u>dent</u> cassée et un pied chancelant."	שֵׁן	ὀ.		
28)	Ct.4.2 = 6.5(6):"Tes <u>dents</u> sont comme un troupeau de brebis tondues qui remontent du bain."	שֵׁן	ὀ.		
29)	Ct.7.9(10) (trad. aléatoire).				
30)	Sg.16.10:"Les <u>dents</u> des serpents venimeux."	✝	ὀ.	O.	
31)	Si.19.30:"Le ris des <u>dents</u>."		ὀ.	N.	
32)	Si.21.2:"Ce sont des <u>dents</u> de lion que ses <u>dents</u>."		ὀ. ὀ.	N. N.	
33)	Si.30.10:"Grincer des <u>dents</u>."		ὀ.		
34)	Si.39.30:"Les <u>dents</u> des bêtes féroces."		ὀ.	N.	
35)	Am.4.6:"Je vous ai donné la propreté des <u>dents</u> en toutes vos villes."	שֵׁן	ὀ.		
36)	Mi.3.5:"Eux qui mordent avec leurs <u>dents</u>."	שֵׁן	ὀ.	O N.	ὀ.A
37)	Joel 1.6:"Ses <u>dents</u> sont des <u>dents</u> de lion et elle a des <u>crocs</u> de lionne."	שֵׁן(x2) מְתַלְּ	ὀ.ὀ. μ.	ש.ש. N.	ὀ.ὀ.A N.A
38)	Za.9.7:"J'oterai son sang de sa bouche et ses abominations d'entre ses <u>dents</u>."	שֵׁן	ὀ.	N.	N.
39)	Jr.38(31).29:"Les <u>dents</u> des fils ont été émoussées...ses <u>dents</u> en seront émoussées."	שֵׁן שֵׁן	ὀ. ὀ.		
40)	Lm.2.16:"Tous tes ennemis, ils sifflent et grincent des <u>dents</u>."	שֵׁן	ὀ.		
41)	Lm.3.16:"Il a fait broyer du gravier à mes <u>dents</u>."	שֵׁן	ὀ.		

42) Ez.18.2:"Les pères ont mangé du raisin vert et les dents des fils sont émoussées."
43) Ez.27.15:"On te payait des redevances en dents d'éléphant et en bois d'ébène."
44) Da.(Th) 7.5:"entre ses dents."
45) Da.(Th) 7.7; 7.19: "dents de fer."

שׁן	ὀ.		
שׁן	ὀ.	ϣ.	ϣ.
			Ν.
			Ν.

B) NOUVEAU TESTAMENT

46) Mt.5.38:"Oeil pour oeil et dent pour dent."
47) Mt.8.12; 13.42; 13.50; 22.13; 24.51; 25.30: "Le grincement des dents."
48) Mc.9.18:"Le grincement des dents."
49) Lc.13.28:"Le grincement des dents."
50) Ac.7.54:"Le grincement des dents."
51) Ap.9.8:"Des dents comme de lions."

Gr.	Sah.	Boh.
ὀ.ὀ	ο.ο	Ν.Ν
ὀ.	ο.	Ν.
ὀ.	ο.	Ν.
ὀ.	ο.	Ν.
ὀ.	ο.	Ν.

§8) CONCLUSION PROVISOIRE.

Les plus anciennes mentions (contexte biblique) montrent déjà que:

1°) Comme en ancien égyptien, il existe un terme générique qui désigne la 'dent', répondant ainsi au grec ὀδούς : sah. ⲟⲃϩⲉ ; boh. ⲛⲁϫϩⲓ.

2°) De même que dans l'ancienne langue, il existe des termes spécifiques qui désignent en premier lieu la dent animale: sah. ⲛⲁϫϩⲉ et ϣⲟⲗ, la correspondance avec l'égyptien pharaonique étant parfaite dans ce dialecte; boh. ϣⲟⲗ, en se souvenant que le mot ⲛⲁϫϩⲓ est le terme générique ici[291].

---

291. En conséquence, la traduction devrait rendre compte des différences de sens entre le 'spécifique' sahidique ⲛⲁϫϩⲉ et le 'générique' bohairique ⲛⲁϫϩⲓ. Prenons par exemple les passages cités par Crum, Dictionary, p.249b (ⲛⲁϫϩⲉ, ⲛⲁϫϩⲓ, concernant les dents animales):
I) Sahidique.
1) P. Morgan M 606 f° 13 v°, 1.22 (éd. photo 52, pl.26): 'les crochets (ⲛⲁϫϩⲉ) du serpent (ⲇⲣⲁⲕⲱⲛ)', mieux que les 'dents'.
2) Zoega, Codex Borgia copte n° 247 (Catalogus codicum copticorum, p.600): 'les crochets (ⲛⲁϫϩⲉ) du serpent (ⲟϥ)' mieux que les 'dents'.
3) Wessely, P. Wien BN K.9198 r°a, 1.27: 'les crocs (ⲛⲁϫϩⲉ) du crocodile'.
II) Bohairique:
1) Hyvernat, Actes des Martyrs, p.122: 'les dents (ⲛⲁϫϩⲓ) des bêtes féroces'. Le sens est ici générique.
Nous remercions ici M. Pezin d'avoir bien voulu nous aider dans la recherche de ces différentes références et dans leur traduction.

§9) Nous allons citer maintenant d'autres documents. Ils ne modifieront en rien ce premier jugement.

1) APOCRYPHE DE JEAN (liste des parties du corps créées).

Puech, Les nouveaux écrits gnostiques, in Coptic Studies in Honor of W.E. Crum, p.91.

Giversen, The Coptic Text of the Apocryphon Johannis in the Nag Hammadi Codex II (Acta Theologica Danica vol. V), cf. p.77.

Krause, Labib, Die drei Versionen des Apokryphon des Johannes im Koptischen Museum zu Alt-Kairo (ADAIK 1). C'est l'édition de base.

Tardieu, Ecrits gnostiques, p.239 sq. part.p.309=mélothésie anatomique. C'est une sorte de 'liste anatomique'. Les anges vont être mis en rapport avec chaque partie du corps humain. D'où l'aspect énumératif du texte qui cite successivement la partie du corps et le nom de l'ange qui lui est relié.

Tardieu (o.c. p.309) note comment "l'énumération des parties du corps, et leur signification, sont celles adoptées par les médecins grecs" et cite l'exemple de l'artère qui est expliquée comme "lieu du souffle"[292].

Les dents sont nommées par deux termes différents ⲟⲃϨⲉ et ⲚⲀϪϨⲉ. Il est admis que notre texte soit écrit en sahidique archaïque (IIIè ou IVè siècle avec influence de sous-dialectes[293]):

"Les dents (ⲟⲃϨⲉ) (furent créées par) Amen,

Les crocs-canines[294] (ⲚⲀϪϨⲉ)

par Ibikan".

Quel mot grec traduit ⲚⲀϪϨⲉ ? On peut songer à une influence de la LXX (ὀδούς / μύλη rendu par ⲟⲃϨⲉ / ⲚⲀϪϨⲉ), mais ce n'est qu'une

---

292. De plus, il faut noter que la distinction 'veine'/'artère' (φλέψ / ἀρτηρία) que proposera cette liste anatomique est typiquement grecque (cf. Duménil, Le sang et les vaisseaux dans la Collection Hippocratique, p. 23). Il ne peut s'agir que d'un texte de conception grecque traduit en copte où aucune influence de concepts coptes particuliers ne semble apparaître. L'ordre même des parties du corps énumérées (de la tête aux pieds) est celui utilisé par les grecs (cf. Duménil, o.c., p.64, et Tardieu, o.c., p.309.
293. Puech, o.c., p. 97.
294. Giversen, 'The gums' n'est pas à retenir.

supposition. On pourrait tout aussi bien avoir dans l'original grec un terme plus spécifique comme κυνόδους 'canine'[295], lequel serait rendu aussi bien par ⲚⲀϪⲈ. On ne peut donc se prononcer.

2) APOCALYPSE D'ELIE.

Steindorff, Die Apokalypse des Elias, eine unbekannte Apokalypse und Bruchstücke der Sophonias-Apokalypse.

Il y a trois apocalypses: une, qui est anonyme, dans le dialecte achmimique; l'apocalypse d'Elie (achmimique encore); l'apocalypse de Sophonie enfin qui est écrite en sahidique.

1) Apocalypse anonyme (achmimique):

"(Des anges...à face de panthère)

dont les crocs (ⲢⲀⲖ) sortent de la bouche[296]."

2) On comparera avec l'apocalypse d'Elie, qui donne, pour le même dialecte:

"(un ange...) dont les crocs (ⲚⲈⲈϪⲈ)

sortent de la bouche comme chez un ours[297]."

3) Par contre, la version sahidique préfère l'emploi du terme générique:

"(Un ange...) dont les dents (ⲀⲂϨⲈ [298]) sont

des dents (ⲀⲂϨⲈ) de...(lacune)... ."

O. von Lemm rapproche nos textes avec un passage du Codex Brucianus[299] (sahidique):

"(Son visage est celui du porc), ses crocs (défenses, ϢⲞⲖ)

dépassent hors de sa bouche."

Notre tableau des correspondances a montré que les termes qui désignent

---

295. Sur ce mot, cf. Cootjans, Gourevitch, o.c., p.194 ; Skoda, o.c., p. 84 . La richesse même du vocabulaire grec relatif aux dents (cf. notre note 271) fait que d'autres mots grecs pourraient tout aussi bien être évoqués.
296. Steindorf, o.c., p.40.
297. Id., ibidem, p.48. Pour les dents hnr (hl) de l'ours dans la légende démotique du lion en révolte contre les hommes, cf. supra, p.51.
298. La graphie n'est pas A. (Crum, Dictionary, p.254a) mais S. vulgaire, cf. Kasser, Compléments au dictionnaire de Crum, p.42.
299. Von Lemm, Kleine koptische Studien, in Bulletin de l'Académie Impériale des Sciences de St. Petersbourg, T. XIII, n°1 (1900), p.5, n.10.

les dents devaient s'employer de façon identique en achmimique et en sahidique, ce qui nous est ici confirmé par nos textes qui montrent que l'équivalence sahidique entre ϣⲟⲗ et ⲛⲁϫϩⲉ se retrouve dans l'autre dialecte.

3) ACTES DES MARTYRS, texte tardif du Xè siècle (Bohairique).
    a) Corpus Scriptorum Christianorum Orientalium, tome 43: Balestri et Hyvernat, Acta martyrum, I, p.4 et 151.
    b) Idem, tome 86, par les mêmes auteurs, p.271.

En a), parmi les tortures, on parle de l'extraction des ϣⲟⲗ et des ⲛⲁϫϩⲓ. En b) il est précisé que, comme instruments de torture, on utilisait des pinces (ⲉⲩϣⲟⲩ [300]) à arracher les 'molaires' (ⲛϥⲟϫ ϣⲁⲗ [301]) ce qui pourrait désigner des espèces de daviers à molaires[302].

La succession ϣⲟⲗ + ⲛⲁϫϩⲓ se comprend en ce sens que l'on nous précise par là que toutes les dents furent extraites, les molaires comme les autres[303].

4) CODEX BORGIA COPTE N° 202   (Sahidique)
    Zoega, Catalogus codicum copticorum manuscriptorum, cf. p.497.

Contexte: texte dérivé de Ps.80(79).14 (à propos de la vigne détruite: "Le sanglier venu de la forêt la ravage, les bêtes des champs la broutent." (Trad. TOB)
Ici, en se référant à ce passage, on nous parle du sanglier et de l'âne sauvage qui, comme il est écrit, 'broutent' par leurs défenses (ⲛⲁϫϩⲉ) et leurs crocs (ϣⲱⲗ).

5) TRIADON.
Poème religieux et moral, peut-être du 14è siècle (cf. Mallon, Grammaire copte, p.376). Publication:

---

300. Crum, Dictionary, p.65a.
301. Pour ϥⲱϭ, cf. Crum, Dictionary, p.625b. C'est l'ancien fk3 (Wb. I, 579,11 .), cf. Meeks, AL 77.1556, 'arracher'.
302. Ces 'pinces' étaient à l'occasion classées parmi l'instrumentation médicale, cf. p. 104, n.2.
303. Voir encore von Lemm, o.c., p. 7, n.17, qui cite un texte comparable.

O. von Lemm, Das Triadon, ein sahidisches Gedicht mit arabischer Übersetzung [304].

a) Strophe 407.

Contexte: cf. Matthieu 5,3. (Sur la vengeance). Il s'agit en effet de rendre le bien pour le mal et, de ne pas "arracher une dent en compensation d'une autre dent" (407,3: ⲞⲨⲞⲂⲌⲈ ⲈⲠⲘⲀ ⲚⲞⲨⲞⲂⲌⲈ).

b) Strophe 475.

Contexte: cf. Matthieu 13,24 sq. et 13,36 sq. (La parabole de l'ivraie). Il faut lier en gerbes le blé et l'ivraie, mais jeter cette dernière dans le feu, 'là où seront les pleurs et les grincements de dents'.

Les trois premiers vers, comme partout ailleurs dans les quatrains du Triadon, doivent rimer. La rime est construite sur le mot ϢⲞⲖ 'gerbe, botte'[305] qui est central dans ce contexte, et c'est pour les besoins de celle-ci que 475,3 ne se contente pas seulement de dire 'grincer des dents' (ⲞⲂⲌⲈ) mais ajoute aussi 'et des crocs' (ϢⲞⲖ).

"Venez mes pères afin que nous séparions les (bonnes) gerbes (ϢⲰⲖ)[306]

avant que l'ivraie soit liée en gerbes (ϢⲞⲖ)

et qu'elles ne soient brûlées là où l'on

grince des dents et des crocs (ϢⲞⲖ)."

c) Strophe 700.

Contexte: cf. Jérémie 38(31).29 et Ezéchiel 18.2, à propos des fils dont les dents ne seront plus émoussées ou agacées par le raisin vert qu'auront mangé leurs pères. Ici, pour l'homme "qui n'a pas mangé de raisin vert":

"Elles ne seront pas agacées les dents (ⲞⲂⲌⲈ) de ses enfants."

6) PAPYRUS MEDICAUX COPTES.

a) Papyrus médical copte de Chassinat.

Texte tardif[307], ce papyrus montre une nette influence grecque et arabe. Il utilise le dialecte sahidique mais uniquement parce que celui-ci correspond à la langue savante et littéraire. A l'époque de la rédaction,

---

304. Nous remercions L. Gosselin qui, très amicalement, nous a aidé à comprendre ce passage difficile.— Nouv. trad.: Nagel, Das Triadon, Halle, 1983.
305. Cf. Crum, Dictionary, p.557b.
306. Malgré la graphie et la version arabe, comprendre 'gerbe' et non pas 'dent- ϢⲰⲖ'.
307. Fin X° s. d'après Chassinat.

c'est le bohairique qui faisait office de langue vulgaire. Ce fait a son importance, comme nous le verrons plus loin. Les dents sont citées à plusieurs reprises dans le papyrus.

Chassinat, Un papyrus médical copte, (MIFAO 32).

Till, Die Arzneikunde der Kopten.

Formule CLI:

"ⲚⲀϪⲈ à enlever par le fer[308]: ellébore de bonne qualité et fiel; applique sur la région de la joue où se trouve la ϢⲞⲖ que tu veux extraire, tu seras émerveillé."

Dans sa traduction Chassinat rend ⲚⲀϪⲈ par 'dent' (sens qu'il n'a jamais en sahidique) et ϢⲞⲖ par 'molaire'. Il n'y a pas d'autre traduction possible, en effet. La contradiction apparente avec ce que nous avons pu déduire jusqu'à présent sur le sens du mot ⲚⲀϪⳄⲈ en sahidique (jamais de sens générique) est levée si l'on admet que sous des graphies savantes, se cache le commun ⲚⲀϪϨⲒ du vocabulaire bohairique. En d'autres termes, le mot est employé avec le sens qu'il possède dans le langage courant à l'époque de la rédaction, ce qui est assez logique si l'on songe à l'intérêt pratique du papyrus. Allant dans ce sens, on notera qu'en bon sahidique, voulant désigner le mot 'dent', c'est le mot ⲞⲂϨⲈ qui aurait été employé. Or, ce dernier n'apparaît qu'une fois, et dans une prescription médico-magique: "Quelqu'un dont l'intestin est malade:(prends)une dent(ⲞⲨⲂⲈ sic) de loup; mets-la dans une peau de loup etc." (Formule CCXXIV).

Les autres formules citant les dents, employant elles-aussi le mot ⲚⲀⲀϪⲈ var. ⲚⲀϪⲈ , ⲚⲈϪⲈ [309] avec le même sens, confirment notre analyse:

Formule CLXXXIV:

"Dent (ⲚⲀⲀϪⲈ) ou molaire (ϢⲞⲖ) pour que le fer l'enlève: eau d'enteg etc."

---

308. On traduit maintenant: 'comment extraire les dents sans ⲈⲆⲰ (pinces) ou sans ⲚⲈⲚⲒⲚⲈ (instrument de fer), cf. Crum, Dictionary, p.65 et Till, Die Arzneikunde der Kopten, p.20.
309. ⲚⲈϪⲈ n'est pas une graphie S.A. (Crum, Dictionary, p.249b) mais une une graphie M., selon Kasser, BIFAO 64, 35 (réf. M. Pezin).

Formule CXXX:

    "Quelqu'un dont les dents (ⲚⲀϪⲈ) sont malades."

Formule CLXXVIII:

    "Poudre de papier pour les dents (ⲚⲀϪⲈ)   et pour les gencives (litt. la chair des dents ⲚⲀⲀϪⲈ)."

Formule CLIX:

    "Quelqu'un dont les gencives (cf. précédent, avec ⲚⲀϪⲈ) se gangrènent."

Formule CLIII:

    "Quelqu'un dont les gencives (la chair des dents, ⲚⲈϪⲈ) sont douloureuses: dent (ⲚⲈϪⲈ) d'Ethiopie, réalgar etc."

Ajoutons enfin que le mot ϢⲞⲖ (dans les formules CLI et CLXXIV) semble désigner un type de dent qui pourrait poser des problèmes particuliers lors des extractions. On pense aux 'molaires', aux 'pluriradiculées'. C'est le seul cas où il nous semble que l'on peut retrouver le grec μύλη au sens où l'emploie Galien[310]. La date très récente de notre papyrus permet de songer au rapprochement.

b) Papyrus médicaux et magiques de l'Université du Michigan.

Manuscrit n°136, codex cuir du VIè siècle. L'original était probablement en grec. Dialecte sahidique avec influence bohairique[311].

    Worrel, <u>Coptic Magical and Medical Texts</u>, <u>Orientalia N.S.</u> 4, p.1-37, 184-194.

    Till, <u>Die Arzneikunde der Kopten</u>.

Ligne 53-54:

    "Pour un jeune enfant: faire pousser ses dents (ⲚⲀϪⲈ) sans qu'il souffre."

Ligne 200:

    "Pour des dents (ⲚⲀⲀϪⲈ) douloureuses."

---

310. Voir encore <u>supra</u>, p. 102 (Actes des Martyrs). Mais là encore le contexte sera 'technique'.

311. D'après Worrell, <u>cit. infra</u>, p.17 qui ajoute: "Of course the literary fixation of Bohairique may have occured earlier than has been supposed".

Ligne 205:

"(Médication) à mettre sous ses dents (ⲟⲃϨⲉ)."

On notera, comme dans le papyrus médical précédent, l'emploi de ⲛⲁⲁϫⲉ , ⲛⲁϫⲉ comme désignation générique des dents malgré les graphies sahidiques (encore ici par influence du bohairique) à côté du mot ⲟⲃϨⲉ (ligne 205), qui serait plus régulier mais qui reste un mot savant.

§10) ORIGINE DES MOTS COPTES ⲛⲁϫϨⲉ S, ⲛⲁⲁϫⲉ S, et ⲛⲁϫϨⲓ B. Les deux formes égyptiennes 𓀀𓎛𓂧𓏏 nḥdt (Ancien Empire) et 𓂧𓎛𓏏 ndḥt (Nouvel Empire) sont à prendre en compte. Pour Vergote, nous aurions les relations suivantes[312]:

1) 𓀀𓎛𓂧𓏏   níḥdat > nícdat ⟶ ⲛⲁⲁϫⲉ S

2) 𓂧𓎛𓏏   nídḥat > ⲛⲁϫϨⲓ B

Dans la première relation, le ḥ passe au ᶜayin par assimilation et échange habituel entre deux laryngales[313]. Puis nous avons changement de ce ᶜayin en aleph, et c'est cette dernière consonne qui est notée par -ⲁⲁ S(-ⲉⲉ A) Osing reconnaît la même origine pour le copte ⲛⲁⲁϫⲉ S et renvoie d'une façon plus générale au même prototype ancien nḥdt pour l'origine commune de toutes nos graphies, tant sahidiques que bohairiques[314]:

𓀀𓎛𓂧𓏏 *né/uḥd.at > *nécd.·t ⲛⲁⲁϫⲉ, ⲛⲁϫϨⲉ S(ⲛⲉⲉϫⲉ A), ⲛⲁϫϨⲓ B

Nous pensons qu'il serait plus clair de faire dériver toutes nos formes d'un seul prototype ancien, le mot ndḥt. Nous aurions la vocalisation suivante:

ndḥt > nídᶜat avec ᶜayin en 3è radical.

Or, nous connaissons un certain nombre de mots phonétiquement comparables. Parmi ceux-ci, qui ont été réunis par Vergote[315], on notera:

---

312. Vergote, Grammaire Ib, p.156.
313. Id., ibidem, p.32. Voir encore Westendorf, KoptHWb, p.121, n.4; Gr. Med. Texte, §54.
314. Osing, Nominalbildung, p.395 et 398.
315. Vergote, o.c., p.31.

níḵᶜat, vocalisé ainsi par Vergote[316], et dont les formes coptes semblent correspondre parfaitement à celles que nous étudions pour notre mot, comme on s'en rendra compte par le tableau de comparaison suivant[317]:

Sahidique	Achmimique	Fayoumique	Bohairique
ⲚⲀϢⲌⲈ/ ?[318]	C. ?/ ⲚⲈⲔⲌⲈ	K. ⲚⲈϢⲒ / ⲚⲈⲔⲒ	C.W.V ⲚⲀϢⲌⲒ/ⲚⲀⲔⲌⲒ
W.K. ⲚⲀϢⲈ /ⲚⲀⲔⲈ	C.K. ?/ ⲚⲈⲔⲈ		
	W.V. ?/ ⲚⲈ(Ⲉ)ⲔⲈ		
C.W.V. ⲚⲀⲀϢⲈ /ⲚⲀⲀⲔⲈ	C. ⲚⲈⲈϢⲈ /ⲚⲈⲈⲔⲈ		

Selon Vergote, l'évolution à prendre en compte pour níḵᶜat est la suivante: changement du /ᶜ/ en /ʾ/ avec interversion, d'où ⲚⲀⲀⲔⲈ S. La présence d'un Ⲍ pour le copte ⲚⲀⲔⲌⲒ B indiquerait que le ᶜayin s'était aussi changé en /h/ (qui évolue vers Ⲍ /h/). On notera à ce sujet l'existence d'une forme 𓈖𓎡𓐍𓏲 nkḫy tardive (Esna)[319].

Nous proposons d'appliquer à notre mot la même analyse que fait Vergote pour le mot níḵᶜat. Nous aurions ainsi deux formes en équilibre nídḥat ⟶ níd͟ᶜat, qui, suivant les même évolutions phonétiques

---

316. Ce mot va désigner les 'douleurs' de l'enfantement, les affres de la mort, cf. Wb. II, 343 et Grundriss VII, s.v..
317. Dans ce tableau de comparaison des formes, les réf. à ⲚⲈⲔⲌⲈ etc, correspondent à :
   C: Crum, Dictionary.
   V: Vergote, o.c..
   W: Westendorf, KoptHWb.
   K: Kasser, Compléments au dictionnaire de Crum.
318. Pas de forme comparable, mais voir les formes correspondantes: Sah./Achm. etc.
319. Réf. de Meeks, AL 77.2229.

seraient à l'origine de toutes nos formes coptes, qu'elles soient sahidiques ou bohaïriques:

ní𝑑ᶜat   ⲛⲁⲁϫⲉ, ⲛⲁ(ⲁ)ϫⲉ ᔆ,   ⲛⲉⲉϫⲉ A   /ᶜ/ ⟶ /ʔ/
⇅   ⲛⲉϫⲓ F   soit: ⇅
ni𝑑ẖat   ⲛⲁϫϩⲉ ᔆ, ⲛⲁϫϩⲓ ᔅ   /ḥ/ ⟶ 2 /h/

§11) CONCLUSION

Ce que nous tenions à montrer par cette étude c'est que nous retrouvons bien en copte les anciens mots du lexique égyptien. Ceux-ci ont gardé un sens comparable en sahidique et dans les dialectes voisins. Il n'y aura donc rien à changer dans la conclusion provisoire émise plus haut (§8).

CHAPITRE VIII

LA MANDIBULE ET LE PSŠ-KF

GENERALITES.

Nous voulons préciser ici certains rapports symboliques établis par les Egyptiens entre une partie du corps humain, la mandibule, et un instrument qui sert au rituel de l'ouverture de la bouche, le psš-kf.

L'étude de base est celle de Otto, Das ägyptische Mundöffnungsritual. Les textes sont maintenant réunis par J.C. Goyon, Rituels funéraires de l'ancienne Egypte, (LAPO N°4), p.85 sq.(bibliographie, traductions, analyses). En résumé, il a été montré qu'à l'origine le rituel concernait avant tout l'animation magique de la statue[320]. Sur cette 'ouverture' magique se greffa tout de suite une ouverture de la bouche qui concerne le mort, sa dépouille qu'il faut faire 'revivre' dans l'au-delà. Différentes parties de son corps, non seulement sa bouche, mais aussi, par exemple, ses yeux, devront s'animer par ce rituel qui voulait 'lui rendre l'usage de ses organes en vue de son existence dans le tombeau'[321]. C'est par un passage de la plus ancienne version de ce texte, conservé dans la pyramide d'Ounas, qu'il convient de commencer notre étude:

D.1 Pyr. 30a

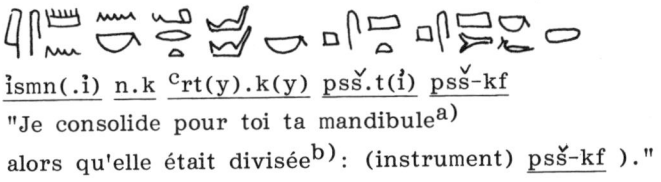

ismn(.i) n.k ᶜrt(y).k(y) psš.t(i) psš-kf
"Je consolide pour toi ta mandibule[a])
alors qu'elle était divisée[b]): (instrument) psš-kf)."

> a) Depuis Breasted, on transcrit ᶜrty, duel qui se rapporte à la mâchoire du bas, considérée comme la réunion de deux os[322]. C'est, littéralement, 'les deux (os) qui montent (racine ᶜri)[323]. Tout en reconnaissant ce sens, Lacau, néanmoins, admettait que

---

320. J.C. Goyon, Rituels funéraires, p.89, passim.
321. Voir Drioton, Pages d'Egyptologie, p.188, réf. de J.C. Goyon, o.c.,
322. p.14, n.2.
322. Breasted, Smith, p.187-188.
323. Cf. supra, chap. V.

dans ce passage particulier, le mot ꜥrty pouvait désigner les deux mâchoires. Le nom de la mâchoire du bas serait passé à la supérieure[324]. Une interprétation analogue se retrouve chez Piankoff: 'I make firm for thee thy two separated jaw"[325]; ou chez J.C. Goyon:"j'ai consolidé tes mâchoires de sorte qu'elles sont à nouveau divisées"[326]. Il y a d'autres éléments qui semblent aller dans le sens de ces interprétations. Ainsi, deux variantes du Nouvel Empire proposent la leçon: 'j'ai ouvert pour toi ta bouche au moyen du pšš-kf avec lequel est ouverte la bouche de tout dieu et de toute déesse'[327]. Nous citerons encore un texte ptolémaïque où, par le rituel du pšš-kf, on fait 'monter' la mandibule du défunt, tout en insistant sur la mobilité buccale ainsi retrouvée[328]. Van Walsen, dans la dernière étude consacrée à ce sujet, retient toutefois, une traduction littérale: 'I establish for thee thy lower jaw which was divided'[329]. Nous serons loin, cependant, de partager ses conclusions sur le rôle du pšš-kf dans le rituel de l'ouverture de la bouche.

b) Pšš.t(ỉ): pseudoparticipe au féminin duel, se rapportant au mot ꜥrty. Comprendre, littéralement: 'ta mandibule qui était en deux parties'. Van Walsen reconnaît tout d'abord cette forme grammaticale et renonce, avec raison, à la possibilité d'un pseudoparticipe exprimant une conséquence ('de sorte qu'elles sont divisées'). Mais il interprète tout de suite après le sens du verbe pšš en 'sagging, prolapsing'[330]. Dès lors, le texte parlerait d'une mandibule qui est 'divisée' (sous entendu: de la mâchoire du haut), créant ainsi la béance buccale qu'à l'origine, par l'utilisation de l'instrument pšš-kf, on aurait voulu empêcher. Cette béance buccale serait à rapprocher de l'observation médicale de la bouche qui s'entrouvre dans les

---

424. Lacau, Noms, §138.
325. Piankoff, The Pyramid of Unas, p.78.
326. J.C. Goyon, o.c., p.133.
327. Id., l.c..
328. Voir notre Doc. 2.
329. Van Walsen, OMRO 49-50, p.193 sq. Cf p.198.
330. Id., ibidem, p.201 et n.5.

heures qui suivent la mort. Le psŝ-kf consoliderait la mandibule (smn ꜥrty) en la tenant en place contre la face, s'opposant à l'ouverture de la bouche (la 'division' (psŝ) de la mâchoire du bas)[331].

Fig.1: utilisation du psŝ-kf selon Van Walsen[332].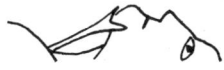

Nous verrons les différents éléments qui doivent faire renoncer à cette interprétation.

c) L'instrument psŝ-kf. C'est un instrument fort ancien, puisqu'il appartient en propre à la préhistoire égyptienne[333]. Partie active d'un certain type de lance, il a été réemployé, à l'époque historique, dans notre rituel. Les Egyptiens l'ont alors appelé 'le silex (kf) divisé'[334]. On peut penser que cet instrument n'aurait pu se perpétuer s'il n'avait pas été réutilisé pour les besoins du rituel de l'ouverture de la bouche. Ce réemploi explique que la forme de l'instrument, placé maintenant dans un contexte purement rituel, va pouvoir varier en fonction de la symbolique propre à ce rituel. On distinguera deux types:
1) Le psŝ-kf de l'Ancien Empire, dont on possède divers échantillons parfois différents par la taille et par la matière. Noter cependant que les psŝ-kf de silex sont plus nombreux, ce qui semble montrer que le mot kf désigne spécialement ce matériau[335].

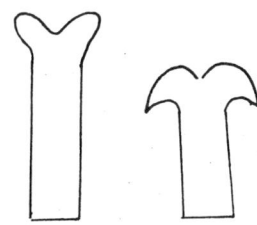

Fig.2: Deux exemples du psŝ-kf de l'Ancien Empire[336].

---

331. l.c.
332. Nous reproduisons la photographie que donne l'auteur comme essai de reconstitution, cf. OMRO 49-50, pl. 38.
333. Cf. Massoulard, RdE 2, 135 sq; excellente typologie dans Van Walsen, o.c., p. 227 sq..
334. Voir l'interprétation de Van Walsen, o.c., p.202 sq..
335. A ce sujet, voir en dernier Midant-Reynes, RdE 33, 43-44.
336. Cf. Van Walsen, o.c., p.228, n°2 (IV° dynastie) et n°11 (VI° dynastie).

2) Le pss̆-kf 'double plume', qui apparaît dans les textes du Nouvel Empire et qui est repris à l'époque ptolémaïque.
Fig. 3: exemples caractéristiques[337]:

Les rapports du pss̆-kf et de la mandibule seront les suivants: l'instrument symbolise celle-ci dans le rituel. Il affirme (pérennité du matériau lui-même, le silex, forme grossièrement comparable) l'intégrité de la mâchoire du bas, cette mâchoire qui avait été 'divisée'. Les textes que nous allons citer vont montrer qu'il y a là une référence essentielle à la mandibule d'Osiris, qui selon la tradition, avait été séparée en deux morceaux. Ces derniers étaient conservés à Hiérakonpolis (voir plus loin p. 115).

D.2 TEMPLE D'EDFOU, FORMULE DE DONNER LE PSS̆-KF.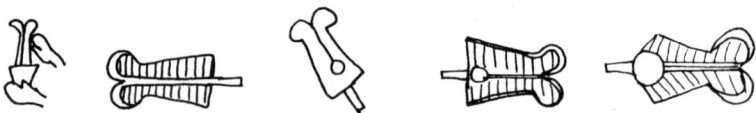

Edfou VII, 152, 13-16 et 153, 1-2.
Cauville, La théologie d'Osiris à Edfou, (BdE 91) p.159.
Texte cité par Otto, Mundöffnungsritual, II, p. 98, et par Van Walsen, art.cit., p. 205.

pss̆-n-kf ẖr.k (t)w3.n.i̯ s(w) m ꜥ.i̯ sꜥr.n(.i̯)

ꜥ(r)ty.k r ḥr.k wꜥt r i̯mnty.k ḫr i̯r gs-dpt.k kt r i̯3bty.k ḥr

i̯r s3.k

---

337. Id., ibidem, p.232, n°10 et 16 (XVIII° dynastie), n°27 (XIX° dynastie), n°36 (XX° dynastie), n°41 (XXVI° dynastie).

spd tsty.k ỉr n k3t.sn ᶜḫᶜ.k ḥms.k r mr.k ntk nṯr

wr wr sw r nṯrw ỉr ḫt n ᶜnḫ n ᶜnḫ(w)

"(Donner le psš-kf. Paroles à dire:)

Le psš-kf est (présenté) à toi. Je l'élève dans ma main et je fais monter (ainsi) ta mandibule[a]) jusqu'à ta face. L'une à ta droite[c]) sera ton rempart[c]), l'autre à ta gauche sera ta protection[d]). Que pointue soit ta denture quand elle entre en action afin que tu manges[e]) à satiété car tu es[f]) le grand dieu, le plus grand des dieux, qui fit les céréales[g]) pour les vivants..."

a) Noter: 1) Les deux graphies ⟨hiér⟩ et ⟨hiér⟩ pour le nom de l'instrument rituel; 2) Le déterminatif du mot ᶜrty qui est ⟨hiér⟩. Il est clair que l'assimilation symbolique est totale. En élevant le psš-kf, c'est le jeu mandibulaire qui est recréé par le rituel. Ce texte s'oppose aux théories de Van Walsen qui font du psš-kf un instrument de 'blocage' mandibulaire[338].

b) Il s'agit de l'hémi-mandibule droite (il serait même préférable ici de traduire ᶜrty par 'les deux hémi-mandibules, partout où ce mot se trouve, en apportant une précision sémantique dont les Egyptiens tenaient compte).

c) gs-dpt 'Schutz' Wb. V, 192,g Littéralement 'fera ta protection gs-dpt. Au sens propre, l'expression désigne le côté du bateau (rapprocher du français 'rempart alvéolaire').

d) s3 'protection'. Sens plus magique que matériel bien que les deux contextes sont inséparables ici. Noter cependant que c'est l'hémi-mandibule gauche qui assure ce type de protection.

---

338. Van Walsen propose de contourner la difficulté en considérant que pour bloquer la mandibule en place, il faut 'l'élever' tout d'abord. Ce texte d'époque tardive montrerait toutefois que le thème de base a été réinterprété. On insisterait davantage sur la 'levée' pour le blocage que sur celui-ci (o.c., p.206). Mais comment expliquer alors que les dents se mettent au travail? Il faut renoncer à une telle interprétation.

e) Littéralement 'se lever et s'asseoir' cf. J.C. Goyon, Le Papyrus Louvre N.3279, (BdE 92) p.61, n.2, pour ce sens dérivé. Il y a peut-être là une référence au jeu mandibulaire qui serait à la base de la circonlocution.

f) En suivant la restitution de Cauville, o.c., p.159, n.3 ( ), meilleure que 'grâce à ton fils', lecture proposée par Otto, o.c. II, p.98.

g) Littéralement le 'bois de vie'. Pour le sens, cf. Wb. III, 342,3. Autres exemples: Vandier, Le Papyrus Jumilhac, p.310.

Notre texte a une 'suite'[339]. En effet, à la même page de l'édition de Chassinat (=Edfou VII, 153, 4-5), se trouve le passage:

ỉn.ỉ n.k ꜥrty.k dmd(tỉ) n sp sꜥr.n(.ỉ) s(y) r-ḥ3w k3.k

"J'apporte à toi tes 'deux hémi-mandibules' à nouveau entières[a]) et je les fais monter auprès de ton ka."

a) Ce qui indique bien qu'elles avaient été séparées auparavant, et en deux parties: c'est le 'bloc' réuni qui 'montera' jusqu'à la face.

INTERPRETATION

Deux aspects sont inséparables:

1) Le psš-kf symbolise la mâchoire inférieure (comme dans le même rituel ou dans ses variantes, les gousses d'ail 'sont' les dents de lait d'Horus ou les quatre bâtons abet désignent les quatre surfaces occlusales des deux arcades dentées[340]). La relation symbolique propose une comparaison morphologique psš-kf - mandibule à laquelle s'ajoute probablement une référence au matériau lui même, le silex[341]. L'assimilation veut être totale. L'instrument psš-kf pourra 'mimer' les différents mouvements de la mâchoire du bas, et donc la représenter en 'action' (aspect sur lequel on insiste au Doc. 2).

2) Mais par ailleurs, l'instrument affirme tout autant l'intégrité de la mandibule du mort. Cet aspect est à relier à une tradition égyptienne selon laquelle la mâchoire inférieure d'Osiris avait été coupée en deux.

---

339. Elle n'est pas citée par Otto ou par van Walsen.
340. Cf. plus loin p. 134.
341. Cf. Midant-Reyne, RdE 33, 43-44.

Le rituel veut par là s'opposer aux mouvements anarchiques des 'deux qui montent' en insistant sur l'intégrité retrouvée des deux parties de l'os mandibulaire. C'est sur cet aspect que l'on insistait principalement dans le passage des textes des pyramides cité plus haut (Doc.1). Il nous reste quelques observations à faire, qui vont dans le sens de notre interprétation:

a) Les pss̆-kf 'double plume' du Nouvel Empire font songer à l'emblème du IIIè Nome de Haute Egypte[342]. Le 'rond' central, parfois représenté, est probablement le nḫn (⊙).

b) C'est précisément à Hiérakonpolis qu'était conservée la mandibule d'Osiris. Le Papyrus Jumilhac est formel:

sw 21 ꜥrty

"IIIè Nome, 21è jour, la mandibule."[343]

A cette 'vignette' correspond le texte suivant:

sw 21 hrw (n) gm(t) sḥwy nṯr

"21è jour, jour où fut trouvée la mandibule divine."[344]

C'est le mot sḥwy qui désigne ici la mâchoire inférieure d'Osiris. Sur ce mot, on consultera la note 870 de l'édition de Vandier. L'auteur rapproche ce mot du terme ss̆wy ou sws̆wy qui n'est attesté que dans le papyrus Smith où il a le sens d'attelles ou de tampons[345]. Par métaphore, ces attelles, souvent en forme d'étriers lorsque, par exemple, elles devaient servir à envelopper un membre blessé, désigneraient ici la mâchoire du bas. Une autre possibilité, que nous propose Yoyotte, est de voir dans ce mot, au sens premier, la désignation des deux liens qui relient la barbe postiche à la couronne et qui sont bien parallèles à la mandibule, elle-même le 'lien' qu'il faut recréer par le rituel. D'où l'emploi métaphorique.

---

342. Pour des exemples, voir Montet, Géographie II, p.41.
343. Vandier, Jumilhac, tableau de la pl. V.
344. Id., ibidem, pl. IV,8.
345. Voir Breasted, Smith, p.189 sq..

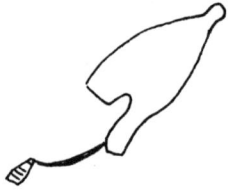

Couronne de Haute Egypte avec barbe et attache de barbe[346].

c) C'est de plus le même mot qui va sans aucun doute être employé dans le passage suivant (Dendera, 'procession des canopes', IIIè Nome de Haute Egypte. Paroles prononcées par la déesse Nekhbet)[347]:

in.n.i̓ n.k ꜥrty.k ꜥk̠(.i̓) sn r ḥr.k sḫrwy swḏ3w m st.sn twt pš̌.t(.i̓)

"Je t'apporte ta mandibule et je la fais rentrer contre ta face. Les deux liens mandibulaires[a]) sont sains et en place. Ce qui était séparé est (maintenant) réuni[b])."

a) L'équivalence ꜥrty = sḫrwy est évidente, comme, de même, la correspondance avec sḫwy, probablement le même mot[348]. Nous adoptons une traduction un peu interprétative pour bien rendre l'idée du texte.

b) La fin de ce passage a posé problème aux traducteurs[349]. Dans ≷ 𓏛 , le verbe pss̆ se rapporte aux deux hémi-mandibules (ou aux deux sḫrwy) dorénavant réunies. Nous avons vu que c'était le but du rituel. Précédant ce verbe, il faut reconnaître une forme graphique de twt 'être complet, rassemblé, réuni'[350].

d) D'autres références données par Vandier confirment que c'est bien à Hiérakonpolis qu'étaient conservées les deux hémi-mandibules d'Osiris[351]:

ḫwi̓.n.i̓ ꜥrty.t m Nḫn di̓.n.i̓ (sy) r pr šnt3yt

---

346. Ce dessin est tiré de l'article de Wildung, Zur Formgeschichte der Landeskronen, in Studien zu Sprache und Religion Ägyptens, p.973.
347. Pour ce texte, cf. Pantalacci, GM 58, 68, sa copie corrigeant Duemichen, Geo. Inschr. III, pl. 56.
348. Id., ibidem, p.72, n.20.
349. Id., ibidem, p.69, qui ne traduit pas.
350. Pour les graphies: Wb. V, 225 sq..
351. Cf. Vandier, Jumilhac, n.870.

"Je protège ta mandibule dans le IIIè Nome et je la place dans la maison de Shentayt."³⁵²

𓀀𓎛𓊪𓏭𓂧𓄿𓂋𓏏𓈖𓏥

ỉn.f n.k Nḫn Nḫbt ḥr ꜥrty

"Il apporte à toi le IIIè Nome, la ville d'El-Kab portant la mandibule."³⁵³

Pour conclure, deux points particuliers méritent d'être précisés: l'intégration du rituel de l'ouverture de la bouche dans la 'pancarte des offrandes' des textes des pyramides et le jeu de mots : $psš$-kf / $psš$.tỉ. Les pancartes d'offrandes si souvent représentées dans les tombes de l'Ancien Empire rassemblent dans un même tableau toutes sortes de produits alimentaires indispensables à la survie dans l'au-délà. Ceux-ci sont groupés logiquement, en différentes rubriques: les viandes ensemble, les gâteaux ensemble etc. Barta, qui a étudié l'évolution présentée par les différentes listes, selon les époques, les classe en un certain nombre de 'listes types'³⁵⁴.

Il appert que chez Ounas (VIè Dynastie), on reprend une liste attestée auparavant, sous la Vè Dynastie³⁵⁵, mais en lui apportant quelques modifications. Tout d'abord, un certain nombre d'offrandes nouvelles apparaissent, nommées en tête de liste: ce sont les instruments et les produits qui vont servir au rituel de l'ouverture de la bouche. Il ne s'agit donc pas ici d'offrandes alimentaires. Mais ils sont néanmoins à leur place puisque l'ouverture de la bouche est un rite qui doit aussi permettre l'alimentation normale du défunt. Autre caractéristique présentée par le texte d'Ounas, chaque offrande (les anciennes et les nouvelles) est maintenant accompagnée d'une formule particulière qui se veut 'explicative' et qui utilise le jeu de mots. Par définition, l'offrande est 'l'oeil d'Horus'. On dira par exemple, à propos de l'offrande de la bière: 'Ounas, prends

---

352. Duemichen, Geo. Inschr. III, pl. 1.
353. Edfou I, 337, 16.
354. Barta, Die altägyptische Opferliste, (MAS 3).
355. Id., ibidem, p.181. Comparer Abb. 5 et 5/6.

pour toi l'oeil d'Horus, afin que tu en sois équipé (ḫtm)'[356] (jeu entre ḫtm 'être équipé' et le nom du vase ḫtm dans lequel la boisson est servie). Ou encore: 'Ounas, prends pour toi l'oeil d'Horus, qu'il retira au dieu Seth' [357] (jeu entre šd 'retirer' et l'offrande qui suit, le fruit išd). On pourrait multiplier les exemples. En apparence, notre DOC 1 repose sur la même construction. La formule 'Je consolide pour toi ta mandibule alors qu'elle était divisée (pšš.tĭ)' expliquerait l'offrande de l'instrument pšš-kf. Van Walsen en tire la conclusion suivante: puisque les jeux de mots que font les formules avec les offrandes semblent parfois un peu forcés (ce serait le jeu de mots à tout prix), les Egyptiens auraient employé le verbe pšš, en parlant de la mandibule, avant tout pour les besoins de la correspondance phonétique , pour le jeu avec le mot pšš-kf. Il faudrait donc interpréter un peu l'usage de ce verbe, ce que l'auteur fait en proposant de comprendre ici 'sagging' (voir plus haut). Nous ne sommes pas de cet avis.

Une lecture 'en suivant' des formules qui accompagnent les offrandes traditionnelles reprises par Ounas sur les listes antérieures ne produit qu'un texte très décousu, ce qui est normal puisque le cohérence n'existe ici que dans la juxtaposition et le regroupement des différents aliments du tableau. Si par contre on fait la même lecture des formules qui accompagnent les produits et les instruments qui servent au rituel de l'ouverture de la bouche, on obtient un texte homogène, très progressif, qui décrit chaque étape du rituel. On aurait envie de dire que les 'offrandes' sont plutôt choisies ici en fonction des nécessités du rituel. C'est vrai, par exemple, pour les offrandes des gousses d'ail qui, dans le rituel, vont symboliser les nouvelles dents blanches du défunt[358]. Il faudrait donc inverser la relation proposée par Van Walsen: c'est le mot pšš-kf qui s'explique par le verbe pšš. La réalité est un peu différente. Les Egyptiens ont probablement voulu insérer un très vieux rituel dans la pancarte remaniée des offrandes alimentaires. L'intégration se fit principalement en adoptant le même découpage (formules + offrandes).

---

356. *Pyr.* 40b.
357. *Pyr.* 95c.
358. Voir le chap. IX. C'est ce qui explique que l'ail (ḥdw) est cité à deux endroits de la pancarte d'offrandes: dans notre rituel 'intégré', puis à sa place classique et traditionnelle, comme produit spécifiquement alimentaire (avec les viandes).

Mais la relation entre le verbe pšs 'être divisé' et l'instrument qui se nomme pšs-kf est sûrement particulièrement ancienne et antérieure à tous ces arrangements littéraires. Une tradition vraisemblablement archaïque a voulu reconnaître dans les pšs-kf, ces témoignages de l'époque préhistorique, ces 'silex divisés' - pour reprendre l'appellation égyptienne si descriptive - une représentation de la mandibule d'Osiris. Ce rapprochement et l'interprétation symbolique devaient s'imposer, le nom, la forme et la matière elle-même de l'instrument allant dans ce sens. Nous pensons donc que le verbe pšs, en parlant de la mandibule mutilée d'Osiris, est un mot essentiel du rituel. Il n'est pas là 'pour la rime'. On notera d'ailleurs que dans la phase du rituel qui suit immédiatement la consolidation préalable de la mâchoire inférieure, et qui est l'ouverture proprement dite de la bouche, il n'y aura pas de jeu de mot évident entre la formule 'j'ouvre pour toi ta bouche' et l'instrument correspondant, l'herminette nedjerty[359]. Cela montre bien que c'est la cohérence du contexte rituel qui prime avant tout malgré l'intégration voulue par ailleurs de ce texte dans la pancarte d'offrandes; et c'est ce contexte bien compris qui doit toujours rester à la base de nos interprétations.

---

359. Cf. Pyr. 30b.

CHAPITRE IX

LES DENTS D'HORUS ET LES GOUSSES D'AIL

I) GENERALITES:

Ce sont deux passages des textes des pyramides, Pyr. 35 a et 79 a (présentés tout d'abord brièvement, cf. DOC.1 et 2), que nous voulons expliquer ici. Ils font partie de cette 'pancarte d'offrandes' dont on a relevé quelques caractéristiques remarquables dans le chapitre précédent. Nous avons vu que chaque offrande du tableau était munie d'une 'formule explicative', la pyramide d'Ounas donnant les premières attestations de cet usage. Nous avons insisté sur la distinction nécessaire qui doit être généralement faite entre les offrandes traditionnelles sur lesquelles vont pouvoir 'jouer' des formules choisies en fonction de certaines caractéristiques des produits offerts - comme leur nom -, et la partie de la pancarte (en tête de la liste et surajoutée à celle-ci) où sont nommés les instruments et les produits indispensables au rituel de l'ouverture de la bouche, qui, eux, ne font qu'accompagner une suite de formules dont l'ensemble forme en ce cas un véritable rituel, même si l'on a voulu toujours chercher une présentation analogue (formule + offrande) pour toutes les parties du tableau. Pyr. 35 a fait partie de ce rituel. Par contre, Pyr. 79 a, formule pourtant analogue et se rapportant à la même plante, correspond toutefois à une offrande plus traditionnelle et avant tout alimentaire. On devra tenir compte des différences de contexte d'emploi pour les comparer.

D.1 Pyr. 35 a (Ounas cité).

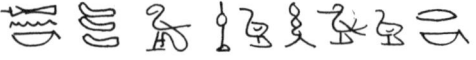 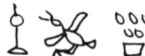

m n.k íbḥw Ḥr ḥḏw ḥtmw r3.k ḥḏw t3 5

"(O Ounas), prends pour toi les dents blanches d'Horus qui garniront ta bouche: (offrande de) 5 gousses d'ail."[360]

Variantes: 1) Pepi II: texte en lacune.[361]

        2) Neit[362]: même texte.

        3) Aba et Oudjebten[363]: pas encore relevés.

---

360. Pour ḥḏw :'ail', voir plus loin.
361. Le nom de l'offrande est conservé.
362. Cf. Jequier, Fouilles à Saqqarah; les pyramides des reines Neit et Apouit, pl. XI, 111.
363. Id., La pyramide d'Aba; La pyramide d'Oudjebten.

Noter pour Pepi II et Neit les formes [hieroglyphs] avec un déterminatif non spécifique (à comparer avec les [hieroglyphs] d'Ounas).

On doit s'attendre ici à ce que l'offrande des cinq gousses d'ail puisse avoir une relation symbolique essentielle avec la formule qui, elle même, doit se rapporter à une phase importante du rituel, là où est affirmée l'intégrité de la denture du défunt.

Des variantes postérieures présentent des additions et des développements intéressants. Chez Senousretânkh[364], les dents d'Horus seront blanches mais aussi saines, 'intactes' (wḏ3). Même formulation chez Padiamenopé[365]. A ces deux emplois de la formule au Moyen Empire il faut ajouter CT VII, 139e qui mérite, lui, d'être cité intégralement (G1T):

[hieroglyphs]

în.î n.k îbḥw.k ḥḏw ḥpw wḏ3w sḥḏ ḥr.k îm t̠3 5 nw ḥḏw

"J'apporte à toi tes dents blanches, voyageuses[366] et intactes, pour que ta face en soit illuminée: (offrande de) 5 gousses d'ail."

Au Nouvel Empire, dans les rituels correspondants, on retrouve les gousses d'ail (t̠3 n ḥḏw) comme offrandes spécifiques. Celles-ci sont très souvent au nombre de 20 et non plus de 5. Il faudra expliquer cette variante. Par ailleurs la formule est assez remaniée, le contexte d'emploi restant cependant comparable:

[hieroglyphs]

m n.k îbḥw n Ḥr ḥḏw wḏ3y ḥḏw t̠3 20

"Prends pour toi les dents d'Horus, (qui sont) les aulx intacts: (offrande de) 20 gousses d'ail."[367]

[hieroglyphs]

m n.k îbḥ(w) n Ḥr ḥḏw wḏ3 r3.k îm.s ḥḏw t̠3 5

"Prends pour toi les dents d'Horus, les aulx sains au moyen desquels ta bouche sera intacte: (offrande de) 5 gousses d'ail."[368]

---

364. Hayes, The Texts in the Mastabeh of Se'n-Wosret-ᶜankh at Lisht, S.80.
365. Duemichen, Der Grabpalast des Patuamenap, pl. 7. Ce texte s'apparente à celui des listes du Moyen Empire (cf. Barta, Opferliste, p.100).
366. Voir plus loin à la conclusion le sens de ce verbe.
367. Mariette, Abydos I, pl. 33. Même texte: MMAF 1, fasc. 1, p.119.
368. Gardiner, HPBM³, p.93: P. Chester Beatty IX, r° 9,11.

On notera la graphie [hieroglyphs] avec le signe de la dent. C'est, ici, l'ancienne numérotation qui est conservée.

[hieroglyphs]

m n.k irt Hr ḥdw wḏ3 r3.k ḥdw t3 20

"Prends pour toi l'oeil d'Horus, l'ail, pour que ta bouche soit intacte: (offrande de) 20 gousses d'ail."[369]

D. 2 Pyr. 79 a (Ounas cité).

[hieroglyphs]

in.i n.k ibḥw.f ḥdw wḏ3w ḥdw 4

"J'apporte à toi ses dents blanches et intactes: (offrande de) 4 coupes d'ail."

On offre donc la même plante que dans Pyr. 35 a, l'ail, ici au nombre rituel de quatre[370]. Cette numération spécifique, ainsi que l'emploi de wḏ3 pour les dents 'saines, intactes' alors que 35 a, version Ounas, parle seulement des dents 'qui garniront la bouche' (ḥtmw r3.k) peuvent suffire à caractériser cette formule. On remarquera que les versions postérieures de ce passage vont confondre généralement les formules 35 a et 79 a (dès Senousretânkh[371]). Pour les rituels du Nouvel Empire cités plus haut, on ne peut distinguer ce qui provient de Pyr. 35 a ou de Pyr. 79 a. Cette confusion finale traduit probablement une même communauté d'origine pour les deux passages des textes des pyramides. C'est, sans doute, de Pyr. 35 a (formule élaborée, à contenu symbolique bien affirmé) qu'est tirée la version 79 a, comme formule d'accompagnement de l'offrande traditionnelle des ḥdw. Il s'agit peut-être ici d'une offrande de bottes ou de têtes d'ail, disposées sur des coupes, car il semble que la notation des 'gousses' (t3) d'ail ne prenne son sens symbolique que dans le contexte propre à Pyr. 35 a.

Mais avant d'aller plus loin, il est nécessaire de voir tout d'abord les éléments qui permettent de reconnaître l'ail plutôt que l'oignon dans le

---

369. Bacchi, Il rituale di Amenhotpe I, p.53.
370. Pour ce nombre, voir notre conclusion.
371. Cf. Hayes, o.c., S.214. Même remarque pour Padiamenopé (Duemichen, o.c., pl. 11) qui mélange la formule 79a et l'offrande de 35a.

mot ḥdw. Il nous restera ensuite à expliquer la symbolique des chiffres 4, 5 et 20 appliqués à la plante ou à une partie de la plante, ce qui nous permettra de conclure.

II) LA PLANTE ḤDW.

Le Wb. (III, 212, 5-9) propose pour ce mot les alternatives suivantes: Knoblauch, Zwiebeln oder ähnlich. On traduit volontiers ḥdw par 'oignon' d'après les travaux classiques de Loret sur le nom de cette plante [372]. C'est le passage Pyr. 35 a qui a fait retenir le sens 'ail' comme alternative possible aux auteurs du dictionnaire de Berlin. Ainsi, Wb. V, 342, 1, rend l'expression t3 n ḥdw par 'von den kleinen Zwiebeln des Knoblauch'. Mais qu'en pensait Loret lui-même?

"Les Allemands traduisent [glyph] par 'ail'. Y-a-t-il une raison de rejeter la traduction classique 'oignon'? J'en vois deux, peut-être:
1) Dans les anciennes listes d'offrandes la formule qui accompagne l'offrande de [glyph] est: 'Voici pour toi les dents d'Horus, blanches et saines'. Il est évident que cette comparaison convient mieux aux bulbilles de l'ail qu'aux gros bulbes de l'oignon.
2) Le [glyph] est souvent complé par [glyph] (par ex. dans les listes d'offrandes la forme la plus ancienne est [glyph]); de même au Pap. Ebers: '7 [glyph] de ḥdw', cela se comprend mieux des bulbilles de l'ail que du bulbe de l'oignon. Il semble qu'on dirait plus simplement 'cinq oignons, sept oignons', tandis qu'une tête d'ail se décompose en plusieurs bulbilles.
Objection: les figurations sont à étudier sérieusement, surtout celles qui se rapportent aux colliers et pectoraux ornés de [glyph]. D'autre part il y a lieu de tenir compte, d'une certaine mesure au moins des textes classiques qui parlent plutôt de l'oignon sacré et ne mentionnent, semble-t-il, l'ail (et le poireau) que pour faire nombre et série." (Loret[373])

On remarquera tout d'abord que les représentations figurées de la plante ḥdw ne permettent pas de reconnaître un type d'allium en particulier.

---

372. Loret, Flore, p.36; RT 16, 101; Sphinx 8, 135. Cette traduction est encore reprise, par ex., par Daumas, LÄ II, col. 521-524, par Barta, Opferliste, passim.
373. Loret, Dictionnaire hiéroglyphique II, p.1166 (inédit; référence d'A. Béné, que nous remercions tout particulièrement).

A L'évidence, le dessinateur n'avait pas de raison particulière pour adopter une figuration moins schématique[374]. Nous sommes dans la même incertitude en ce qui concerne les représentations les plus anciennes de la plante[375].

Les témoignages des auteurs classiques ne nous éclairent pas davantage. On sait qu'Hérodote (II,125) affirme que les Egyptiens à l'époque des pyramides connaissaient l'ail, à côté de l'oignon, mais quelle est la plante qui fait 'série' ici?
Plutarque, par ailleurs, parle d'un tabou relatif à l'oignon[376], et on connaît la satire de Juvénal qui s'en prend à 'ces gens qui vont chercher leurs dieux dans le potager'[377].
A l'évidence, on devait consommer tout aussi bien l'ail que l'oignon à la Basse Epoque. Il faut être plus nuancé pour les époque antérieures.

Le mot qui, en copte désigne ordinairement Allium cepa L., l'oignon, est ⲙⲥⲱⲗ SB378, démotique mdl, hébreu basal[379]. On ne lui connaît pas de correspondant égyptien plus ancien[380]. Le copte ⲍⲧⲓⲧ SB381, dérivé de l'ancien hdw a parfois un sens vague ou dérivé: 'bette, betterave'[382]. On notera que le sens précis d'oignon est conservé toutefois dans une scala copte: ⲡⲉⲍ· ⲡⲉⲙⲭⲟⲗ[383].
En outre, on sait qu'au copte ϣⲕⲏⲛ 'ail', Allium sativum, correspond exactement l'égyptien 𓋴𓏏𓈖 ḥtn, mot d'origine étrangère attesté au Pap. Harris[384]. On pourrait donc penser que le mot hdw a désigné tout d'abord l'oignon. Quant à l'ail, il n'aurait pas été connu avant le Nouvel Empire. C'est en tout cas ce que le relevé précédent des noms

---

374. Voir les figurations du Nouvel Empire lors des fêtes de Sokaris (réf. aux tombes: Keimer, Egyptian Religion, vol. 1, p.52-62).
375. Voir les interrogations de Vandier à ce sujet: Manuel VI, p.96, 109 et passim.
376. Cf. Derchain, S.O. 5, p.34.
377. Voir par ex., les textes réunis par Jacoby, RT 34, 9-15.
378. Crum, Dictionary, p.213b.
379. Vycichl, Dictionnaire, p.278.
380. Il reste à retrouver.
381. Crum, o.c., p.727b et Vycichl, o.c., p.317.
382. Crum, o.c., p.727b.
383. l.c. (réf.P.44=Munier, La scala copte 44, p.166,12).
384. P. Harris I, 19a, 13; 72, 10. Voir Helck, Vorderasien, p.84 etc.

de nos deux liliacées semble montrer. Mais les textes déjà cités plus haut comme ceux dont nous aurons à parler vont s'opposer à cette conclusion apparente. Mieux encore, l'oignon semble faire figure du petit dernier dans le potager égyptien. Nous verrons en effet que chaque fois que le contexte d'emploi sera assez précis pour en décider, c'est plutôt vers l'ail qu'il faudra pencher dans nos traductions. Toutefois, deux aspects du problème posé par le nom de la plante ḥḏw doivent encore être considérés:

1) L'étymologie probable du mot est ḥḏ 'être blanc'[385], ce qui nous donne une traduction littérale très générique. Il est possible de proposer une autre interprétation à partir de ḥḏ 'la massue du type ḥḏ', la plante ḥḏw étant 'la plante en forme de massue'. On aurait là une étymologie populaire[386].

On sait que ce genre de rapprochement n'était pas un jeu de scribe gratuit mais une façon de traduire par l'analyse évidente d'un mot la représentation apparente ou profonde de sa symbolique propre. Si l'on considère maintenant qu'il est toujours possible que l'ail et l'oignon, tout en étant connus l'un et l'autre depuis les époques les plus anciennes, n'aient pas été consommés avec la même fréquence, l'un étant plus courant que l'autre, on en arrive à la proposition suivante: le terme ḥḏw a pu désigner avant tout un des deux types d'Allium, l'ail ou l'oignon, mais le sens générique du terme permettait l'indécision[387]. On peut penser que pour peu que l'une des deux plantes ait été plus utilisée, c'est celle-ci avant tout que le mot désignerait. Le sens trop générique du vocable se résoudrait finalement dans son remplacement par des mots plus spécifiques dont l'introduction dans la langue pourrait être parallèle à des changements d'ordre alimentaire. Cela dit, le mot ḥtn 'ail', qui est bien daté, n'indique pas forcément une apparition plus tardive de la plante. Ce mot peut avoir servi, du moins au départ, à caractériser un 'ail' d'exportation de type différent de celui cultivé en Egypte.

---

385. En dernier, Vycichl, o.c., p.317.
386. ḥḏw resterait quand même encore 'la blanche' si jamais le nom de cette massue était apparenté (tout aussi populairement?) au même radical.
387. Pour les Allium en Egypte: Täckholm, Flora of Egypt, (1954), III, p.87 sq. (très nombreuses références pour notre sujet).

Enfin, on connait des modèles en argile attestant de la très haute antiquité de l'ail en Egypte[388]. On rapporte que Schiaparelli aurait trouvé des véritables bottes d'ail sans aucun doute autochtones[389]. L'oignon, par contre, n'est pas trouvé avant le Nouvel Empire: quelques bulbes dispersés dans diverses cavités des corps momifiés[390]. La documentation archéologique apparait donc insuffisante.

2) Il existe un véritable 'folklore des alliacées' qui est très ancien et dont le premières traces sont bien attestées en Egypte. On sait ainsi que les Coptes célèbrent encore la fête de la 'brise printanière' (Cham--en-nessim) avec l'oignon, l'ail, comme avec les pois-chiches verts et le fesīh, sorte de poisson salé[391]. Schweinfurth a observé que le jour de cette fête 'on coupe des oignons sur le seuil de la porte que l'on trempe de leur jus puis, toujours dans le but de détourner toute espèce de maux et de maladies pendant l'année, on suspend sur la porte un faisceau d'oignons reliés ensemble'[392]. Comme le remarque Keimer, 'il est nullement prouvé que cette fête corresponde au rituel de la fête de Sokaris'[393]. Il ajoute enfin qu'en Haute Egypte, 'on suspend au cou des enfants, exactement comme aux morts des tombes thébaines, un oignon et, plus souvent encore, une gousse d'ail afin de les protéger contre les maux les plus divers, surtout contre le mauvais oeil[394]. On sait que l'on retrouve des pratiques comparables dans tous les pays, parfois encore vivantes aujourd'hui[395].

---

388. Voir Petrie, Prehistoric Egypt, pl. 46, n°24 et p.43; Täckholm, o.c., p.102-103 (substantial finds of garlic).
389. in Schweinfurth, BIE 7, p.49. Voir aussi Darby, Ghalioungui, Food, p.660 et 666 (noter la fig. 17.3).
390. Lucas, Materials, p.301 et 316.
391. Voir Wissa Wassef, Pratiques rituelles et alimentaires des coptes, p.89.
392. Schweinfurth, o.c., p.428, n.1; cf. Keimer, CHE série III, p.352-356.
393. Keimer, o.c., p.353. Pour ces fêtes, du même auteur, cf. Egyptian Religion, vol. 1, p.52-60 et Gaballa, Kitchen, Orientalia NS, 38, 1-76. Ces derniers auteurs renvoient à Kees, Ägypten, p.32 et à id., Götterglaube, p.92 pour la signification symbolique de cette plante que l'on portait au cou pendant les fêtes de Sokaris: oignon symbole de fertilité etc.
394. Keimer, o.c., p.355.
395. Voir l'article très complet de Neustupný, Alliaceous plants in Prehistory and History, Archiv Orientalni XX, p.356-385.

Dans nos textes égyptiens toutefois, si la question de l'antériorité de l'oignon et de l'ail reste posée, des précisions apportées par un contexte particulier peuvent parfois nous indiquer de façon précise à quelle plante on se réfère en fait. Il semble bien que ce soit l'ail qui offre les meilleures corrélations symboliques dont les plus évidentes reposent sur une comparaison morphologique entre les bulbilles de l'ail et les dents ainsi que sur certaines caractéristiques propres à la plante (odeur, couleur, activité pharmacologique) que l'on regroupera dans la notion très générale d'ail 'répulsif'. Un certain nombre de textes égyptiens méritent maintenant d'être cités à ce sujet, dont l'un d'intérêt central ici, fournira la matière de notre DOC.3.

III) TEXTES PRINCIPAUX EN RAPPORT AVEC L'AIL.
1) PAPYRUS MEDICAUX: Kah.28 et Carlsberg IV[396].

"[Moyen de distinguer une femme qui enfantera] d'une femme qui n'enfantera pas. Tu feras qu'une gousse d'ail ([...] Kah; [...] Carlsberg) humectée [de...] reste pendant la nuit entière, jusqu'à l'aube [dans] son vagin. Si l'odeur (de l'ail) passe dans sa bouche, elle enfantera. Si [elle n'y passe pas], elle n' [enfantera] jamais." (Trad. Lefebvre[397]).

2) REMEDES DOMESTIQUES DU PAP. EBERS: Eb. 844 (97,20).

"Autre (remède pour empêcher qu'un serpent ne sorte de son trou): gousse d'ail ([...]) placée à l'entrée de son trou. Il ne sortira plus"[398].

3) P. BERLIN 3027, r°. 1,9-2,6[399].

"J'ai fait ses protections contre toi avec du mélilot. Cela revient à utiliser la force de l'ail pour te détruire, (celle) du miel - certes doux aux humains mais amer[400] pour les morts - , (celle) de l'épine (?)

---

396. Ce sont deux variantes réunies ici en une traduction commune pour pallier aux lacunes des originaux, cf. Grundriss IV[1], p.273.
397. Lefebvre, Essai, p.102. L'auteur traduit par 'gousse d'ail' en rapprochant ce texte d'un passage du Corpus Hippocratique, Sur les femmes stériles, III, §214, qui semble en effet le reproduire. La Grundriss (l.c.) traduit ici 'bulbe d'oignon'.
398. Cf. Grundriss IV[1], p.305 ('bulbe d'oignon' encore); Lefebvre, o.c., p.170: 'gousse d'ail'.
399. Trad. dans Erman, Zaubersprüche für Mutter und Kind, p.12. Nous suivons ici la traduction de Borghouts, AEMT, p.41-42, qui traduit 'garlic'
400. Au sens de 'pathogène', cf. Vernus, RdE 34, p.121 sq..

du poisson Abdu, (celle) de la mâchoire (?) de la vache noire (?), (celle)de l'épine dorsale du poisson Âḫa."

On notera que l'idée d'ail répulsif n'entraîne pas de connotation péjorative pour la plante. Au contraire, ce qui est agréable à l'homme peut être néfaste aux forces de la mort et l'ail comme le miel, chacun de son côté, plaisent aux humains. Quant à la force de l'ail (sa 'saveur'), c'est la force (ḏrt) qui détruira (avec jeu ḫdỉ/ḫdw).

4) STELE DE METTERNICH, 1. 70-71[401].

"C'est le pain d'orge qui va chasser le venin. Il sera refoulé par le sel et la chaleur de l'ail (▭)chassera la chaleur du corps." C'est cette graphie ▭ qui sera caractéristique du texte d'Ounnefer (DOC.3) avec le même sens 'ail'[402].

5) PAP. CHESTER BEATTY VII, r° 6, 6-7[403].

"Tombez à terre, scorpions! Paroles à réciter sur une boulette (?) de pain d'orge, ail et ocre, qui sera cuite et placée à l'endroit de la morsure. Il (le venin) ne remontera pas."

Même contexte que précédemment.

D.3 LES DENTS ET LES GOUSSES D'AIL DANS LA STELE D'OUNNEFER. Cette stèle d'époque ptolémaïque[404] est brisée en deux parties. La partie supérieure est conservée au British Museum (BM inv. n° 190) et nous est connue que par l'ancienne publication de Sharpe, Egyptian Inscriptions from the B.M., pl. 9-12. Une photographie de la stèle nous a été aimablement prêtée par Mademoiselle von Känel, que nous remercions ici. C'est la glyptothèque Ny Carlsberg qui possède l'extrémité inférieure. La cassure doit nous avoir fait perdre au moins une ligne de texte, cf. les traces au sommet de la partie inférieure qui est publiée par Mogensen, La collection égyptienne de la glyptothèque Ny Carlsberg, pl.116 (photo) et p. 106(traduction). La dernière traduction de cette partie de la stèle est due à Borghouts, AEMT, p.82-85[405]. Le fragment de Londres n'a

---

401. Voir Sander-Hanssen, Die Texte der Metternich-Stele. Ce passage est cité par Klassen, OMRO 33, p.20 et 53, n.29. Voir aussi Borghouts, o.c., p.62 (traduction 'garlic').
402. Cf. Wb. III, 211,18, 'knoblauch'.
403. Gardiner, HPBM3, p.60 et pl.35.
404. Borghouts, RdE 32, 43.
405. La plus ancienne que fit connaître cette suite du texte de Londres: Piehl, RT 1, p.135 sq..

jamais été republié en entier.

Tel qu'il se présente, notre texte peut être divisé en quatre parties dont deux nous intéresseront particulièrement:

1) <u>Londres</u> l. 1-23

Conjurations contre les serpents qui reprend les chapitres 225 à 248 des <u>Textes des Pyramides</u>.

2) <u>Londres</u>, l. 23-33.

Suite de formules (<u>dd</u>-mdw) originales à réciter sur un mélange d'ail et de bière dont on asperge les quatre coins de la maison. Encore ici, il s'agit d'un texte de protection contre les serpents. Nous citons la fin de ce passage (= l. 32-33)[406].

ᶜk n pr dd.n.i dd-mdw ḥr ḥdt 4 (?) rdi r kᶜḥ nb

n pr ḥnᶜ ntš pr r-dr.f m ḥdt ḥnkt m wḫ3

r ḥd t3 r s sdrw ḥr ḥnkyt.f

"...(Celui) qui entre, (il) ne sortira (plus) (i.e. le serpent), car j'ai prononcé les formules à dire sur l'ail (sic=les quatre têtes d'ail?) placé à chaque coin de la maison après que la maison ait été aspergée entièrement d'ail et de bière pendant la nuit, avant l'aurore, avant qu'un homme ne dorme sur sa litière."

3) <u>Londres</u>, l. 33-35.

Formule supplémentaire poursuivant le même but. On sait que les conjurations contre les serpents ressortent d'un véritable 'oeil pour oeil, dent pour dent' ('Celui qui mord Ounas sera mordu par Ounas etc.'[407]). Ici, la 'dent du dieu' assimilée à l'ail sera opposée à la dent du serpent.

---

406. On retrouvera ce passage à la fin du fragment de Copenhague (voir plus loin). Une de ces formules a été étudiée 1) par Chabas, <u>Bulletin archéologique de l'Athénaeum français</u>. n°6, p.44, 2) par Borghouts, <u>RdE</u> 32, 43 <u>sq</u>.. Elle correspond aux l. 23 à 25. Le reste est inédit (l. 25-32).
407. Cf. <u>Pyr</u>. 232.

ky r3 dd mdw r3 r r3 ỉbḥ r ỉbḥ hrw pf smȝ

mtwt n ḥfty r3 n nṯr r st r3.k mdt.f r

sḫr mtwt.k ỉbḥ n nṯr r st ỉbḥ.k mdt.f r sḫr mtwt.k

m st.s

"Autre formule. Paroles à dire: bouche contre bouche et dent contre dent, en ce jour de massacrer le poison de l'ennemi. La bouche du dieu est contre l'endroit de ta bouche; ses paroles vont renverser ton venin en sa place." (1.33-34)

Pour les expressions utilisées, cf.:

a) Pleyte-Rossi, Turin 136,4[408]:

kt ỉbḥ (r) ỉbḥ ỉw R^c ḥr sȝw tȝ mtwt

"Autre (formule): dent contre dent. Que Rê garde le poison."

b) P. Chester Beatty VII, r° 7,5[409]:

kt r3 r r3 ỉbḥ r ỉbḥ R^c sȝw mtwt

"Autre (formule) : bouche contre bouche, dent contre dent. Que Rê garde le poison."

La fin de la formule est classique:

šp̌.tn ḥfȝw nb ḥfȝt nb ḏȝrt nb

---

408. Le texte est traduit par Borghouts, AEMT, p.78.
409. Id., ibidem, p.113.

ddft nb nn ꜥk̲.tn r pr pn ntt i̯w Wsi̯r ḥm-nt̲r Mi̯n

nb Snwt Wnnfr m3ꜥ-ḫrw ms n tnt-i̯mn m3ꜥ-ḫrw i̯m.f

"Tombez à terre! serpents mâles et femelles, scorpions et reptiles. Vous n'entrerez pas dans cette maison où demeure le père-divin, prophète de Min maître de Senouet, Ounnefer juste de voix, mis au monde par Tentamon la juste de voix." (1.34-35)

4) <u>Londres</u> 35-36 et <u>Copenhague</u> 37+x à la fin.

Cette quatrième et dernière partie de la stèle va développer le thème amorcé précédemment et justifier, par l'origine mythique de l'ail, son utilisation magique.

i̯n.n.i̯ i̯bḥ n nt̲r r dr tn i̯bḥ pn

nnw ḫr ḥr t3 m-ḫt ḫwn.f rd ḥr

t3 3ḥ3ḫ ḥr mrw i̯w sḫr.k i̯w sḫr

st .[k]...   (fin de <u>Londres</u>)

"J'ai apporté la dent du dieu pour vous chasser. Cette dent c'est la racine[a] qui tomba à terre après sa jeunesse, qui poussa sur la terre, qui fleurit sur le désert. Tu es renversé, (ta?) place (?) est renversée........." (1.35-36, fin du fragment de <u>Londres</u>).

a) En lisant <u>nnw</u>, cf. 'racines', mot qui n'est pas au <u>Wb.</u> (exemples réunis par Meeks, <u>AL</u> 77.2123).

Pour les équivalences dents-plantes-racines, voir plus haut, p.80.

La suite du texte nous confirmera que cette dent-racine qui tomba 'après la jeunesse du dieu' est une dent de lait, une dent déciduelle, le dieu implicitement nommé étant Horus.

"..... en ce tien nom d'ail quand tu entreras dans cette maison où demeure l'osiris père divin, prophète de Min, seigneur de Senouet,

Ounnefer juste de voix, mis au monde par Tentamon la juste de voix, afin de fermer la bouche à tout serpent mâle ou femelle, à tout scorpion et reptile, qui mordent avec la bouche ou qui piquent avec la queue. Tu les massacreras et ce sont les mains de Rê, Horus, Thoth, de la grande et de la petite Ennéade, qui massacreront leurs ennemis au moyen de toi. Tu casseras leurs têtes en ce tien nom d'ail[a]. Tu ouvriras ta bouche contre eux en ce tien nom 'd'ouvreur de bouches'[b]. Tu les mangeras en ce tien nom de 'celui qui dévore'[c]. Tu moudras leurs chairs quand un serpent viendra en son heure, en ce tien nom de ndr-ḥ(ᶜ)w [d]. O, oeil blanc d'Horus qui sort de terre[e] - celui qui consacre le peuple d'Horus - est son nom, puisse-t-il protéger son Horus des compagnons de Seth[f]. Tu fermeras la bouche de tout serpent mâle et femelle, de tout scorpion, de tout reptile. Ils ne pourront entrer dans cette maison où demeure l'osiris N. fils de N.. La chaleur de ta flamme est dirigée contre eux[g]. Tu les massacreras et ils périront à cause de ton amertume[h]. Paroles à réciter sur de l'ail moulu et pulvérisé dans de la bière. Arroser la maison avec cela pendant la nuit, avant l'aurore. Aucun serpent mâle ou femelle, scorpion, reptile, mort, morte, ne rentrera dans cette maison[i]." (fin du fragment de Copenhague et fin du texte).

a) Jeu entre ḥdỉ 'détruire' et ḥdw 'ail' (cf. P. Berlin 3027, cité plus haut). Là encore Borghouts traduit 'garlic' (cf. AEMT, p.82, passim).

b) Allusion à la saveur de la plante. Voir aussi note e).

c) Le sens du surnom échappe ici.

d) Pour ndr-ḥ(ᶜ)w/ndḥt, cf.p. 45.
Morphologiquement c'est effectivement à la 'canine' que ressemble une gousse d'ail et on sait que la dent ndḥt est, par excellence, une dent broyeuse.

e) La comparaison se fait avec le bulbe de la plante qui est extrait du sol. Il y a peut être une idée analogue dans un passage des légendes relatives aux fêtes de Sokaris à Memphis:

wn r3.k r ḥdw pr m ḥsp Gb

"Ouvre ta bouche à l'ail qui sort du potager de Geb."[410]
Pour l'ail comme 'ouvreur de bouche', voir plus haut notre note b). On doit se demander si le contexte propre aux fêtes de Sokaris n'a pas fourni quelques thèmes repris ici dans ce texte de magie 'domestique'[411]. La stèle d'Ounnefer, document d'origine memphite, pourrait nous donner quelques indications sur le sens oublié de ces anciennes fêtes (voir note suivante).

f) ḥwỉ a les sens complémentaires 'frapper' et 'consacrer' (on frappe une offrande pour la consacrer, cf. Wb. III, 47, 2-3). Ce sont des 'sujets du roi' qui sont consacrés ici. L'instrument rituel adapté est l'ail, plus précisément la tête d'ail, cet oeil blanc d'Horus qui est aussi un rappel symbolique de l'arme royale par excellence, la massue ḥḏ. Je ne connais pas d'exemple d' 'adoubement' fait avec cette arme chargée d'une puissance redoutable. On notera d'ailleurs que l'on mâchait volontier les ḥḏw pendant les fêtes de Sokaris, ce qui est un mode magique d'incorporation des forces commun et qui devait être suffisant ici. La particularité de ces fêtes serait qu'elles proposent un échange de moyens de protection entre le roi et ses sujets. On sait ainsi que c'est équipé de ces aulx, portés souvent en collier, que l'on faisait le tour de la ville dans une espèce de ronde magique où les gens 'consacrés, protégés, voués à l'ail' déterminaient un espace de protection autour de Memphis, c'est à dire de la demeure du roi. La protection du roi serait assurée par un grand rituel où prendrait part la population, récompensée en retour par une protection analogue. C'est ce thème qui est repris par la stèle d'Ounnefer, qui devient ainsi une des sources principales (bien qu'insuffisante aussi[412]) pour comprendre la signification des fêtes de Sokaris à Memphis.

g) Cf. Metternich 71, passage cité plus haut.

h) Ou, mieux, 'ton action pathogène', cf. Vernus, RdE 34, 121 sq.. Comme dans le P. Berlin 3027 (passage cité plus haut) l'ail n'est pas considéré néfaste en lui même. C'est pour les forces de la mort

---

410. Cf. Keimer, Egyptian Religion, vol.1, p.58, n°26.
411. Au sens ou la tombe est la 'demeure' du mort.
412. Il s'agit donc, tout au plus, d'une hypothèse qui attendra confirmation mais qui pourrait expliquer un des aspects importants de ces fêtes.

qu'il est dangereux.

i) Passage identique au fragment de Londres, l. 32-33 cf. plus haut.

IV) CONCLUSION.

On a vu que la symbolique de l'ail qui est bien attestée dès les textes des pyramides est connue encore à l'époque ptolémaïque, où Ounnefer compose sa stèle à partir d'originaux probablement très anciens. Nous avons rencontré des relations dents-gousses d'ail que l'on a pu replacer dans le contexte général de l'ail répulsif. Quelques précisions peuvent être maintenant apportées aux premiers textes que nous avons cités et qui sont le sujet de notre étude: Pyr. 35a et 79a (D.1 et 2).

Entre Pyr. 35a et 79 a, nous avons surtout une notation différente de l'offrande associée. On donne quatre coupes d'ḥdw en 79a. Ce chiffre quatre est traditionnel et se retrouve par ailleurs dans la pancarte. Drioton a montré qu'il s'agit d'un nombre sacré, d'origine héliopolitaine[413].

Pyr. 35a nomme cinq gousses d'ail qui symbolisent les dents d'Horus. Par rapport à l'offrande précédente, il y a une précision morphologique (on précise qu'il s'agit de 'gousses', ṯ3) et une nouvelle numération. On a vu que, chez Senousretankh par exemple, le chiffre 5 remplace déjà 4 dans le contexte 79a et que c'est ce chiffre (ou alors 20) mais jamais 4 qui accompagne l'offrande, toujours ṯ3 n ḥdw, dans les rituels du Nouvel Empire.

Nous savons que la stèle d'Ounnefer nous parle d'une dent d'Horus, 'racine' assimilée par ailleurs à l'ail, et qui tomba à terre, après la jeunesse du dieu. Cette dent est sans aucun doute une dent de lait.

On sait qu'il y a dans la denture lactéale, cinq types de dents différents:

      1) Incisive centrale
      2) Incisive latérale
      3) Canine
      4) 1è molaire de lait
      5) 2è molaire de lait

Ces cinq types de dents sont bien différenciés et peuvent être morphologiquement distingués. Il y a une symétrie droite - gauche pour

---

413. Drioton, in Miscellanae Gregoriana, p.76 sq..

le bas et le haut qui délimite pour les deux arcades dentées, quatre quadrants (on retrouve le type d'analyse héliopolitain) comprenant chacun les cinq types de dents en question. Le nombre de dents est bien entendu de vingt au total et ce nombre ne varie pas avant les perturbations entraînées par l'apparition de la première dent permanente, la dent de six ans. 'Après la jeunesse du dieu' se réfère à cette phase de remaniements, dans la stèle d'Ounnefer.

Nos cinq gousses d'ail se réfèrent donc à ces cinq types de dents[414]. La notation du Nouvel Empire (20 et non plus 5) montre que l'on savait de quoi il s'agissait et que la tradition n'était pas perdue.

Il est enfin singulier que ce chiffre 5 apparaisse que deux autres fois dans les textes des pyramides, dans des passages de purification préliminaire au rite d'ouverture de la bouche. Ainsi le natron de Basse Egypte et celui de Haute Egypte sont donnés sous la forme de cinq 'pastilles' ($\underline{t}3$ encore) pour la purification d'Horus[415]. Le texte précise 'pour que ta bouche soit la bouche d'un veau de lait le jour de sa naissance'[416]. Dans cette purification préalable de la bouche, a-t-on voulu noter par les cinq pastilles ces cinq dents de lait (dents nouvelles donc pures, premières dents de la vie ou de la renaissance) qui allaient percer et qui étaient encore là, enfouies, la bouche du dieu n'étant encore que celle 'd'un veau de lait le jour de sa naissance'? Cette interprétation serait confirmée par ce passage des <u>Coffin Texts</u>, cité comme variante de 35a, où l'on disait que les dents blanches d'Horus 'voyageaient' (hpi) pour que sa bouche en soit toute 'illuminée'. Ce voyage des dents fait songer à leur mise en place sur les arcades. Ajoutons enfin que la présence commune de l'adjectif $\underline{hd}$ 'être blanc' dans les passages des textes des pyramides où l'on parle des dents,[417] s'inscrit bien dans la même idée de jeunesse et de renaissance. Rappelons nous du début d'un texte de résurrection des Pyramides: "O roi, rends blanches ($\underline{shd}$) tes dents"[418].

---

414. Pour les huit types de la denture adulte et l'Ennéade, cf. le chap. suivant.
415. <u>Pyr.</u> 26f et 27e.
416. <u>Pyr.</u> 27d.
417. Voir encore <u>Pyr.</u> 791c; 1866.
418. Cf. <u>Pyr.</u> 1916b (= Faulkner, <u>Suppl.</u>).

CHAPITRE X

LES DENTS DU DEMIURGE
dans le Document de Théologie Memphite
(DTM)

ETUDE D'UN CONTEXTE D'ANATOMIE SACREE

I) GENERALITES:

C'est dans la partie théologique du Document memphite que sont nommées les dents du Démiurge. Celles-ci, en compagnie de ses deux lèvres se rapporteraient au mode de création, la création par le Verbe à laquelle le Document renvoie, autant qu'il va renvoyer, en parallèle, à l'ancienne conception héliopolitaine qui fait du dieu Atum le dieu créateur par la semence et par les mains. Ce sont les relations possibles entre les dents, les lèvres, la semence et les mains que nous voulons essayer de préciser ici.

Le DTM nous est connu par la stèle BM 135, gravée sous le règne de Shabaka[419], et ne serait que la copie d'un original très ancien trouvé 'mangé aux vers' comme l'affirme le texte lui-même en préambule (1. 1 à 2). Il existerait donc un archétype que l'on a essayé de situer chronologiquement selon la nature du texte et selon les graphies présentées. Tout en nuançant leurs jugements, Sethe puis Junker ont pensé à un original des premières dynasties. Ainsi, pour le dernier nommé, la première version aurait été conçue entre la IIIè et la Vè dynastie, mais il faudrait reconnaître déjà, à cette lointaine époque, la possibilité d'une réadaptation continue aboutissant à un texte 'définitif' rédigé dans la langue propre de la Vè dynastie. C'est cet original évolué qu'aurait recopié le clergé de Ptah et qui nous est maintenant le seul connu[420]. En dernière analyse, il faut se reporter à Schlögl[421], qui note que les égyptiens ont fait de l'archaïsme à toutes les époques et qui propose de relever la date de conception jusqu'à la XIXè dynastie, mais surtout à Junge[422], pour qui l'on aurait affaire à un texte de la XXVè dynastie (la stèle nous donnerait le texte original) à tendance archaïsante.

---

419. Sur ce pharaon, Leclant, LA V, col. 499 sq..
420. Cf. Rusch, OLZ 32, p.145-146.
421. Schlögl, Der Gott Tatenen, p.110 sq..
422. Voir Junge, MDIAK 29, p.195 sq..

Les arguments présentés par le dernier auteur sont des plus convaincants. Comme il va de soi, par ailleurs, que l'on ne connait pas l'étendu des textes, ceux-ci très anciens, qu'a pu utiliser le clergé de Ptah pour la rédaction du Document[423], on ne peut se servir de 'l'argument chronologique' pour séparer dans le DTM ce qui serait de source héliopolitaine ou de source purement memphite.

Nous verrons en outre, ce qui intéresse précisément le point particulier qui nous occupe ici, qu'il n'y a pas de toute façon concurrence entre deux doctrines - celle de Memphis voulant rejeter dans l'ombre celle d'Héliopolis - mais seulement adaptation, et que le dieu Atum (et donc les parties de son corps qu'il utilise comme outils de la création) aura dans le DTM une place d'autant plus prépondérante qu'il n'est cité que comme instrument majeur au service de Ptah.

> Etude de base: Junker, Die Götterlehre von Memphis, qui donne la bibliographie antérieure.
>
> Comptes rendus: van de Walle, CdE 16, 80-85; Spiegel, OLZ 45, cl. 158-165; Janssen, JEOL, 310; Sainte Fare Garnot, Religions, p.62-65 et 179-180.
>
> Traductions: Bresciani, Letteratura, p.14-17; Wilson, in ANET, p. 4-6. Pour les parties du texte qui nous intéressent particulièrement ici, Sauneron, Yoyotte, SO I, p.62-64 et n.131-133.

Le passage utilisé est celui donné par Junker. (Pour la numérotation des lignes de Breasted, ZÄS 39, pl.1 et 2).

DTM ligne 55:

"Son Ennéade est devant lui, étant les dents et les lèvres, c'est-à-dire la semence et les mains d'Atoum. En effet, l'Ennéade d'Atoum s'est manifestée comme sa semence et ses doigts. Mais l'Ennéade est, en fait, les dents et les lèvres dans cette bouche qui prononça le nom de toute chose, dont Chou et Tefnout sont sortis, et qui a mis au monde l'Ennéade."

(Traduction Sauneron, Yoyotte)

Par la suite, notre texte va analyser comment, à partir des informations fournies par les organes des sens, le coeur va établir le contenu du

---

423. Pour les bibliothèques des temples de l'époque, cf. Grimal, MMAF 104, p.37, n.2.

message créateur. On y a vu un véritable petit précis de physiologie empirique et, sans aucun doute, les rédacteurs ont voulu qu'une telle lecture soit (aussi) possible:

m33 irty sḏm msḏrwy ssn fnḏ

s‛r.sn ḫr ib

"Le voir des yeux, l'entendre des oreilles, le respirer du nez, ils montent jusqu'au coeur."

Cette 'information' qui 'monte' au coeur, ce sont les images, les sons et les odeurs. On sait que dans le papyrus Ebers est exposée la théorie égyptienne des mtw, les vaisseaux chargés de sang, de lymphe ou d'air qui relient, sans exception, les différentes parties du corps au coeur. Ici les voies sont afférentes et c'est maintenant en empruntant une voie éfférente, qui du coeur conduit à la bouche, que la réponse sera transmise:

ntf dd pr ‛rkyt nb(t) in ns wḫm

k33t h3ty

"C'est lui (le coeur) qui fait que sorte constamment toute ‛rkyt et c'est la langue qui répète ensuite ce que le coeur a pensé (k33t)."

L'‛rkyt est une émission du coeur. Elle en sort (pr) après y avoir été conçue. Elle ne peut se confondre avec la parole puisque celle-ci résultera finalement de l'action de la langue qui va répéter ce que le coeur a imaginé, mis en ordre, pensé (k33t) et qui constitue justement cette ‛rkyt. Il y a dans les mots de la racine ‛rk cette idée de processus achevé, de chose menée à bien. (Voir ‛rk 'achever, terminer' (Wb. I,212, 3-7 "vollenden") et ‛rk 'être intelligent, percevoir, connaître, gain full knowledge of'[424]. Voir encore le substantif ‛rk 'dernier jour du mois' (Wb. I,212,8-9) et Meeks, AL 770707-11, 78763-64).

Plus qu'à la décision que prendrait le coeur (Wb. I,212,16 'Entschluss?')

---

424. Gardiner, JEA 32, p.74, n.1.

notre mot se rapporterait au contenu du message qui est achevé donc 'signifiant'. Maspéro s'est le mieux rapproché de cette idée en parlant de 'concept arrivé à maturité'[425].

L'^{c}rḵyt est donc le contenu profond de ce qui sera par la suite la parole et le rôle de la langue va concerner la parfaite expression du message, son articulation.

Ainsi dira le texte:

"Toute parole du dieu s'est manifestée selon ce que le coeur concevait (k33t) et ce que la langue ordonnait (wḏ)." (ligne 54)

<u>Organes des sens</u>

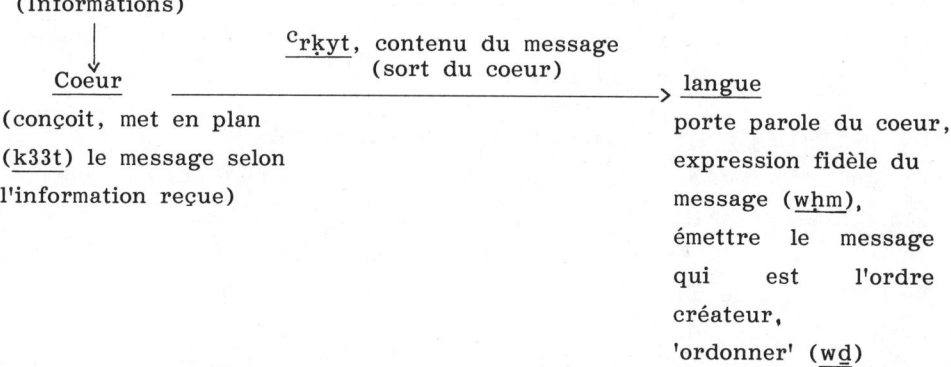

(Informations)

Coeur — ^{c}rḵyt, contenu du message (sort du coeur) → langue

(conçoit, met en plan (k33t) le message selon l'information reçue)

porte parole du coeur, expression fidèle du message (wḥm), émettre le message qui est l'ordre créateur, 'ordonner' (wḏ)

On sait que ce schéma dépasse le contexte propre à notre document, celui de l'acte créateur par la pensée et la parole. Pour les Egyptiens, le coeur, centre de décision, relié à chaque membre et organe du corps humain, agit sur ceux-ci en toute circonstance, les contrôlant et leur donnant l'influx nécessaire.

Son action sur la langue ne sera qu'un cas particulier que l'on développe ici et qui exploite une théorie plus générale de la connaissance et de la réalisation. C'est d'ailleurs ce que montre le <u>DTM</u> quand il nous dit que ce coeur et cette langue dont on parle sont ceux 'qui sont dans le corps et la bouche de tout dieu, homme, animal ou reptile.' (ligne 54)

Il apparaît nécessaire, avant d'étudier le rôle que jouent les différentes parties du corps citées par le <u>DTM</u>, et principalement celui des dents, de citer quelques textes qui se rapportent eux aussi au démiurge qui va

---

425. Maspéro, <u>RT</u> 24, 172, n.2.

créer par la parole et qui ne sont pas exempts de termes anatomiques. Nous insisterons particulièrement sur le Spell 321 des CT, à partir duquel seront abordés certains aspects de notre sujet d'étude qui renvoient à des principes anatomo-physiologiques qui déterminaient pour les Egyptiens la formation et l'articulation du langage avec les rôles récurrents qu'ont alors Shou, Sia et Hou. Ces derniers assureront au niveau du divin l'application de ce qui ne relevait par ailleurs que d'une théorie générale et explicative de cette possibilité quasi magique d'émettre des sons chargés de signification, de pouvoir. On sait l'importance en Egypte de la magie des mots, thème souvent exploité et qui représente une des constantes principales de la pensée égyptienne: pouvoir des mots, pouvoir de l'ordre qui est lancé, pouvoir magique du mot qui représente l'objet et l'enferme alors dans la réalité des choses.

II) LE SPELL CT 321 ET LES CHEMINS DE LA PAROLE[426].

Ce Spell des Coffin Texts se rapporte en plusieurs endroits à la tradition héliopolitaine. Le thème est le suivant: le dieu Hâpy (dont il s'agira ici de reconnaître la toute puissance) veut entraîner à sa suite l'Ennéade d'Héliopolis, celle d'Atum.

Certes, il reconnaît la toute puissance du démiurge, mais comme il est un dieu aux rives et aux méandres 'agréables', caractéristiques évidentes du dieu de l'inondation, il va s'insinuer au centre même du processus créateur. De lui dépendra alors le phrt, le circuit-territoire des dieux Hou et Sia, qu'emprunte la parole qui sort du coeur d'Atum.

Le début du Spell présente Hâpy et ses prétentions:

"O l'Ennéade des dieux, venez à ma suite, montrez ma puissance, créez mon prestige, (en) reconnaissant celui qui fut avant (tout autre) à l'époque du Noun. Je suis Hâpy, celui qui vient dans la joie, doux d'amour, souverain des puissants, le dieu maître de ce qu'il a complété. Des prières et des adorations me sont données car personne ne peut produire (de lui-même) ce dont il a besoin parmi mes offrandes, et personne ne peut se procurer de lui-même des choses semblables à mes productions. C'est en effet moi, Hâpy, le large de face qui créa les dieux, le souverain des Heqets, dieu auguste, secret d'idt(?). Un dieu ne peut vivre que selon ce que je décrète. J'ai fait que ma puissance aille tout

---

426. Cf. CT IV, 146-147.

le long de la terre et que, quand elle arrive, l'herbe des champs et le papyrus (des marais) se mettent à croître à cause du grand flot. Dès lors, lorsque mon ba s'élance sur le ciel jusqu'à Horus souverain d'Héliopolis, c'est Rê qui se réjouit à mon propos, de même que celui qui est dans sa barque, agissant ainsi selon ma nature qu'il annonce aux dieux qui sont venus à l'existence devant lui."

Le texte poursuit par une reconnaissance d'Atum démiurge:
"...(quelques mots intraduisibles)...Certes, je connais l'Unique qui est vénéré ici et dont le ba est plus puissant que celui des dieux. Il créa tout en s'accouplant, empoignant sa jouissance."

Se référant maintenant à une autre légende, celle qui concerne un Atum créateur par le verbe, le texte montre le rôle qu'a pu jouer Hâpy dans l'émission de la parole créatrice. D'Hâpy, Nil et Inondation, dépendent des rives, des chemins, des canaux, des conduits et des méandres. C'est bien grâce à lui que la parole, sortant du coeur, parviendra à la bouche du démiurge Atum, car elle doit pour cela emprunter un chemin obligé, anatomique, qui va' de Sia à Hou'. Ainsi il sera dit qu'Atum fait sa place à l'intérieur des chemins d'Hapy. Mais comme, en outre, ces chemins seront aussi les sentiers tortueux de l'au-delà, c'est Hou et Sia et donc finalement la parole créatrice d'Atum qui vont les nommer, les rendant au passage accessibles au défunt.

Le début du texte manque néanmoins de clarté:

phr.n.f ḫr.i (pour ḫr k3bw.i ?) ink ꜥ3b[427] k3bw

ir st.f m-ḫnw (n) k3bw.i

"Elle a circulé (= sa parole, celle d'Atum) par devers moi (?) (ou par devers mes chemins), car je suis un (dieu) aux chemins agréables et sa place s'établit (donc) (= son coeur?) à l'intérieur de mes chemins."

Ce passage est corrompu, mais nous n'avons, malheureusement, que cette version. Nous supposons un tn abusif pour k3bw 'chemins'; même substitution plus loin, CT IV, 1470: ir.n rnw nw tn^{sic} 'créons les noms (= dénommons) de ces chemins ', restitution qui repose sur IV, 1471:

---

427. Pour la lecture, Faulkner, AECT I, p.250, n.17

šm.n ỉr.n rnw nw k3b pf 'allons dénommer ce(s) chemin(s)'.
Il faut lire ici phr.n.f plutôt que phr.n.ỉ (f pour Atum ou sa parole),
soit, à la fin: phr.n.f ḥr k3bw.ỉ, ce qui donne un sens.

La suite du texte est plus explicite:

r3.f prt m ỉb.f ḏs.f phr.n.f ḥnᶜ Šw

ḥr phrt nt Ḥw Si3 nḏ ḫt m-ᶜ.f

ḏd.n n.f Ḥw Si3 mỉ r.k šm.n ỉr.n

rnw nw k3b pf ḫft prt m ỉb.f p3

phr ḥnᶜ Šw s3.f pw ms.n.f ḏs.f

"Sa parole c'est ce qui sort de son propre coeur, qui a circulé en compagnie de Chou sur le circuit qui va de Hou à Sia et au moyen de qui (= la parole) les choses furent demandées[a]. Hou et Sia disent à elle (= la parole): -'Viens donc et allons dénommer ce(s) chemin(s) selon ce qui est sorti de son coeur (= la parole) et ce qui voyagea en compagnie de Chou, ce sien fils qu'il a mis au monde de lui-même'."

a) Il faut renvoyer les pronoms affixes après phr.n (IV,147i) et m-ᶜ (IV 147j) au mot ⟨r3⟩, 'parole' (IV,147k) et non pas à Hâpy, solution que donne pourtant Zandee pour ce passage, ce qui ne donne guère de sens: 'Er (Ḥᶜpỉ)ist um das phrt Land des Hu und des Sia herungezogen zusammen mit Shu'[428]. Il nous semble que ce n'est pas d'Hâpy dont on parle, mais que c'est Hâpy lui-même qui parle, affirmant la toute puissance d'Atum, ce qui reviendra à la fin à justifier la sienne, ce qui d'ailleurs constitue la conclusion de notre Spell:

---

428. Zandee, Schöpferwort, p.42-42.

"Atum parle aux dieux: -'Voici ce que je dis dans le ciel: allons dénommer ces chemins. En vérité nous annoncerons ainsi que sa puissance (=celle d'Hâpy) est semblable à la mienne propre."

Les derniers mots du Spell ressemblent à un cri de victoire d'Hâpy (ou du défunt assimilé):

"Je suis le maître des dieux, je suis Hâpy, je ne serai jamais faible."

La structure de ce texte est bien évidemment magique: identification du défunt à Hâpy, ce dernier prenant en outre une place essentielle dans l'acte créateur du démiurge d'Héliopolis.

Ce qui nous intéresse ici ce sont les éléments empruntés à la physiologie héliopolitaine du langage créateur. Nous les schématiserons ainsi:

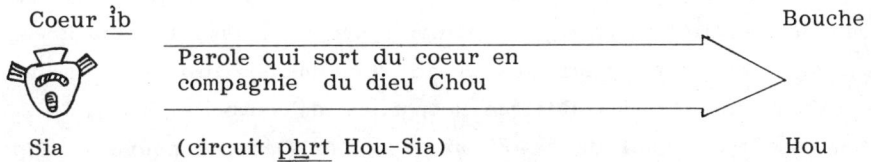

Entre le Spell 321 del CT et le DTM, il y a une grande disparité des contextes. Le Document memphite témoigne d'un recherche visant à présenter la totalité d'un cosmogonie. Le Spell 321 veut insister, au passage, sur le rôle joué par le dieu Hâpy dans le parcours de la parole du coeur à la bouche d'Atum, en tant que dieu 'dont les voies sont agréables'. On citera les points de comparaison suivants:

Document memphite	Spell 321
Origine: coeur (h3ty)	Origine: coeur (ỉb)
Rôle: K3ỉ:concevoir, imaginer mettre en plan.	Rôle:idem, sous-entendu
pr: faire sortir l'crkyt (sens du message)	pr: faire sortir la parole
Contexte anatomique:	Contexte anatomique:
1) Voies afférentes:	1) Voies afférentes:
Yeux, oreilles, nez	pas citées
2) Voies efférentes:	2) Voies efférentes:
vers la bouche, la langue etc. mais le texte n'en parle pas avec précision.	Ici on insiste sur le circuit-territoire anatomique(phrt) de Hou à Sia: c'est une voie dont Hâpy peut se dire le maître.

La langue, puis les dents et les lèvres - qui seront citées en même temps que la semence et les doigts - jouent un rôle déterminé.	C'est Sia et Hou qui agiront de concert avec la parole pour nommer les chemins de l'au-délà et, par extension, pour dénommer toute chose.

L'intérêt principal du Spell 321 est qu'il contient certains éléments peu ou pas représentés dans le DTM (rôles de Chou, Sia et Hou, le territoire anatomique Sia-Hou) mais qui sont pourtant essentiels à la compréhension de la tradition héliopolitaine. Nous verrons ainsi qu'il permet de préciser encore davantage certains aspects importants du Document, notamment la place exacte que prend Ptah dans le processus créateur et le rôle particulier des différentes parties du corps citées. Il est donc nécessaire maintenant de revoir un à un ces éléments nouveaux apportés par ce passage des Coffin Texts.

III) LE DIEU CHOU, SUPPORT DE LA PAROLE.

Un autre Spell des CT, le n° 75, 'Chapitre concernant le ba de Chou et de prendre la forme de Chou'[429], présente certains éléments de la personnalité de ce dieu qui permettent de comprendre pourquoi, dans le Spell 321, la parole sortait du coeur 'en compagnie de Chou'.

Le ba de Chou, c'est l'air, le vent, l'atmosphère, formes du dieu qui furent exhalées par le nez du démiurge héliopolitain. Par ailleurs, l'air est une forme invisible: 'Il m'exhala par son nez'[430]; 'Je suis celui dont la forme fut exhalée'[431]; 'Je suis le ba de Chou, le dieu à la forme invisible'[432].

Le démiurge le créa dans son coeur, au moyen de sa puissance magique ($3ḫw$) et non par son verbe créateur: 'Il me créa dans son coeur, me produisant au moyen de sa puissance magique'. Plus loin, on nous précise le mode de création particulier suivi par le démiurge: '(Etant celui dont la forme fut exhalée) il ne me mit pas au monde au moyen de sa bouche, il ne me conçu pas au moyen de son poing, mais m'exhala par sa narine

---

429. CT I, 314-405, cf. Zandee, ZAS 97,99.
430. CT I, 338b, cf. B2L.
431. CT I, 338c, B2L.
432. CT I, 317b, M4C.

après m'avoir fabriqué au milieu de sa trachée(nfr)'[433]

Nous voyons donc que les modes de création habituellement reconnus à Atum ne concernent pas Chou. Ce dieu provient des 'chairs' du démiurge: 'Je suis venu à l'existence à partir du corps du dieu autogène'[434]. On nous précisera: 'Je suis celui qui était dans le côté du dieu' ([hieroglyphs] ỉmy dr(ww) n nṯr)[435]. Chou aurait tout aussi bien pu sortir de la bouche du démiurge en tant que souffle[436], mais la bouche d'Atum est reliée ici au processus de création par la parole qui elle, est postérieure à l'émission du dieu Chou.

Le texte revient sur ce thème en notant que Chou ne doit pas obéir à Heka, ayant été créé avant lui. On sait qu'Heka contrôle ici la parfaite adéquation de la parole-ordre qui est créatrice[437]. Un dieu venant à l'existence après la prononciation de son nom par le démiurge, 'obéit' à cette parole, car il 'vient' à son appel: 'Je n'obéis pas à Heka, ayant été créé avant lui'[438]. Cette phrase montre bien que Chou se place avant l'émission de la parole.

Dans un premier temps le démiurge exhale Chou, créant ainsi l'air. C'est cet air qui jouera alors le rôle de 'porteur de la voix'. Comme l'a montré Derchain, il y a là un 'embryon de théorie acoustique'[439], où le dieu Chou est 'l'image idéale de l'intermédiaire'[440]. Nous noterons la correspondance avec le Spell 321 où la parole circulait 'en compagnie de Chou'. Le dieu y jouerait le rôle de support matériel relativement passif qui permet le transport de la vibration acoustique. Mais on sait que cette vibration n'est pas forcément la parole parfaite, modelée, articulée et efficace. Selon le Spell 321, c'est de Hou et de Sia que dépend cette efficacité, en fonction de l'activité de ces deux divinités à chaque extrémité du phrt-anatomique qu'emprunte la parole.

---

433. CT I, 354c-356b, T3C. Pour le mot nfr, cf. Lacau, Noms, §252-254, qui cite le passage.
434. CT I, 317a, M4C.
435. On pense à une relation avec un des deux poumons, se rapportant à une expiration primitive chez le démiurge. Chou est mis en relation avec le poumon droit dans une liste anatomique des papyrus de Turin, cf. Pleyte, Rossi, 125,7.
436. Cf. Edfou VI, 153, 12-13 (cité plus haut, p. 83).
437. Pour des échanges Heka/Hou, cf. plus loin.
438. CT I, 372b-c, selon S1C.
439. Derchain, RdE 27, 110-116. L'auteur y a reconnu le premier ce rôle si important du dieu Chou. Nous suivons ici son interprétation.
440. Id., ibidem.

IV) LES DIEUX SIA ET HOU DANS LEURS TERRITOIRES ANATOMIQUES.
§1) Hou et Sia, garants de la parole et de la pensée.

Le circuit-<u>phrt</u> du Spell 321 semble renvoyer à la situation anatomique de Sia et Hou à l'intérieur du corps d'Atum. Il s'agit d'anatomie sacrée. Hou et Sia sont <u>in corpore</u> de la même façon que Chou 'est' dans le poumon du démiurge. C'est, si l'on veut, une image, mais le développement du thème religieux repose ici comme souvent ailleurs par une prise en compte littérale de celle-ci. Ce développement aboutira à un concept plus général à contenu symbolique plus affirmé, mais il faut suivre pas à pas, en restant au plus proche du contexte évident tel qu'il nous est décrit, ce thème, car c'est toujours à partir du concret que les Egyptiens vont vers l'abstraction. On sait que selon les conceptions héliopolitaines ces deux divinités vont intervenir directement dans les processus créateurs qu'utilise le dieu primordial.

D'autres situations, non anatomiques, sont connues par ailleurs. Sia et Hou seront ainsi les compagnons habituels de Rê dans la barque solaire. Cela dit, le domaine de Sia est le coeur du démiurge ou son ventre, comme celui de Hou va être sa bouche, et cette position anatomique des deux dieux se relie à leurs différentes attributions.

Le dieu Sia, de par sa place anatomique, contrôlera l'intelligence, le savoir ou la connaissance dont le siège est, précisement, le coeur. Dans certains textes on parlera plus généralement du si3 d'un dieu, d'un roi ou d'un défunt, c'est à dire de son savoir, de sa faculté de connaître ou de son entendement. Le contexte, sinon le déterminatif du mot, nous précise presque toujours si l'on parle du dieu ou de la faculté qui lui est reliée. Le dieu Hou, qui siège dans la bouche, interviendra au stade final du processus de la création verbale. Si Sia a un rôle à jouer dans le contenu du message, la pensée, c'est de Hou que va dépendre l'expression même de ce message. En effet, les mots du démiurge, pour être efficaces, doivent être parfaitement audibles, articulés, afin d'assurer le pouvoir magique de la parole. Il devient donc l'intermédiaire obligé entre la conception première de la pensée et sa réalisation finale: formules magiques de protection mais aussi et surtout formules créatrices.

Ce sont bien ces relations anatomiques de Sia et de Hou qui sont primordiales et qui font qu'ils seront les deux éléments moteurs essentiels qui animent au profit d'un 'cas particulier', celui du démiurge, une théorie plus générale de la connaissance et de la réalisation. Selon cette théorie, au centre se trouve le coeur ou le ventre, sièges des sentiments et des passions.

C'est la bouche qui, grâce au jeu de ses différents organes, va permettre à la parole de traduire le contenu de la pensée 'qui sort du coeur'. On sait que cette conception anatomo-physiologique n'est pas spécifique de la personne du démiurge et qu'elle renvoie à 'tout dieu, homme, animal ou reptile' (DTM, 1.54).

Par contre, du moins à l'origine, Hou et Sia font partie intégrante de la personne du démiurge héliopolitain et de lui seul, étant dans son corps. Ce qui va distinguer la pensée et la parole du démiurge de celles de tout autre c'est, bien sûr, son efficacité absolue. C'est l'action particulière de ces deux divinités (qui ne se conçoivent que sous le contrôle du dieu qui les a en lui-même) qui permet de distinguer fondamentalement la pensée et la parole créatrice du dieu de celles de tout autre. Hou et Sia feront la différence.

THEORIE GENERALE
    coeur   pensée   bouche: paroles
    ventre   ————————————→   articulées

APPLIQUEE AU DEMIURGE
    coeur   pensée efficace   bouche: paroles
    rôle de Sia ————————————→   rôle de Hou   efficaces

§2) Les noms de Hou et de Sia.

Le dieu qui se trouve dans le coeur du démiurge et qui agit donc à l'intérieur de celui-ci sera appelé Sia car c'est de l'efficacité de la connaissance-si3 qu'il doit s'occuper. Il n'est pas la 'Connaissance' elle même et ne peut la personnifier, y étant juste relié. Si l'on a un rapport immédiat entre le nom du dieu et ce dont il s'occupe, on voit quand même que le nom du dieu ne renvoie pas directement à son rôle, qui n'est pas de fournir directement au démiurge la connaissance mais seulement d'assurer la pertinence de celle-ci. Ce n'est pas la même chose. La connaissance préexiste chez le démiurge à l'action de Sia, action elle même dépendante de la volonté du dieu créateur. Le dieu Sia serait une partie de la puissance propre du Soleil, représentée sous l'aspect d'une divinité à action physiologique manifeste s'exerçant dans un territoire anatomique déterminé.

La même définition devrait être valable mot à mot pour le dieu Hou. Celui-ci ne serait pas la 'parole efficace' ou la 'parole qui commande' et l'on ne devrait pas remplacer le nom de ce dieu par ce qui n'est finalement que le résultat de sa fonction quand bien même ce résultat, la proclamation efficace, aurait fourni son nom. D'ailleurs on sait que ce dieu, tpy-r3 sinon nty m r3[441], situé au carrefour de l'élocution et de l'alimentation, contrôlant les différents organes de la bouche, va, de ce fait, voir ses pouvoirs plus étendus que ceux de Sia qui est plus 'enfermé', étant situé au centre du corps. Traduire systématiquement les noms de ces deux dieux risquerait de masquer l'identité qui leur est propre et qui ne se réduisait pas à la forme plus ou moins imagée d'une abstraction, mais renvoyait plutôt à des divinités bien réelles, ayant une certaine indépendance (affirmée dans leurs représentations) et qui possédaient, comme c'est le cas de chaque dieu, un territoire déterminé. La grande originalité est que ce territoire sera anatomique[442].

§3) Les mots de la famille ḫw/ḫww.

Par analogie avec le nom du dieu Sia, le nom du dieu Hou serait à rapprocher d'un mot se rapportant à la parole ou à un type particulier de parole. On a bien un mot ḫw qui conviendrait mais il n'apparaît que dans le contexte royal où il désigne, semble-t-il, la proclamation royale, la parole du commandement efficace par excellence et qui n'existera chez le roi que grâce à la possession in corpore du dieu Hou. On a proposé aussi une relation avec la particule optative ḫwy qui mériterait d'être encore précisée[443]. On connaît un verbe ḫww 'proclamer', 2ae geminatae, surtout attesté dans les Textes des Pyramides[444]: inf. masculin ḫww, impératif non géminé ḫw[445], sdm.f imperfectif ḫww.f[446]. Construits à partir de l'infinitif, un certain nombre de noms d'agent sont connus: ḫwwty, ḫwwtyw 'héraut, hérauts'[447].

---

441. Pour tpy-r3 au sens 'être prééminent dans la bouche', voir plus haut p.85 . Pour la variante nty m, 'qui est à l'intérieur' de la bouche, voir la note 454.
442. Pour l'idée de personnification, voir Gardiner, PSBA 37, 253-262; id., PSBA 38, p.43-54 et p.83-95; Bonnet, RÄRG, p.318 (Hu) et 715 (Sia); Kees, Herz und Zunge, (Studium Generale 19-2), p.124-26; Zandee, Schöpferwort, p.43 sq.. Voir en particulier Ringgren, Hypostases in Egyptian Religion, p.9 sq., sur les difficultés que l'on a à faire correspondre 'l'indépendance' manifestée par les dieux (comme Hou et Sia) et les notions d'hypostase ou de personnification.
443. Gardiner, o.c., p.50.
444. Edel, AG, §601.
445. Pyr. 157a.
446. Pyr. 253d.
447. Edel, o.c., §247.

Le mot ḫw se rapportant à la nourriture, avec ses graphies particulières, ne semble pas apparaître avant le Nouvel Empire[448]. Certes, la bouche du roi sera l'abondance[449] et ses paroles se traduiront dans la réalité des choses: titres, stèles, aliments etc. De même, dans un passage que nous citerons, c'est le dieu Hou qui assurera à Hâpy le contrôle du pouvoir magique des mots, devenant ainsi 'multiplicateur' et jouant alors le rôle d'un véritable génie économique. Mais nous avons aussi certains textes qui parlent de Hou comme nourriture même. Il est frappant de voir que lorsqu'il est dit que le dieu Hou est mangé (wnm), on précise que Sia, de son côté, doit être avalé (ᶜm) comme si ces modes d'incorporation différents devaient être reliés aux territoires anatomiques particuliers où siègent ces deux divinités. Si, à la fin, on peut dire que le mot ḫw qui désigne la nourriture - soit essentiellement celle qui provient de la parole créatrice - a les mêmes relations avec le dieu Hou en tant que génie chargé de la provende que les mots ḥtpw et df3w avec les dieux correspondants Hetep et Djefa[450], il n'empêche que l'on a affaire à une relation complexe et à plusieurs niveaux entre un mot ḫw désignant un type particulier de nourriture et le dieu Hou qui assure le pouvoir créateur de la parole, qui est lui-même, par extension, un génie économique, un dieu mangé à l'occasion et donc littéralement un dieu Nourriture, comme il est un dieu qui assure le pouvoir verbal du pharaon dispensateur de biens par excellence.

*ḫw 'proclamation' <————————> particule ḫwy
    ḫw 'proclamation royale,   ḫww 'proclamer'
        ordre du roi'   ḫwwty, ḫwwtyw 'héraut, hérauts'
Ḫw, le dieu 'proclamation'
Ḫw, nom du sphinx à Memphis[451]   ḫw 'nourriture'

§4) **Documents essentiels relatifs à Hou et à Sia.**

Les relations anatomiques de Hou et Sia concernent en premier lieu le démiurge héliopolitain. Les développements successifs sur les modalités de la création à Héliopolis - de la masturbation primitive à la phonation

---

448. Mention la plus ancienne: stèle de Neferhotep III, citée plus loin.
449. Voir plus loin.
450. Sur ces génies économiques: Meeks, SO 8.
451. Cf. De Wit, Le rôle et le sens du lion, p.60.

créatrice - ont tous en commun de prendre racine dans une connaissance empirique de l'anatomie et de la physiologie humaine. La préexistence du corps du dieu créateur, l'Unique, a fait rechercher dans le corps même du démiurge les différentes modalités créatrices envisageables. Le pharaon, qui est dans ses fonctions premières, celles qui concernent le commandement, tout aussi isolé que le dieu primitif, devra, selon la doctrine royale avoir des modes d'action similaires. C'est Atum en personne qui lui transmettra alors Hou et Sia, les deux divinités prenant place en son corps: 'Horus a pris possession du dieu Hou et a été muni ainsi de la puissance d'Atum. Ce N. suit Horus, (maintenant) maître d'Atum'[452], 'Il (Atum) a donné le dieu Hou qui est dans sa bouche (tpy r3.f) à Horus fils d'Isis pour qu'il gouverne l'Egypte'[453]. On sait qu'il y avait même une véritable rhétorique courtisane à ce sujet: 'Ils disent: - ce que ton bon vouloir ordonnera arrivera, souverain notre maître, car, assurément, c'est bien le dieu Hou qui se trouve dans ta bouche (nty m r3.k) comme c'est Sia qui se trouve dans ton (coeur?)'[454]. On connaît un discours très similaire dans la bouche de Niankhsekhmet, qui est le plus ancien exemple de ce type d'adresse au pharaon: 'Tout ce qui sort de la bouche de Sa Majesté ne peut que se manifester immédiatement car le dieu lui a confié le discernement des choses, (celui qui se trouve, précision anatomique) dans le ventre, afin qu'il soit plus auguste que tout autre dieu'[455]. Le même Niankhsekhmet affirmait par ailleurs: '(L'acte de donner à moi une stèle) c'est un ḫw qu'a ordonné ton bon vouloir'[456]. Même phrase chez Ouni: 'Selon le ḫw ordonné par la majesté de mon maître'[457]. Ce ḫw dont on parle, c'est le commandement, la parole efficace du roi, celle qui n'a qu'à être émise pour se traduire dans les faits. Plus tard, les courtisans de Ramsès II pourront dire: 'L'ordre efficace (ḫw) est dans ta bouche (comme) le discernement (si3) est dans ton coeur. Ta parole (st-ns, litt. le lieu de prédilection de ta langue, ta bouche = ég. r3 'bouche' mais aussi 'parole', le sens bouche convenant à la comparaison qui va être faite)

---

452. CT IV, 84j.
453. CT IV, 86.
454. Voir en dernier Stewart, Eg. Stelae II, n°78.
455. Urk I, 39, 13-16. Bibliographie, traductions: Roccati, La littérature historique sous l'Ancien Empire égyptien, (LAPO 11), cf. §72. Sur ce 'dentiste', voir p.239.
456. Urk. I, 38,8.
457. Urk. I, 108,10 et 109,11.

est donc la chapelle de la Norme'[458].

Au pharaon, centre de décision sur terre, on peut adapter un certain nombre de 'voies afférentes'. Dans le DTM, c'étaient les yeux, les oreilles et le nez, organes des sens, qui apportaient l'information au coeur. Dans les titulatures des courtisans, des expressions comme 'les deux yeux du roi', 'les oreilles du roi', ne désignaient pas des informateurs quelconques mais bien plutôt des personnalités dont l'avis était pris en compte, sortes 'd'antennes' du pharaon.

Un passage des Textes des Pyramides place le dieu Hou en tête d'une liste de dieux chargés de l'offrande à Héliopolis. Toutes les versions conservées sont incomplètes[459]: 'Hommage à Hou, à Bah, à Nepri et à Sek. Hommage à vous les dieux qui présentent l'offrande à Rê et qui ont....w grâce au dieu Hou'[460]. Sek, génie économique, serait le dieu de la farine[461]. L'énumération est progressive: Hou puis Bah (inondation, abondance), Nepri (le blé) enfin Sek (la farine). Il semble que Hou ne fasse pas partie de la même manière des dieux spécifiques de l'offrande à Héliopolis. Certes, d'un côté, il complète la série[462], mais d'un autre c'est par la possession du dieu Hou que les trois derniers peuvent exercer leur puissance. Il faut restaurer, avec Sethe[463], [sḫm]w m dans la lacune: 'qui ont (Bah, Nepri et Sek) puissance grâce à Hou'.

Mais le rôle prépondérant de Hou s'établit autour de l'efficacité de la parole, c'est à dire de la parfaite articulation de celle-ci qui seule assure son pouvoir magique. Là encore Hou est un dieu 'utilisé'[464]: 'A moi appartient le dieu Hou, ce que je dirai sera donc parfait; ce qui sortira de ma bouche sera donc parfait; ce que je dirai sera donc intégralement réalisé. Je suis Hou étant une personne à qui le dieu Hou appartient'[465]. On notera dans ce texte l'emploi simultané de nnk (appartenance) et de ink (identité). Les expressions 'prendre possession' (iti) ou 'avoir puissance grâce à' (sḫm m) qui ont été ou qui seront rencontrées à propos

---

458. En dernier, Kitchen, Ramesside Inscriptions II, 356,9.
459. Pyr. 1065a-b = CT II, 63a-c, selon B4C, M57C, L1li.
460. Selon M57C complété par B4C.
461. Meeks, AL 78.3887.
462. Pour le chiffre quatre et l'offrande à Héliopolis, cf. plus haut, p.134 et n.413.
463. Seth, Kommentar, 1065a-d.
464. Noter que dans CT V, 312h, Hou est un dieu à qui on assigne (ip) un tâche.
465. CT IV, 156d-157b.

des dieux Sia et Hou vont bien rendre cette idée de deux divinités que l'on s'approprie, comme deux parcelles de la puissance solaire, et qui, mises en situation, assurent le pouvoir verbal de qui les possède. Les productions d'Hâpy pourront ainsi être mises en accord avec la doctrine héliopolitaine. On fera dire à ce dieu: 'Quand je parle, le dieu Hou se manifeste (ḫpr) et il vient, multiplicateur'[466].

La possession de Hou et Sia peut servir à affirmer l'identité d'un dieu avec le démiurge, ainsi Ptah dans le Spell 647 des CT: 'Je suis celui qui est au sud de son mur, souverain des dieux, roi du ciel... je désire, j'agis, et ils se mettent à vivre (ils=les dieux).....car à moi appartient (ỉnk=nnk) le dieu Hou qui est dans Sa bouche et le dieu Sia qui est dans Son ventre'[467]. Le Spell va conclure: 'Le dieu Hou est réjoui, Sia-Rê, son coeur, est content (ỉb.f nḏm), les dieux de l'Ennéade, leurs faces s'illuminent'[468]. On notera, pour le dieu Hou l'emploi du verbe hʿỉ qui se rapporte à la joie qui se manifeste par des cris, et pour Sia, associé directement à Rê, l'expression nḏm-ỉb qui relie ce dieu aux sentiments qui ont leur place dans le coeur.

Le dieu Hou sera associé à l'idée d'abondance. On connait le jeu de mots Ḥw/ḫ3w 'dieu Hou'/'abondance' entre les versions anciennes et récentes de l'Enseignement Loyaliste[469]: 'Le roi est la fortune (k3), sa bouche est l'abondance (ḫ3w)' à comparer avec ' Le roi est la subsistance (k3w), sa bouche est le dieu Hou'. Le contexte anatomique relié au dieu Hou est support de l'identification Hou-bouche. Celle-ci se rapporte en outre à une façon de parler, cas particulier de ces relations 'possession=identification' déjà rencontrées pour notre divinité[470] Comme c'est la possession qui entraîne l'identification et que celle-ci ne devient possible dans le cas du dieu Hou que par sa position anatomique intra-buccale, là où s'exerce son action, les deux traductions 'ta bouche est le dieu Hou' et 'le dieu Hou est dans ta bouche' sont équivalentes.

---

466. CT IV, 145b.
467. CT VI, 268h sq..
468. CT VI, 269k.
469. Voir Posener, L'enseignement loyaliste, p.26 sq..
470. cf. supra, p.151.

Ce n'est guère avant le Nouvel Empire qu'un mot ḥw apparaît, souvent en compagnie de k3w, df3w, comme désignation d'un type particulier de nourriture: celle qui provient de l'action particulière du dieu Hou, c'est à dire du pouvoir magique des mots et de la juste traduction parole (ou écrit)-nourriture.

C'est une nourriture 'proclamée', par le dieu, le roi, la simple lecture de la stèle d'offrandes. Plus ancien exemple de ce mot: '(Le roi), quand il entre dans sa ville, la nourriture-ḥw est devant lui'[471]. Le mot, avec ce sens, devient commun et nous avons vu l'intérêt particulier que présentent ses graphies pour l'origine du phonème ⛉ h(w)[472].

On notera cependant, et très anciennement cette fois, que le dieu Hou devint nourriture même des dieux. Le contexte est anthropophagique, façon directe d'incorporer la force magique[473]. En compagnie de Sia, le dieu Hou sera mangé, chacune des deux divinités retrouvant de la sorte sa propre place anatomique: 'Ce N. a mangé les Hehou et le dieu Hou, puis il a avalé le dieu Sia. Il a mangé ainsi les "éléments de magie" (ḥk3w) du dieu Heka.....il a pris possession de la faculté de connaître (si3) de tout dieu, qui a été placée à l'intérieur de son ventre[474]. On comprend pourquoi le défunt insiste sur l'importance de la conservation in corpore de ces dieux: 'Le dieu Hou qui est dans ma bouche ne me sera pas enlevé; mon coeur îb/ḥ3ty ne sera pas tranché. Je serai celui dont la parole est puissante, les éléments de sa magie (ḥk3w) étant en bon état (wd̠3), et qui est équipé (de moyens magiques) selon son coeur'[475]. Dans les CT, on assiste à la multiplication du dieu Hou. Chaque dieu peut posséder en lui la divinité. Il s'agit de dieux Hou individuels. Noter que dans le passage suivant, le pluriel est distributif: 'Je (=Thot) guide les dieux Hou des dieux'[476]. Les dieux pourront répondre: 'Tu es semblable au dieu Hou qui est dans nos bouches'[477].

Le passage suivant des CT permet de conclure sur un aspect essentiel de nos deux divinités: la relation avec les conduits internes, l'obscurité du corps: 'je proclame vos paroles, les dieux devanciers (i.e.: mes paroles

---

471. Stèle de Neferhotep III, cf. Helk, Historisch-biographische Texte der 2. Zwischenzeit und neue Texte der 18. Dynastie, p.45, 1.9.
472. Voir p. 9 . Pour des ex.: Urk. IV, 227; 146, 10 etc.
473. Cf. Pyr.1876a-b; CT II, 20a-b.
474. CT VI, 3191 sq.; comparer Pyr. 411d.
475. CT, Spell 229, cf. Barguet, RdE 23, 15-16.
476. CT III, 344i.
477. CT II, 107d.

sont semblables aux votres); que viennent à moi ceux-qui-sont-dans-leurs-méandres (îmyw k3bw.sn) et qu'ils produisent pour moi des milliers de pains etc.'[478]. L'expression 𓇋𓅓𓇋𓅱𓅡𓈞𓎛 îmyw-b3ḥ 'les devanciers' est connue. On sait par une glose du chapitre 17 du Livre des Morts qu'elle désigne Hou et Sia. De cette position interne fondamentale dérive leur relation avec les ténèbres. Voir ainsi le passage suivant: 'A moi appartient le dieu Hou, celui qui parle dans les ténèbres'[481], ou encore celui-ci: 'N est à l'intérieur du ventre (de Rê)....Certes, il connaît les chemins (w3wt ici) obscurs où vont Hou et Sia, semblables aux serpents ténèbreux en éclairant ceux qui les suivent comme ceux qui les précédent, mais lui, il passe entre les deux (dieux), car il connaît la route secrète qui mène au front de Rê'[482]. Beau périple anatomique! On remarquera que le défunt délaisse la route gardée par Hou et Sia. C'est une voie plus secrète, vers l'oeil même de Rê, qu'il désire emprunter.

§5) Les dieux Hou et Sia comme personnifications.

Peut-on parler de personnifications à propos des dieux Sia et Hou? Il nous semble qu'un certain nombre de faits séparent nettement nos dieux de ce dont ils sont censés être la figure.

1) La parole du démiurge est préexistante à l'action combinée de Hou et de Sia. Elle 'sort du coeur' du dieu créateur et le rôle de nos deux divinités n'est que d'assurer la parfaite cohérence du discours divin, mais comme dieux 'en service'. Ce rôle avant tout d'auxiliaire, retrouvé un peu partout dans les textes, les éloigne, bien entendu, de l'idée même de personnification.

2) Les relations de Sia et de Hou avec l'anatomie sacrée sont prépondérantes. Ils ont donc bien un territoire sacré dans lequel ils jouent un rôle particulier. Le dieu Hou est tpy-r3, 'sur la bouche', au sens d'être 'prééminent dans la bouche'. Il est un véritable dieu de la cavité buccale, c'est à dire un dieu qui contrôle certains éléments anatomiques indispensables à la phonation. Leurs positions intra corporelles font de Hou et de Sia des divinités liées à certains chemins et conduits anatomiques.

---

478. CT II, 262b-263b.
479. Cf. Barguet, LdM, p.59, n.20.
480. Cf. plus haut ce Spell où l'on parlait déjà de ces fameux k3bw.
481. CT VII, 481g.
482. CT VI, 388j-k.

3) Hou et Sia sont des dieux auxiliaires, des dieux à qui l'on donne des ordres, que l'on conduit, à qui l'on assigne une tâche. Ils font que la pensée du démiurge est essentiellement différente de celle de tout autre, mais c'est toujours le dieu créateur qui commande leurs actions. Les noms de nos deux divinités les relient au commandement ḥw et à l'intelligence ou à l'entendement sỉ3, mais en tant que dieux en charge de ḥw et de sỉ3. Ils ne suffisent pas pour affirmer qu'il y a personnification de la parole et de la pensée du démiurge.

V) LE DOCUMENT MEMPHITE ET L'ANATOMIE SACREE.

Le DTM commence par l'énumération des huit nṯrw ḫprw m Ptḥ 'dieux qui sont venus à l'existence en Ptah'. Ils seront autant d'hypostases ou de formes (ég. tỉt 'image, figure') du démiurge. Chacun des huit noms sera relié au nom de Ptah et suivi d'un qualificatif propre:
1) ligne 49a "Ptah, celui qui est sur son grand trône:... (qual.perdu)".
2) ligne 50a "Ptah-Noun: le père, celui qui a fait Atum".
3) Ligne 51a "Ptah-Naunet: la mère, celle qui a mis au monde Atum".
4) ligne 52a "Ptah-Our, c'est le coeur et la langue de l'Ennéade".
5) à 8) lignes 49a à 52b: noms perdus, qualificatifs incomplets. Le texte est abimé.

Etant au nombre de huit, ces dieux vont finalement former, avec le démiurge, une Ennéade originale qui se réduit à UN, puisqu'ils n'existent qu'en LUI, résumé de la personnalité multiple du dieu créateur dont ils ne sont, pris séparemment, qu'un aspect particulier, une forme. La forme principale de Ptah est Ptah-Our, coeur et langue de l'Ennéade[483]. C'est à cette forme que va être associé, dans la suite du texte, le processus créateur qui fait appel à la magie verbale. Ptah, comme démiurge, réunion de toutes les formes précitées, sera maintenant Ptah le Très Ancien. Comme Our est Atum d'Héliopolis, Ptah le Très Ancien (=Ptah démiurge) en se manifestant par l'action combinée de son coeur et de sa langue (donc selon des modalités héliopolitaines) se manifestera sous la forme d'Atum: DTM, lignes 53-54

---

483. Forme citée en quatrième position. Pour le rôle symbolique du chiffre quatre, voir encore plus loin.

ḫpr m ḥ3ty
ḫpr m ns   m tit Itm

iw wr ꜥ3 Ptḥ swḏ nṯrw nb(w) k3w.sn

sk m ḥ3ty pn
      ns pn

ḫpr.n Ḥr im.f
ḫpr.n Dḥwty im.f   m Ptḥ

"Celui qui s'est manifesté au moyen du coeur, celui qui s'est manifesté au moyen de la langue, c'est sous la forme d'Atum. (Or) il y a Ptah le Très Ancien, qui attribua la vie à tous les dieux et à leurs ka, (agissant) au moyen de ce coeur dont Horus est issu et de cette langue dont provient Thot, en Ptah."

En résumé, Ptah devient démiurge, c'est-à-dire Atum en personne grâce à sa forme de Ptah-Our, celle-ci étant reliée au dieu créateur d'Héliopolis. Il prend alors le nom de Ptah le Très Ancien.

C'est parce qu'Horus et Thot ont des relations spécifiques avec le coeur (centre de décision qui renvoie au pharaon) et avec la langue (qui 'organise' la parole et qui renvoie donc au pouvoir administratif de Thot) qu'ils sont 'issus' de ce coeur et de cette langue et donc, finalement, par l'intermédiaire d'Atum, de Ptah le Très Ancien (voir Sauneron-Yoyotte, SO 11,64, n.14).

On sait que Sia et Hou ne sont pas apparemment cités par le DTM alors que selon la doctrine héliopolitaine ils agissaient sur le coeur et la bouche du démiurge dont ils contrôlaient l'activité magique. On connaît les relations bien assurées entre Sia et le Pharaon, le dieu prenant place au centre même de la personnalité royale. Nous avons rencontré une relation de Thot avec Hou, le premier guidant le dernier au bénéfice des autres dieux[484]. Certes, les pouvoirs magiques d'organisation de Thot et de Hou (replacés au niveau buccal) peuvent sembler de même nature sinon de même importance. Cela dit, si les textes cités plus haut montraient l'action combinée de Sia et de Hou pour assurer la pertinence de la pensée et de la parole, ici, c'est Atum en personne, coeur et langue de l'Ennéade, qui vient assurer à Ptah le pouvoir magique des mots. Dès lors, il n'est pas nécessaire pour les théologiens de Memphis d'affirmer les rôles spécifiques de Sia et de Hou. Ils peuvent être sous-entendus. Nous verrons plus loin comment. L'absence apparente des deux divinités ne traduit pas une volonté inavouée de rejeter dans l'ombre les modalités créatrices héliopolitaines. La place centrale d'Atum dans le DTM s'y oppose. Nous pensons donc que Thot et Horus ne peuvent représenter ici Sia et Hou, ce qui d'ailleurs n'apporterait rien à la compréhension du texte. Le texte poursuit par la reconnaissance du rôle du coeur et de la langue, 'qui ont pouvoir sur tous les membres':

"Or il se trouve que le coeur et la langue ont pouvoir sur tous les (autres) membres, en raison du fait que l'un est dans le corps, l'autre dans la bouche de tous les dieux, de tous les hommes, de tous les animaux, de tous les reptiles, de tout ce qui est animé, l'un concevant, l'autre décrétant tout ce que veut (le premier)." (Traduction Sauneron Yoyotte[485]).

Vient ensuite cette partie du texte qui fournit le sujet de cette étude et où sont énumérées les parties du corps dont nous pensons maintenant pouvoir préciser le rôle dans le DTM.

De ce passage, traduit plus haut, nous citons ici le texte hiéroglyphique:

a) psḏt.f m-bȝḥ.f

b) m ỉb-ḥw mtwt   Ỉtm ỉpȝ(=w)
    spt(y) drty

---

484. Texte cité p. 153.
485. Sauneron, Yoyotte, o.c., p. 63.

c) [hieroglyphs]
ḫpr.n is psḏt Itm m mtwt.f m ḏb3w.f

d) [hieroglyphs]
psḏt m ḥm pw ibḥw spt(y) r3 pn

[hieroglyphs]
m3t rn n ḫt nb(t) pr.n Šw Tfnt

[hieroglyphs]
im.f ms.n psḏt ⟨im.f⟩

a) "Son Ennéade est devant lui".
De quelle Ennéade s'agit-il? Sethe dissociait l'Ennéade de Ptah de celle d'Atum. Pour Junker, c'est Ptah qui est ici le créateur de l'Ennéade héliopolitaine, Ennéade dont les premiers membres, issus de sa bouche, sont, comme il se doit, Chou et Tefnet[486]. On interprétera: "Son Ennéade (=celle de Ptah qui est en fait, à l'origine, celle d'Atum puisque le dieu Atum, hypostase de Ptah en tant que Ptah-Our, lui concède et ses moyens de production - le coeur et la langue - et ses productions elles-mêmes, donc l'Ennéade héliopolitaine) est devant lui (=Ptah).

b) "En tant que dents c'est-à-dire semence d'Atum."
       lèvres   mains

Les auteurs sont d'accord pour renvoyer les différentes parties corporelles aux moyens de création. Dents et lèvres représenteraient la création par le verbe en raison du rôle nécessaire de ces organes dans l'articulation du langage. Mains et semence renverraient à Atum masturbateur à Héliopolis. Selon cette interprétation, Ptah créerait par ses dents et par ses lèvres, par son verbe, et s'opposerait ainsi, par les modalités créatrices utilisées, à un dieu Atum représentant les vieilles conceptions. Ptah serait un dieu 'intellectuel' par excellence. Nous proposerons une lecture assez différente.

---

486. Junker, Götterlehre, p. 55.

c) à d) Selon les interprétations précédentes, la fin de ce passage reviendrait sur cette dissociation fondamentale des moyens créatifs de Ptah et d'Atum. Citons une des dernières traductions:

"Mais l'Ennéade est, en fait, les dents et les lèvres dans cette bouche qui prononça le nom de toute chose, dont Shou et Tefnout sont sortis, et d'où l'Ennéade est issue."[487]

Il est possible de proposer une autre solution, qui semble mieux correspondre à la logique du texte. Les traductions citées supposent deux présentations conflictuelles d'Atum dans le DTM. Il serait à la fois le coeur et la langue de Ptah, celui que Ptah utilise pour créer, ainsi qu'Atum masturbateur à Héliopolis, celui dont on rejette les modalités créatrices. La contradiction serait levée si l'on admet que toutes les parties du corps énumérées (et qui seraient alors juxtaposées ou comparées et non pas opposées) renvoient à Atum, à la création héliopolitaine. On sait que dans les Textes des Pyramides, Atum est à la fois celui qui va créer par onanisme et par crachat. C'est certes sur un jeu de mots que s'appuie cette dernière théorie, mais les théologiens n'opposent pas ces différents modes créateurs. On aura même des synthèses: 'J'étais le ba de Shou qui est sur la flamme, le feu qu'Atum produisit de sa main quand il se masturba. Un jet de salive est tombé de sa bouche. Il m'a craché, en tant que Shou, en même temps que Tefnet qui est sortie à ma suite.' (Traduction Sauneron, Yoyotte)[488].

La magie verbale, avec les rôles de Sia et de Hou, est donc la troisième possibilité créatrice d'Atum. C'est celle qui est la plus universelle, la plus exportable. On a vu que c'est cette théorie qui était utilisée pour rendre Hâpy démiurge[489]. Elle était déjà connue chez Ptah dès les CT[490].

Dans les deux cas, Sia et Hou avaient leur rôle à jouer. Là encore, et le DTM est clair ici, c'est Atum qui donne à Ptah les moyens propres de la création: le coeur et la langue de Ptah démiurge. De même, il va lui fournir ses dents et ses lèvres pour articuler les sons et les rendre efficaces. Il est donc nécessaire que les théologiens de Memphis affirment tout d'abord que dents et lèvres appartiennent à Atum et qu'elles lui appartiennent au même titre que la semence et les mains.   Le Document

---

487. Sauneron, Yoyotte, o.c., p. 63.
488. Id., ibidem, p.47. Texte comparable: P. Bremner Rhind, 28, 27-29.
489. Voir plus haut, p.140.
490. Voir plus haut, p.152.

pourra préciser alors le rôle prépondérant des dents et des lèvres, donc de la magie verbale.

C'est donc Atum qui va créer. Par la magie verbale précise le texte, plutôt que par sa semence et par ses doigts. Il est le principe créateur primordial que Ptah englobe dans sa personnalité propre. Puisqu'il est la forme principale de Ptah démiurge, il est celui dont on met le rôle en exergue afin d'assurer - on retrouve le but du DTM - la place prépondérante de Ptah. Si l'on veut, tout tourne autour d'Atum pour aboutir à Ptah.

Nous interpréterons donc:

"Son Ennéade (celle d'Atum, maintenant celle de Ptah) est devant lui (Ptah) comme provenant des dents, des lèvres, c'est-à-dire de la semence et des mains d'Atum. Car si l'Ennéade d'Atum provient de sa semence et de ses doigts, l'Ennéade (d'Atum) est assurément (aussi) les dents et les lèvres dans cette bouche (celle d'Atum) qui prononça le nom de toute chose, dont Chou et Tefnet sont issus, et d'où l'Ennéade est issue."

Certaines particularités graphiques vont dans le sens de notre interprétation:

1) ⲟ̄ 𓃀 𓎛 𓏤 ỉbḥw 'dents'. Ce mot possède une graphie particulière, jamais rencontrée par ailleurs. On pense à ỉb (coeur=Sia) + ḥw (=Hou), façon très subtile de placer les noms de ces deux divinités dans un contexte d'anatomie sacrée puisque les dents, en articulant le langage, vont régir - c'était le rôle de Sia et de Hou - l'efficacité du langage créateur selon les conceptions héliopolitaines.

2) Ce jeu graphique n'est pas isolé. Le déterminatif du mot suivant, 𓊪𓏏𓏭𓂐 spty est abusif et pourrait avoir une signification particulière. Ce déterminatif 𓂐 (Gardiner, Sign List D 26, 'Liquid issuing from lip') n'est pas celui des deux lèvres mais celui des verbes 'cracher, vomir etc.'. On veut par là rappeler la légende du crachat divin. Nous aurions donc, à travers les quatre termes anatomiques cités[491], un résumé parfait des modalités créatrices héliopolitaines: les dents et les lèvres (Atum va créer par l'articulation parfaite des mots) avec les rôles

---

491. Toujours ce chiffre quatre.

sous entendus de Sia, de Hou et du crachat divin qui viennent, avec la semence et les mains, compléter la série.

Ces jeux graphiques confirment la place centrale d'Atum dans le DTM, à tous les niveaux de l'acte créateur. Ptah ne peut être démiurge que par l'intermédiaire du dieu d'Héliopolis. On est assez éloigné de la conception qui fait de Ptah 'un dieu intellectuel' par excellence qui serait opposé par là à Atum.

Il nous est dit encore que 'l'Ennéade (d'Atum) est assurément (aussi) les dents et les lèvres dans cette bouche (celle d'Atum) qui prononça etc.'. La première interprétation est de renvoyer à une théorie phonologique qui correspond bien d'ailleurs à ce que nous savons des modalités créatrices héliopolitaines. Les dents et les lèvres articulent les noms des dieux de l'Ennéade, et les font venir ainsi à l'existence[492]. Mais il y a aussi un jeu sur le nombre des dents et le nombre des dieux de l'Ennéade. Même structure logique rencontrée plus haut pour la différenciation des cinq types de dents lactéales chez Horus enfant[493]. Les 32 dents adultes se répartissent en quatre quadrants de huit dents, selon les règles de la symétrie. Ces huit dents correspondent à huit types de dents séparables morphologiquement (incisive centrale, latérale, canine 1ère prémolaire, 2è prémolaire, 1ère, 2è et 3è molaire). Le démiurge comptant pour UN (puisque ce sont 'ses dents'), on retrouve bien l'Ennéade. On a déjà cité ce passage d'Edfou où il est dit que la denture 'avec ses canines éclatantes' forme une 'Ennéade lumineuse', passage que Sainte Fare Garnot rapprochait avec raison du Document memphite[494].

---

492. Voir l'interprétation de Schott, ZÄS 74, 94-96.
493. Pour le détail, voir plus haut, p.
494. Texte cité plus haut, p. 22 et p.42.

CHAPITRE XI

TEXTES MEDICAUX

GENERALITES:

Avec la Grundriss der Medizin der alten Aegypter, nous possédons maintenant un instrument de travail tout à fait remarquable, une vaste synthèse des données égyptologiques actuelles sur la littérature médicale de l'Egypte ancienne. L'Essai sur la médecine égyptienne de l'époque pharaonique de Lefebvre, publié à la même époque, apporte de son côté un essai d'interprétation qui est encore aujourd'hui une référence essentielle.

Notre étude porte sur un point précis: les traitements médicaux de la bouche, des dents, des gencives, à travers les conceptions égyptiennes sur la pathologie de cette région anatomique particulière. Sujet limité, mais, en fait, l'analyse attentive de la documentation disponible nous amenera à des conclusions assez générales sur la science médicale de l'Egypte pharaonique.

Nous possédons un certain nombre de papyrus médicaux. En règle générale, à quel usage étaient-ils destinés?

Dernièrement, pour Masquelier, "ceux-ci seraient des extraits, entachés d'erreurs, d'omissions ou de variations, de traités rassemblant les connaissances dans une matière, traités qui étaient peut-être de très grande qualité, comme les 'instructions' (šs3w)[495] des papyrus Smith, Ebers et Berlin nous le laissent penser."[496].

On aurait affaire à des excerpta des Maisons de Vie comme nous le précise Yoyotte. Néanmoins nous ne suivrons pas Masquelier quand il affirme que ces papyrus "n'étaient pas des traités médicaux à l'usage du médecin, destinés à la pratique médicale"[497]. Pour Daumas "l'analyse du plus long et du mieux conservé de ces livres, le papyrus Ebers, montre que nous n'avons pas là sous les yeux un des traités de la Maison de Vie, mais plutôt un compendium privé de praticien de province"[498].

---

495. Sur ceux-ci, voir plus loin, p.175.
496. Masquelier, Etude des substances animales utilisées en médecine pharaonique, Thèse médecine Lille 1981, p.19.
497. l.c..
498. Daumas, in Ghalioungui, La médecine des pharaons, p.13. Certes, ne

Les papyrus médicaux connus jusqu'à présent sont les suivants:
1) P.Ebers (abr. Eb. et n° d'ordre des formules donné par la Grundriss)
Le plus anciennement connu et le plus grand de nos papyrus. On y trouvera la presque totalité des recettes médicales que nous étudierons.
Provenance: Thèbes, vers 1860 (trouvé probablement dans une tombe).
Date de rédaction: début de la XVIIIè dynastie.
Ebers, Stern, Papyros Ebers: das hermetische Buch über die Arzneimittel der alten Aegypter.
Wreszinski, Der Papyrus Ebers, (transcription).
Joachim, Papyros Ebers. Das älteste Buch über Heilkunde.
Ebbel, The Papyrus Ebers, (traduction).
Grundriss, passim.
2) P. Edwin Smith (abr. Sm., cas n°)
Le plus proche des anciens traités des Maisons de Vie. C'est un papyrus "qui suffit à nous révéler le haut degré atteint par la science égyptienne"[499]. Certains passages nous concernent, et c'est par eux que nous commencerons notre étude des textes médicaux relatifs aux maladies des dents et des mâchoires.
Provenance: Thèbes, même époque que le précédent (peut être trouvé également dans une tombe)[500].
Date de rédaction: début de la XVIIIè dynastie, comme le précédent ou un peu antérieur.
Breasted, Smith.
Westendorf, Papyrus Edwin Smith, (traduction).
Banu, Le papyrus médical Edwin Smith considéré du point de vue philosophique, in Studia et Acta Orientalia V-VI, Bucarest 1967. Compte rendu: Dollfus, RdE 21, 159-160.
Grundriss, passim.

---

serait-ce que par 'usage' (et transmission dans une même famille de praticiens), nos papyrus médicaux ont un côté 'privé', historiquement indéniable, mais nous montrerons toutefois que tous ces livres obéissent à un schéma directeur élaboré en haut lieu et que leur composition ne saurait dépendre de conceptions individuelles propres à chaque médecin. Même recopiés plus ou moins intégralement, il s'agit de véritables livres de commandements médicaux auxquels chaque utilisateur devait obéir fidèlement.
499. Daumas, o.c., p.14.
500. Voir Breasted, Smith, p.20 sq..

3) P.Hearst (abr. H. plus n° d'ordre).

Présente de nombreux parallèles avec le P. Ebers, ce qui indiquerait un même modèle.

Provenance: fouilles clandestines aux environs de Deir el-Ballas en Haute Egypte.

Date de rédaction: XVIIIè dynastie, un peu après Ebers.

Reisner, The Hearst Medical Papyrus.

Wreszinski, Der Londoner medizinische Papyrus und der Papyrus Hearst.

Grundriss, passim.

4) P. de Berlin n° 3038, (abr. Bln. et n° d'ordre).

Provenance: Memphis.

Date de rédaction: XIXè dynastie.

Wreszinski, Der grosse medizinische Papyrus des Berliner Museums.

Grundriss, passim.

5) P. de Londres, BM 10059.

Provenance: inconnue.

Date de rédaction: XVIIIè dynastie (règne de Toutânkhamon selon Möller, ZAS 56, p.42).

Wreszinski, Der Londoner medizinische Papyrus und der Papyrus Hearst.

Grundriss, passim.

6) P. de Kahoun (abr. Kah. et n° d'ordre).

Consacré aux maladies de la femme. Certains passages qui citent les dents seront étudiés.

Provenance: fouilles de Petrie à Illahoun (Fayoum).

Date de rédaction: XIIè dynastie. C'est donc le plus ancien de tous nos papyrus médicaux avec les papyrus du Ramesseum.

F.Ll. Griffith, Hieratic Papyri from Kahun and Gurob, p. 5-11 et pl. 5-6.

Grundriss, passim.

7) P. Carlsberg n°VIII.

Recettes pour les yeux et pronostics de fertilité.

Provenance: inconnue.

Date de rédaction: XIXè ou XXè dynastie.

Iversen, Papyrus Carlsberg n°VIII.

Grundriss, passim.

8) P. Chester Beatty n°VI (BM 10686).

Traité des maladies anales.

Provenance probable: Thèbes.

Date de rédaction: XIXè dynastie.

Gardiner, HPBM III, pl.30-32 (transcription).

Jonkheere, Le papyrus médical Chester Beatty.

Grundriss, passim. (+ fragments du P. Chester Beatty n°XV).

9) P. Ramesseum III, IV, V.

Provenance: Thèbes, dans une tombe au Ramesseum).

Date de rédaction: XIIè dynastie.

Gardiner, Ramesseum Papyri, pl. 7/10 (Ram. III), pl.10/14 (Ram. IV), pl. 15/17 (Ram. V).

Barns, Five Ramesseum Papyri.

Lefebvre, BIFAO 57, 173-182.

10) P. Leiden I 343 et I 345.

Provenance: Memphis.

Date de rédaction: XVIIIè/XIXè dynastie.

Massart, OMRO 34 suppl.

11) P. Brooklyn, Acc. 47218-2.

Traité médical qui concerne les femmes enceintes; protection des parturientes; remèdes pour la petite enfance (contre les troubles de la dentition...) Inédit et non utilisé dans notre étude.

Date de rédaction: Basse Epoque.

Sauneron, Some newly unrolled hieratic papyri in the Wilbour Collection of the Brooklyn Museum, BMA VIII, 1966/7, p.100-101, et Annual X, 1968/9, p.113.

12) P. Brooklyn 47.218.138 et 47.218.48-85.

Recueil de formules contre les morsures et les piqûres venimeuses; manuel d'un charmeur de serpents. Inédit.

Date de rédaction: Basse Epoque.

Sauneron, o.c., p. 102.

J.C.Goyon, JEA 57, p.154-159.

von Känel, Les prêtres-ouâb de Sekhmet, p. 196-197.

En ajoutant quelques ostraca (voir Grundriss V, index) nous aurons cité la totalité du Corpus des textes médicaux égyptiens qui nous sont parvenus. En bref, nous avons affaire, dans la majorité des cas, à des textes à visée pratique et dont le but principal n'était pas l'exposé des conceptions médicales théoriques proprement dites. Notre travail consistera, dans le cas qui nous occupe ici, à s'interroger sur ces dernières malgré la limitation de la documentation.

A) TRISMUS ET TETANOS.
§1) Introduction.
Le trismus est le nom que l'on donne à la constriction passagère des mâchoires[501]. Celle-ci se traduit par l'impossibilité plus ou moins complète d'ouvrir la bouche. Le trismus est toujours douloureux. La forme est évolutive, à la fois inflammatoire et réflexe. Si la personne atteinte conserve la possibilité d'entrouvrir la bouche, ce mouvement est douloureux et à la constriction se superpose une attitude antalgique chez le malade. On doit bien comprendre qu'il ne s'agit que d'un symptôme dont les causes sont très diverses. On distingue, classiquement, des causes locales et des causes générales.
a) Causes locales.
Elles représentent à elles-seules presque la totalité des cas (95%) et renvoient à une pathologie buccale et péribuccale d'observation fréquente en pratique courante. Citons: péricoronarites au cours de l'évolution des dents de sagesse, toutes les lésions dentaires aussi bien au maxillaire qu'à la mandibule susceptibles de donner des accidents infectieux périmaxillaires s'étendant jusqu'à la région des muscles élévateurs de la mâchoire. Citons encore (beaucoup plus rares): les lésions osseuses, fractures de l'angle de la mandibule, fractures de la région condylienne, fracture du coroné, de l'arcade zygomatique et du malaire, les affections osseuses comme les ostéophlegmons, ostéites, ostéomyélites au voisinage des muscles élévateurs, enfin, les tumeurs malignes.
On retiendra que le trismus n'est donc qu'un symptôme qui apparaît au cours d'affections diverses, parmi lesquelles on notera l'importance des étiologies locales dont les plus fréquentes sont dentaires et péridentaires.
b) Causes générales.
On songe d'abord au tétanos, qui devait être d'observation plus courante

---

501. Voir Ginestet, Encyclopédie médico-chirurgicale, (1943, p.22088c), et Rousseau-Decelle, Raison, Pathologie buccale, p. 312 sq.. Nous suivons leurs descriptions, qui sont classiques.

dans l'Egypte ancienne que l'on ne croit[502].

L'atteinte des cellules nerveuses par le bacille de Nicolaïer provoque un trismus très caractéristique et qui est un véritable signal-symptôme. Elle commence par une simple gêne à l'ouverture buccale, variable et inconstante, simple défaut d'élocution au départ, puis s'exagère peu à peu et la contracture apparaît. C'est une contracture bien caractérisée, intermittente, paroxystique, survenant après des accalmies, à l'occasion du moindre mouvement, toujours intense et très douloureuse. Enfin les accidents se précipitent, des spasmes toniques très violents se produisent, le malade présente de la dysphagie, des spasmes des muscles faciaux qui provoquent le 'rire sardonique' si caractéristique, avec une contracture constante des muscles de la nuque. Bientôt, les muscles du tronc et des membres sont intéressés, le moindre bruit, la lumière, déclenchant des crises douloureuses. Deux formes cliniques particulières peuvent être ajoutées, le tétanos dit subaigu (d'apparition plus tardive) et le tétanos céphalique de Rose, localisé à la face au début et qui réalise le maximum de signes à ce niveau et s'accompagne de paralysie faciale.

Autres causes générales: les processus infectieus cérébraux ou méningés, méningites aigues, éncéphalites. Citons encore la rage, l'éclampsie, la maladie de Parkinson.

§2) L'atteinte tétanique du P. Smith.

L'idée que le cas n° 7 du P.Smith décrive une affection tétanique a semblé relativement évidente aux différents traducteurs[503]. La description des spasmes, de la raideur de la nuque, de la bouche fermée etc., évoque à coup sûr cette atteinte.

La porte d'entrée est céphalique. Une blessure à la tête, plaie béante et pénétrante, outre les désordres physiologiques qu'elle peut entraîner par elle-même, est citée par le médecin égyptien comme étant à l'origine du mal. Cette atteinte tétanique serait considérée par nous modernes comme secondaire et associée puisque l'intoxication par le bacille tétanique ne se manifeste pas d'emblée. Mais pour nous comme pour le médecin antique elle deviendrait l'affection qui prime, qui met en cause la vie du malade,

---

502. En effet, si la maladie est rare, l'absence d'asepsie, combinée peut-être à l'utilisation intempestive de matériaux d'origine tellurique comme dans toutes les médecines traditionnelles, a pu en augmenter la fréquence.
503. Breasted, Smith, p.176; Ebbell, Die alt-ägyptische Chirurgie, p.24; Ghalioungui, La médecine des pharaons, p.56 et 156.

et qui est d'autant plus remarquable que le tableau clinique sera rapidement impressionnant. Nous retrouverons dans le papyrus la majorité des signes cliniques que nous avons cités en introduction, en tout cas ceux, essentiels, qui signent la maladie. Un mot (tỉ3w) et une expression (nḥdwt.f psd(.tỉ)) qui n'ont pas encore été bien compris, vont nous permettre en outre d'améliorer l'interprétation de ce passage, une des plus longues 'descriptions médicales' (šs3w)[504] du P. Smith.

    Breasted, Smith, p.175 sq.
    Grundriss, IV^1, p.176.
    Ghalioungui, Médecine des pharaons, p. 54-56
    Lefebvre, Essai sur la médecine égyptienne, p.183.

Traduction[505]:
"(TITRE) Description médicale d'une blessure béante à la tête "qui pénétre jusqu'à l'os et qui perfore les sutures du crâne".
(PREMIER EXAMEN) Tu palperas sa blessure, même s'il tremble beaucoup. Puis tu lui feras lever le visage. S'il lui est pénible d'ouvrir la bouche, si son coeur est faible à parler, si tu observes encore que la salive lui pend aux lèvres sans tomber à terre, mais qu'il saigne des narines et des oreilles, qu'il souffre de raideur à la nuque de telle façon qu'il ne puisse plus regarder ses épaules ou sa poitrine:
(PREMIER DIAGNOSTIC) Tu diras à son sujet: c'est un homme qui a une blessure béante à la tête, qui pénétre jusqu'à l'os et qui perfore les sutures de son crâne. La corde de sa mandibule est contractée, il saigne des narines et des oreilles et souffre de raideur à la nuque.
(PREMIER PRONOSTIC) C'est une maladie avec laquelle je combattrai.
(PREMIER TRAITEMENT) Aussitôt que tu trouves que cet homme a la corde de la mandibule contractée, tu lui feras préparer quelque chose de chaud jusqu'à ce qu'il se trouve mieux et dans le but que sa bouche puisse s'ouvrir. Tu le banderas avec de l'huile, du miel, un tampon, jusqu'à ce que tu puisses reconnaître qu'il est arrivé à un point décisif."
Ce 'point décisif' concerne, pour le thérapeute égyptien, l'évolution de l'affection. Il considérera par la suite deux cas. Dans le premier, le

---

504. Voir plus loin.
505. Nous suivons celle de Lefebvre, Essai, p.168 , avec des modifications
    mineures.

trismus devien plus évident (il prend alors le nom de tȝ3w[506]), les spasmes s'accélèrent, la raideur de la nuque persiste et se prononce, des symptômes qui pour nous évoquent le tétanos. L'issue est fatale comme le note bien le papyrus. Dans le deuxième cas, le médecin note la possibilité d'une amélioration à terme du malade, ce qui indiquerait que le tétanos ne s'est pas déclaré. Il semblerait donc que la première examination du malade, dont nous venons de donner le texte, a été faite 'à chaud'. Les signes de prostration ('tu lui feras lever le visage'), de raideur maxillaire, de dysphagie ('la salive lui pend aux lèvres'), ne peuvent évoquer à eux-seuls une forme d'atteinte tétanique, du moins franche. Tout au plus s'agirait-il de prémices. Par contre la description de pertes de sang fait penser à la proximité de l'atteinte traumatique au moment du premier examen, si le texte ne mélange pas ici la chronologie des faits, ce qui est toujours possible. Cela dit, si l'on considère qu'il y a un certain temps de latence (2 à 7 jours) nécessaire pour que les signes d'atteinte tétanique soient patents (le premier étant toujours, rappelons-le, le trismus), et que ceux-ci ne s'exacerbent qu'ensuite (et deviennent évidents, voir la suite du texte), il reste que rien n'est encore décisif à ce stade de l'examen et que le médecin égyptien peut donc encore temporiser. Il s'attaquera au symptôme le plus évident, le blocage maxillaire qui empêche, entre autre, l'alimentation normale du malade et qui, pour lui, pouvait être aussi le signe annonciateur d'une évolution dramatique et inéluctable du mal. On retrouvera le même comportement médical dans un passage du papyrus de Kahoun (voir ci-après) où le premier signe du tétanos, le trismus, est tout d'abord traité comme un simple trismus d'origine dentaire.

(DEUXIEME EXAMEN[507]) "Mais si ensuite tu trouves que le corps de cet homme est fiévreux[508] à cause de cette blessure qui se trouve dans les sutures du crâne, alors qu'en même temps cet homme a un trismus (tȝ3(w)) provoqué par cette blessure, tu placeras ta main sur lui et tu trouveras que son visage est moite de sueur, les ligaments de son cou tendus, que sa face est cyanosée, et que ses crocs se dévoilent[a)], que l'odeur de son

---

506. Voir plus loin, p. 183, pour le sens que nous donnons à ce mot.
507. Il correspond à la première évolution possible, vers l'aggravation des signes cliniques.
508. Si une certaine température est en effet parfois observée lors d'un tétanos, celle-ci n'a toutefois rien de vraiment caractéristique.

crâne rappelle l'urine de mouton, que sa bouche est (comme) liée, ses sourcils étant tordus tandis que son visage paraît pleurer.
(DEUXIEME DIAGNOSTIC) (Et alors) tu diras à son sujet: c'est un homme qui a une blessure béante, qui pénétre jusqu'à l'os et qui perfore les sutures de son crâne. Il a un trismus et sa bouche est (comme) liée. Il souffre (en outre) de raideur à la nuque.
(DEUXIEME PRONOSTIC) C'est une maladie à laquelle on ne peut rien.
(TROISIEME EXAMEN[509]) Mais si par contre tu trouves que cet homme est devenu plus pâle et a montré des signes de détente,
(TROISIEME TRAITEMENT) tu lui feras fabriquer un tube en bois entouré d'étoffe que tu lui mettras en bouche. Tu lui feras préparer (également) une boisson à base de w^{c}ḫb). Il sera traité en le mettant assis, placé entre deux murets de brique, jusqu'à ce que tu reconnaisses qu'il est parvenu à un point décisif."

a) [hieroglyphs]
  nḥdwt.f psd(.tỉ)

Cette expression n'a pas encore été comprise. Le texte est en effet soit fautif, soit incomplet. C'est cette dernière solution qui a été retenue par les différents traducteurs: 1) 'His teeth and his back – '(Breasted, Smith, p.181, et cf. Commentary: 'His teeth and his back are left without any observation of their condition attached, and we can only suppose that the scribe has again been guilty of an omission.'). 2) 'Seine Zähne (nḥdt), sein Rücken ... ' (Grundriss, IV,1,p.177, cf. Erläuterungen, p.142: 'Die Krankhaften Zustände der Zähne und des Rückens sind im ägyptischen Text nicht angegeben.')

Il manquerait donc les deux verbes (pseudoparticipes) qui décriraient l'état des dents et du dos. Mais si les contractures du tétanos, dans sa période de généralisation, vont intéresser le tronc et les membres il est peu probable que le mot psd 'dos' se rapporte à cette évolution de la maladie. Nous pensons qu'il faut lire, en corrigeant, psd (<psd) 'luire, briller', verbe qui se rapporterait au mot précédent, et donc, qu'à la fin, il faudrait transcrire nḥdwt.f psd(.tỉ). L'expression aurait été mal comprise par le copiste qui va confondre les graphies hiératiques des

---

509. Etat relativement favorable. Il semble que l'affection n'ait pas évolué vers le tétanos. Correspond à la deuxième possibilité évolutive prise en compte par le papyrus.

signes 𓏲 et 𓏥 et qui répétera donc, en conséquence, le suffixe ⟿ du mot précédent. En outre, nous avons vu que le mot n̲ḫdt ne peut se traduire par le générique 'dent'. Les n̲ḫdt sont les 'crocs' ou les 'défenses' de l'animal et rien d'autre. Quant aux 'crocs' de l'homme, il s'agit soit de ses 'canines' (par analogie anatomique et linguistique évidente), soit de ses 'dents' comme 'crocs' mais dans tout les cas nous avons affaire à un contexte d'emploi particulier d'assimilation magique à l'animal.

Nous traduirons donc cette expression par 'ses crocs sont luisants, brillants, se découvrent, se dévoilent'. Elle se rapporte, au sens premier, à l'animal qui, menaçant, découvre les 'crocs' et montre, fait briller, ses 'blanches' (nỉ-ḫdt[510]). C'est la contracture des muscles faciaux (le malade gardant la bouche fermée) qui est décrite ainsi. C'est, très exactement, le 'rire sardonique' de la littérature médicale moderne.

b) $w^c\underline{h}$ (Wb.I, 289,1-9).

Rhizome de Cyperus esculentus L (cf. Meeks, pour les dernières références: AL 77.0875; 78.0911; 79.0638) La préparation semble avant tout alimentaire[511] et suppose que l'affection évolue favorablement.

Mais ce passage du papyrus ne se termine pas là. Il est accompagné de 10 'gloses'[512], nombre important qui n'est pas sans augmenter considérablement la longueur du texte. Nous les citons en résumé:

Glose A . Explique l'expression égyptienne qui sert à nommer les sutures du crâne.

Glose B . Commente les phrases 'la corde de sa mandibule est contractée' en donnant des explications anatomophysiologiques très intéressantes[513].

Glose C . Poursuit l'explication précédente.

Glose D . Précise la phrase 'son visage est moite de sueur'.

Glose E . Développe l'observation 'les ligaments de son cou sont tendus': 'cela signifie que les ligaments de son cou sont étirés et raidis par l'effet de son mal'[514].

---

510. Pour ce sens étymologique et les rapports symboliques du mot avec la blancheur, voir plus haut, p. 63 et n.156.
511. Cf. Breasted, Smith, p.184.
512. Sur le rôle de celles-ci, voir plus loin, p.175.
513. Voir Breasted, Smith, p.293.
514. Traduction de Lefebvre, Grammaire², §615.

Glose F. Rend compte de 'son visage est cyanosé': 'cela signifie que la couleur de son visage est violet sombre comme la couleur du fruit tmst'[515].

Glose G. Précise la phrase 'l'odeur de son crâne rappelle l'urine de mouton'.

Glose H. Explique l'expression égyptienne ('le coffre de la tête') qui désigne ici le crâne.

Glose I. Nous citons la glose en entier:
'Quant à l'expression sa bouche est comme liée, ses sourcils sont tordus, sa face paraît pleurer, cela signifie qu'il n'ouvre pas sa bouche de façon à parler, que ses sourcils sont tordus, l'un tirant vers le haut et l'autre tombant vers le bas, de sorte qu'il est comme quelqu'un qui cligne des yeux et que sa face est remplie de larmes'.

Glose J. 'Quant à l'expression il est redevenu plus pâle et a déjà montré des signes de détente, cela signifie qu'il est devenu plus pâle. C'est alors un cas de "occupe t'en toi, ne l'abandonne pas[516]", à cause de la détente (observée).''

Il est toujours délicat de vouloir faire correspondre au cadre assez strict de la nosologie médicale actuelle telle maladie décrite par les médecins de l'Egypte ancienne, le danger étant d'oublier alors l'essentiel, qui est l'approche intellectuelle particulière qui guide le rédacteur de l'époque. On sait, en effet, qu'il y a souvent une certaine confusion, retrouvée dans toutes les langues, entre la pathologie, la symptomatologie et l'étiologie. Le symptôme décrit fréquemment la maladie (qui prend alors son nom) puisqu'il est alors révélateur et que sa disparition suggère la guérison. De même, certains symptômes communs à plusieurs affections peuvent les faire regrouper dans un même chapitre, ce qui nous oblige à être prudent dans nos identifications. Néanmoins, deux questions successives peuvent être posées devant un tel texte. Tout d'abord, de quoi parle-t-on? à quelle maladie particulière ou syndrome spécifique peut correspondre notre passage du P. Smith? Si l'on veut, on demande au

---

515. Id, ibidem, §613.
516. Expression qui signifie que le médecin doit tenter un traitement, malgré la gravité du cas.

praticien moderne de poser, à son tour, un diagnostic. Ensuite, de quelle façon a-t-on abordé le problème, quelle est la démarche suivie par le praticien de l'antiquité, et pourquoi? C'est, bien entendu, la réponse à cette dernière question qui prime ici.

PREMIERE QUESTION.

Ce sont principalement les signes présentés par le malade lors du deuxième examen (voir plus haut) qui indiquent sans aucun doute un tétanos déclaré. On peut même préciser (nous connaissons la porte d'entrée) qu'il s'agit d'un tétanos céphalique, forme plus localisée à la face, du moins au début. Lisons la description qu'en donne Dechaume[517]:

"a) Tétanos céphalique sans paralysie faciale. - Moiroud distingue:

1° Un tétanos céphalique simple: consécutif à une blessure de la tête, rare, avec uniquement contracture de certains muscles faciaux ou cervicaux, trismus uni ou bilatéral.

2° Un tétanos céphalique à forme dysphagique. Il débute par un spasme pharyngien qui détermine une dysphagie plus ou moins accentuée (tétanos hydrophobique). Bientôt le trismus apparaît uni puis bilatéral. Puis les contractures s'étendent aux muscles du cou (opisthotonos cervical). Parfois la dyspnée vient encore assombrir le pronostic déjà grave.

b) Tétanos céphalique avec paralysie faciale (Rose). - consécutif à des plaies de la face dans le territoire d'innervation du facial. La paralysie siège du côté de la plaie. Cette forme se caractérise par trois signes essentiels:

1° Contractures localisées à la région cervico-faciale. Trismus puis contractures pouvant aller jusqu'à l'opisthotonos cervical (prédominant sur les extenseurs). Ces contractures sont toujours entrecoupées d'accès spasmodiques réveillés par la moindre excitation.

2° Paralysie faciale, habituellement du type périphérique, complète, qui apparaît du 7è au 12è jour. La paralysie peut intéresser aussi les nerfs moteurs de l'oeil (ophtalmoplégie), l'hypoglosse (syndrome labio-glosso-laryngé).

3° Evolution essentiellement chronique sans fièvre respectant l'état général."

Nous pourrions encore remarquer que dans la glose I le malade était comparé à une personne qui cligne de l'oeil, façon de dire qu'il gardait

---

517. Dechaume, *Précis de Stomatologie*, p.652.

un de ses yeux ouvert. Cette description doit-elle faire songer à une paralysie faciale avec troubles sécrétoires et vasomoteurs associés? (Cf. la suite de la glose I: 'sa face est remplie de larmes' ainsi que la glose F: 'son visage est cyanosé').

En fait les signes essentiels sont bien là (trismus, contractures des muscles de la nuque, 'rire sardonique') pour nous permettre d'assurer à eux-seuls le diagnostic de tétanos. Celui-ci est d'origine céphalique mais toute précision supplémentaire (comme: avec ou sans paralysie faciale) serait illusoire. En effet, on ne peut porter un diagnostic clinique que sur un malade particulier. Ce dernier présentera un certain nombre de symptômes plus ou moins évidents, plus ou moins révélateurs, rentrant dans un cadre descriptif connu qui permet la première identification de l'affection concernée (étude clinique). Souvent, certains signes, pourtant patiemment consignés par les meilleurs auteurs, apparaissent comme plutôt frustes sinon même comme inexistants, alors que d'autres, bien au contraire, sont constants et pathognomoniques. A première vue, le texte donné par le cas n°7 du P. Smith semble assez précis et complet pour nous permettre un diagnostic bien tranché. Mais il faudrait que nous ayons avec ce texte la description d'un cas clinique réel observé par le praticien de l'époque, ce qui n'est pas le cas. Le P. Smith n'est pas un recueil d'observations médicales quotidiennes, mais plutôt un véritable traité de médecine. C'est donc un livre avant tout 'composé', où la matière médicale est découpée logiquement sous la présentation didactique d'un catalogue raisonné de 'cas'. Cette méthode est assurément moderne. D'un certain côté, elle oblige à être complet et à ne rien oublier des 'formes rares'. D'un autre côté, puisque par définition, la composition du texte tend à reduire à un cas type un certain nombre d'observations réelles, on aura tendance à ne prendre parfois en compte que les symptômes les plus répétitifs, qui sont la signature de la maladie. Cette double approche peut expliquer la présence éventuelle d'observations rares ou peu spécifiques[518] au milieu d'autres qui sont par contre les symptômes clés de l'affection.

DEUXIEME QUESTION.

A quelle démarche scientifique avons nous affaire? Nous avons déjà commencé à répondre à cette question en notant la caractère 'organisé'

---

518. Voir plus haut, p. 169 et n.508, sans compter les 'contaminations' du texte éventuelles dues à des maladies à symptomatologie comparable.

de notre texte. C'est à partir de la notion de šs3w que l'on peut, le mieux, saisir l'originalité de la science médicale égyptienne. Ce mot dérive du verbe šs3 'être instruit, habile, expérimenté, adroit' et va se rapporter, à propos d'un homme, à son 'adresse' ou à son 'talent'[519] comme, plus généralement, à ses 'particularités ou caractéristiques'[520]. Ce dernier sens du mot se conserve en parlant des 'particularités' d'un endroit[521], d'une pierre (= sa position)[522], sens qui a été reconnu comme fondamental[523]. Dans les textes médicaux avec leur contexte propre, le mot šs3w va désigner une 'unité littéraire élémentaire' (les 'cas' de Breasted) qui regroupe ce qui d'une maladie est caractéristique, probant, patent, et qui, de ce fait entraîne un examen, un diagnostic, un pronostic et un traitement. Le traité médical du P. Smith n'est ainsi qu'une suite de šs3w, souvent accompagnés de gloses qui sont autant de définitions préalables, de commentaires supplémentaires, d'observations en annexe, ou de mises à jour. Le but du šs3w est de faire le tour d'une question médicale, qu'il décrit, caractérise, en formant à lui seul un véritable petit chapitre. Ainsi tel prêtre-ouâb de Sekhmet, voulant prouver ses connaissances, affirmera qu'il connaît de nombreux šs3w contenus dans les livres[524]. La traduction est difficile en français. L'équivalence avec notre mot 'instruction' proposée par Breasted[525] est trop restreinte. Comprendre 'ce qui est caractéristique (d'une maladie)' est aussi trop délimité, du moins dans les textes médicaux, car le šs3w y englobe, à notre avis, outre les 'caractéristiques' elles-mêmes de la maladie, le diagnostic, le traitement et encore les gloses. Nous parlerions plutôt de 'description médicale' au sens le plus large du terme, c'est à dire avec ses 'annexes' essentielles (examen, diagnostic, traitement) dont la présence est indispensable et se comprend d'autant mieux que seul un tel ensemble ainsi formé peut rendre compte totalement des aspects d'une maladie donnée. L'élaboration d'un šs3w médical, comme exercice littéraire et scientifique, présuppose l'existence d'un certain nombre d'observations

---

519. Wb. IV, 544,8 et Meeks, AL 79.3060.
520. CT II, 102c, à côté de l'aspect (irw) et de la nature (km3).
521. Meeks, AL 78.4185.
522. Gouyat, Montet, Les inscriptions hiéroglyphiques et hiératiques du Ouâdi Hammâmât, (MIFAO 34), p.101.
523. Voir Yoyotte, Annuaire EPHE^V, t.89, p.53, n.122; von Kanel, Les prêtres-ouâb, p.31, n.0 et p.120, n.b.
524. Pour ce texte, von Kanel, o.c., p.29.
525. Breasted, Smith, p.79.

médicales 'de tous les jours' qui auraient pu être consignées et classées, par exemple dans les registres des Maisons de Vie[526]. Nous n'avons pas de preuve, mais il faut bien présumer l'existence d'un tel corpus de base qui seul permet d'envisager une réflexion scientifique qui ne soit pas trop tributaire d'une observation isolée ou d'un expérience individuelle.

Ceci précisé, la structure du texte, intimement liée au type de raisonnement retenu par les rédacteurs, apparaît clairement ici. On peut la schématiser ainsi:

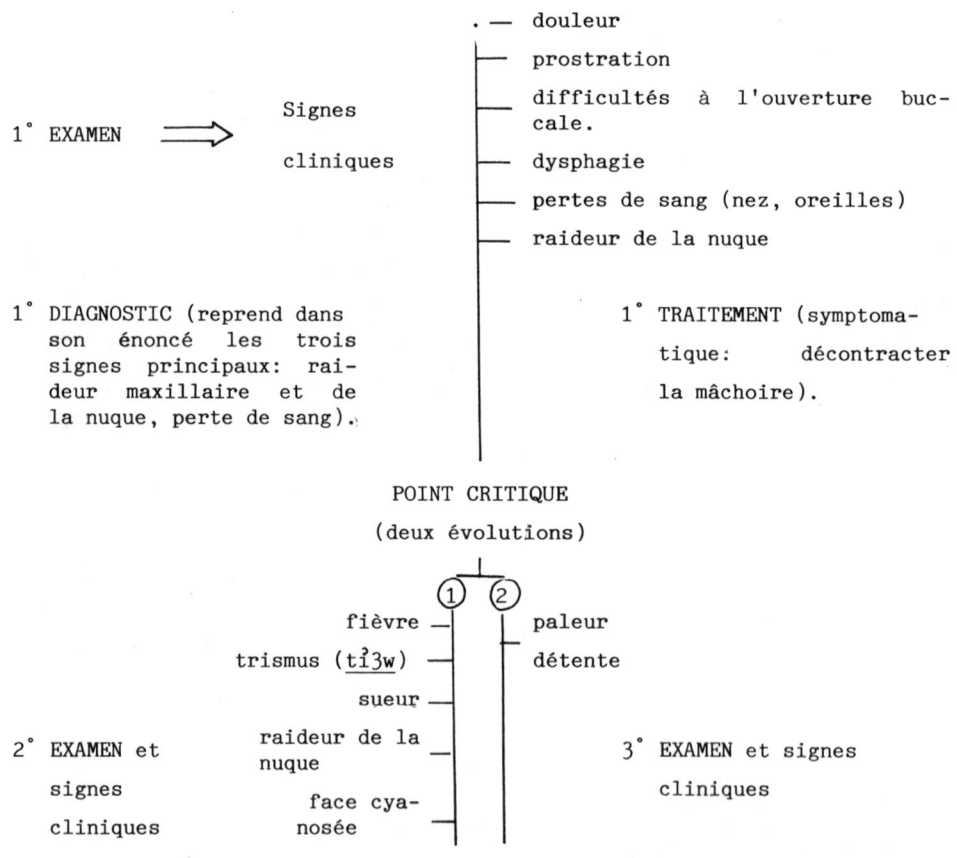

------
526. Pour ces 'centres de documentation et de recherche', cf. Gardiner, JEA 24, 157 sq.. Bibliographie et dernières remarques: von Kanel, o.c., p.279, n.1.

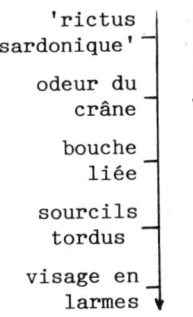

3° Traitement (d'attente, on cherche à alimenter le malade).

2° DIAGNOSTIC (reprend dans son énoncé les signes principaux suivants: trismus (tȝ3w), bouche liée, raideur de la nuque). Pas de traitement.

Le point de départ de la 'description médicale' est un 'traumatisme cranien', atteinte, cela se comprend, qui est propre par elle même à engendrer un certain nombre de troubles sur lesquels le papyrus insiste: la raideur de la mâchoire, de la nuque, et les pertes de sang (voir le diagnostic).

D'autres signes, plus généraux, sont aussi notés, comme la douleur et la prostration, d'observation constante lors des traumatismes craniens. A ce stade de l'examen on a voulu réunir les principaux signes qui furent observés lors d'atteintes semblables chez un certain nombre de malades. C'est l'aggravation des principaux signes décrits (difficulté à l'ouverture buccale qui devient trismus- tȝ3w , exagération de la raideur de la nuque, cf. le 2è diagnostic qui ne reprend que ces deux observations, la notation de la 'bouche liée' ne faisant que préciser le sens du mot tȝ3w) qui indique une évolution fatale. Le papyrus peut alors préciser tel ou tel signe qui nous semble spécifique (rictus sardonicus, face cyanosée, dissymétrie faciale) ainsi que d'autres qui ont semblé dignes d'attention au rédacteur (odeur du crâne, fièvre et sueur).

En résumé, nous avons un šs3w du type:
En A (qui comprend le 'titre' même du šs3w, c'est-à-dire l'origine première de l'atteinte,

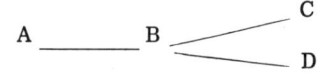

la 'blessure pénétrante', mais encore les premiers signes cliniques décrits, qui sont censés être caractéristiques et qui peuvent être repris dans le 1er diagnostic), toute l'habileté scientifique des médecins consistera à regrouper parmi les signes communs à de nombreux cas comparables, ceux qui doivent être placés là et pas ailleurs. Il ne faut pas les confondre avec ceux qui caractérisent l'évolution de la maladie. Ils y seront aidés par le fait que la complication infectieuse ou l'évolution favorable[527] (D et C) n'arrivent bien entendu pas d'emblée. On ne peut qu'être admiratif devant une telle précision dans l'analyse des faits médicaux. Celle-ci suppose bien l'existence de véritables recueils de données où devaient être consignées nombre d'observations courantes qui vont alimenter la réflexion scientifique des savants-médecins de l'Egypte ancienne. En B, nous avons finalement le seul vrai traitement proposé. Il est symptomatique et cherche à résoudre le problème posé par la contracture mandibulaire, que celle-ci s'oppose à l'alimentation normale du malade ou qu'elle dénonce déjà les premiers signes de la complication redoutée.

§3) Le 'tétanos puerpéral du P. Kahun (1,15-20=Kah.5)

Ce texte n'a pas encore été bien compris. Les traducteurs ont été gênés par l'apparente notation successive des deux termes principaux qui se rapportent aux dents, les mots ỉbḫ et nḥdt. De plus, une lacune fort mal placée obscurcit le sens du début du texte, et, enfin, l'expression tỉ3w n ḫmt n'a pas été traduite correctement.

    Griffith, Hieratic Papyri from Kahun and Gurob.
    Grundriss IV,1 p.268 et IV,2 (Erläuterungen), p.203, n.1 à 5 de Kah.
    5. Nous citons le texte hiéroglyphique donné par Grundriss V, p.459.

š̌s3w st ḥr mn ỉbḫw.s nḥdwt.s n rḫ[t?].n.s

.... r3.s

dd.ḫr.k r.s tỉ3w pw n ḫmt

ỉr.ḫr.k r.s k3p.ỉn.k (sy) ḫr mrḥt sntr

---

527. ou plutôt pas trop défavorable, vue l'importance du traumatisme décrit.

- 179 -

[hieroglyphs]

m d3d3 iwḫ(.in.k.sy) m [k3t].s mwyt

[hieroglyphs]

nt ꜥ3 ḳm3y sn.nw.f hrw n wš.f sy

[hieroglyphs]

ir mn.s kns.s r-mn-m ḫ3bw.s

[hieroglyphs]

r-mn-m ḫpdw.s bṯw pw

"Description médicale concernant une femme qui souffre à la fois des dents[a]) et du cou[b]), de telle façon qu'il ne lui est plus possible d' .... [c]) la bouche.

Tu diras à ce sujet: c'est le trismus (ti3w) provoqué par l'utérus[d]).

Tu feras à ce sujet: tu lui feras une fumigation à base d'huile et d'encens (disposés) dans un pot-d3d3, puis tu verseras dans son vagin de l'urine d'un âne juste enfanté et qui n'urine que depuis deux jours.

Mais si elle souffre (depuis) le bas ventre jusqu'aux clavicules et (encore) jusqu'aux fesses, c'est qu'il y a empoisonnement."

a) La malade a mal 'dans la région des dents', et non pas 'aux dents'. C'est la suite du texte qui permet cette interprétation, puisque nous allons apprendre qu'il s'agit d'un trismus (ti3w). Comme souvent dans ce genre de textes, la symptomatologie procède par touches successives, chaque notation restant assez imprécise en elle-même alors que, par contre, la sommation des signes relevés ne laisse place à aucune équivoque et permet un diagnostic exact.

b) ou, plus précisément 'à la nuque', si on prend le sens littéral du mot nḫbt[528].

Le texte donne ici [hieroglyphs] nḫdwt. La graphie est bien entendu fautive, mais la correction qu'elle exige ne se limite pas à l'insertion du ḫ manquant. Selon les apparences, c'est le mot nḫdt qu'il faudrait lire. Les traducteurs qui ont adopté cette lecture se sont trouvés devant des difficultés d'interprétation insurmontables. Tout d'abord,

---

528. Voir Lacau, Noms, §165.

on a compris 'qui souffre de ses dents (ỉbḥw) et de ses dents (nḥdwt)'. Soit on admettait que l'on avait là une façon de parler de 'toutes les dents', avec une spécification du genre 'dent qui coupe' et ' dent qui broie', ou bien 'incisive' et 'molaire') soit on voulait voir dans le deuxième terme la notation d'un mot plus récent qui viendrait expliquer le premier, et auquel il faudrait donner le sens générique 'dent'[529]. Une telle analyse semblait correspondre au sens communément accepté dans le Wb.[530] pour le mot tỉ3w qui aurait désigné le 'mal aux dents'. Elle ne permet pas de comprendre le texte. Or, nous avons déjà vu que les couples ỉbḥ+nḥdt ne se rapportent pas à une quelconque notation successive de différents types de dents humaines, que le mot ỉbḥ a toujours le sens générique et que nḥdt désigne en premier lieu les 'crocs' de l'animal et, tout au plus, mais dans des contextes très particuliers qui n'ont pas leur place ici, les 'canines' humaines (lors de l'assimilation à l'animal).

Il y a là un petit 'piège philologique'. Il faut renoncer aux rapprochements évidents avec la série ỉbḥ+nḥdt, et se souvenir (le cas du P. Smith vient de nous le rappeler) qu'au trismus d'origine tétanique sont toujours associées des contractures de la nuque et du cou d'observation constante au cours de l'évolution de la maladie et qui ont été bien observées par les Egyptiens. Nous lisons donc nḥbt 'cou'. Le mot devait exister sur l'original supposé que reproduiraient les rédacteurs du P. Kahun. Noter ainsi la persistance du déterminatif ᶛ qui accompagne normalement le mot nḥbt dans ce papyrus comme ailleurs. Une graphie aussi fautive suppose non seulement une erreur de lecture mais aussi une réinterprétation abusive, et, plus généralement, un manque de compréhension du texte lui même dans son ensemble.

c) Probablement un verbe en rapport avec l'ouverture de la bouche.
d) C'est le diagnostic. Comme dans le passage du papyrus Smith étudié précédemment, le mot tỉ3w va correspondre au symptôme clé de l'affection, celui qui va permettre de reconnaître la maladie qui est ainsi décrite comme 'la contracture (trismus) des mâchoires (tỉ3w) provoquée par l'utérus (ḥmt)' c'est-à-dire comme une maladie

---

529. Grundriss VII, sv ỉbḥ, §4.
530. Wb. V, 241,5, de même: Grundriss VII, sv.

consécutive à une affection utérine.

Notre diagnostic est celui de 'tétanos puerpéral'. Pour le médecin égyptien, il est nécessaire tout d'abord d'envisager un traitement symptomatique, qui intéresse comme précédemment la mandibule. C'est le traitement spécifique de tout ti̯3w-trismus, que celui-ci soit passager et sans conséquence grave (comme le trismus banal d'origine dentaire, cf. plus loin notre §4) ou bien qu'il annonce l'évolution inéluctable du mal. Là encore, comme dans toute atteinte tétanique, les premières contractures apparaissent à la mâchoire et au cou avant d'intéresser le tronc, les membres et le dos. Enfin, un traitement 'causal' sera appliqué au vagin puisque cette dernière partie du corps est dite être responsable du ti̯3w.

e) Les douleurs se propagent maintenant et intéressent le thorax et le dos. L'évolution est considérée alors comme dramatique et la maladie sera un btw (note suivante).

f) Le mot btw au sens premier désigne le 'serpent venimeux' par excellence sans se rapporter à une espèce particulière. C'est le serpent qui est capable, par son venin, de provoquer un certain nombre de troubles physiologiques dont les plus classiques concernent les centres nerveux (d'où les convulsions et contractures parfois mortelles associées aux morsures venimeuses de certains serpents particulièrement dangereux). Le sens est ici métaphorique, le mot désignant toute maladie comparable par ses effets principaux (les contractures) à l'empoisonnement provoqué par le venin du serpent et dont le pronostic est, de même, très sombre[531].

Cette atteinte tétanique ne devait pas être si rare. On imagine sans peine le lourd tribut payé à la maladie sous toutes ses formes par les femmes de l'époque. Ce tétanos puerpéral, le 'trismus du à l'utérus', on voulait le prévenir. Le passage, très mutilé, Kah.23+24 (3,7-9) propose un moyen prophylactique:

"Autre remède

................avec le   du ḥs3 (n?) ꜥwyt ; faire des irrigations à son vagin.

C'est un moyen pour éviter l'apparition du 'trismus dû à l'utérus[a]. Wdꜥ

---

531. Cf. Meeks, AL 78.1389 pour les dernières références.

de datte........battre jusqu'à la perfection avec de la bière douce.......faire qu'elle se place sur cela, les cuisses écartées".

a) dr ti̭3w pw n ḫmt: le verbe 𓂧𓂋 dr est fréquent dans les textes médicaux. Il signifie le plus souvent 'éloigner, écarter' une maladie déclarée et donc, à la fin, la déloger' d'un endroit (telle ou telle partie du corps) où elle se manifeste[532]. A ce sens habituel il convient d'en ajouter un autre, celui 'd'éviter' une affection et donc de 'prévenir' son apparition. C'est cet usage du mot que l'on retrouve ici et, très logiquement, le traitement sera appliqué seulement à la partie du corps susceptible d'être responsable du mal. Pour ce mot avec le même sens, voir encore Kah.33 (cité plus loin, p.183) où dr se construit en parallèle avec tm rdỉ 'ne pas permettre'.

§4) Le 'trismus dentaire' de Bln 75 (7,2-3)

Les causes les plus fréquentes du trismus sont dentaires et péridentaires[533]. Il eut été étonnant de n'en trouver aucune trace dans les textes. Un passage du papyrus médical de Berlin nous parle ainsi d'un trismus causé par les wḫdw. Ces wḫdw sont à rapporter à une théorie étiologique particulière des Egyptiens que nous retrouverons plus loin.[534]. Disons, très généralement, que l'on reconnaît par là l'origine infectieuse du ti̭3w. Le traitement spécifique de l'atteinte nous est maintenant connu: comme pour Kah.5 on fera usage de fumigations.

Wreszinski, Der grosse medizinische Papyrus des Berliner Museums. Grundriss IV,1 p.67 et IV,2 (Erläuterungen), p.70.

Nous citons le texte hiéroglyphique donné par Grundriss V, p.115.

k3pt nt nḥp 12 ỉrrt n ḥry [t]i̭3w

n wḫdw

"Fumigations au moyen des douze roues du potier[a)] qui sont à faire pour un homme qui souffre d'un trismus[b)] causé par les wḫdw."

Suit la préparation.

---

532. Cf. Grundriss VII, sv.
533. Voir plus haut, p.166.
534. Cf. p.196.

a) Ces 'douze roues du potier' se rapportent au procédé de fumigation. Dans un récipient hermétiquement bouché, relié par une paille à la bouche du patient, on projetait un liquide sur un mélange de feuilles broyées et disposées sur des pierres chaudes.

b) Malgré la graphie [glyphes] lire tỉ3w (cf. <u>Grundriss</u> IV,2 p.70).

§5) Les mots de la famille tỉ3.

On connaît, dans les textes médicaux, un verbe tỉ3 et un substantif tỉ3w qui lui est intimement relié par le sens. La <u>Grundriss</u>, après le <u>Wb</u>, a rendu le verbe par 'avoir mal aux dents' et le substantif par 'le mal aux dents'[535]. Nous avons vu à quel point ces traductions ne conviennent pas dans certains contextes d'emploi.

La traduction 'grincement de dents' proposée par Ebbel est la plus proche du sens que nous avons défini pour le substantif tỉ3w, mot qui correspond assez exactement à notre 'trismus'[536]. En conséquence, il faut s'attendre à ce que le verbe lui-même puisse signifier 'serrer les mâchoires, contracter les mâchoires, serrer les dents'. C'est effectivement le cas comme va nous le montrer un passage du papyrus Kahun qui contient à la fois le verbe et le substantif dérivé. Le texte est difficile et n'a pas encore été compris.

Griffith, <u>Hieratic Papyri from Kahun and Gurob</u>, cf.pl.VI.

<u>Grundriss</u> IV,1 p.287 et IV,2 (Erläuterungen),p.219, n.1 à 4 de Kah. 33. Nous citons le texte hiéroglyphique donné par <u>Grundriss</u> V, p.494.

[hiéroglyphes]
tm rdỉ tỉ3 st _ _ _ _ _

[hiéroglyphes]
ỉwryt nd m _ _ _ _ _ _ _ _ _ _ .s r nḥdwt.sy^sic

[hiéroglyphes]
hrw n ms.s

[hiéroglyphes]
dr tỉ3w pw šs m3ᶜ ḥḥ n [sp]

---

535. Comparer <u>Wb</u>. V, 241,4-6 et <u>Grundriss</u> VII, sv.
536. Ebbell, <u>Die alt-ägyptische Chirurgie</u>, p.27.

"Ne pas permettre qu'une femme serre les mâchoires........
fèves-íw(r)yt[a)] moulues en......(grande lacune)......cela est (placé) à ses deux crocs[b)] le jour où elle accouche[c)]. C'est un moyen de prévenir[d)] l'apparition d'une crispation des mâchoires[e)]. Méthode trouvée efficace un millier de fois[f)]."

a) C'est la fève d'Egypte, cf. Keimer, <u>BIFAO</u> 28,77 sq. La préparation aboutit à une sorte de pâte dont nous ne connaissons pas tous les ingrédients mais dont la fève était le composant essentiel. C'est cette pâte qui, placée entre les dents, permettra à la femme de 'serrer les mâchoires', c'est à dire de 'pousser' pendant l'accouchement sans trop souffrir de pressions excessives sur les dents ou de contractures à la mâchoire. A. Kidiri nous signale le même usage dans la médecine traditionnelle en Centre-Afrique. Là encore c'est une espèce de fève qui est utilisée comme 'amortisseur'. Nous pensons que la relation magique 'dent-fève' (par comparaison morphologique) disparaît devant le côté pratique de la recette.

b) r nḥdwt·sy: le mot écrit au pluriel est suivi du pronom du duel sy. Cette façon d'écrire le duel est bien connue et il faut comprendre 'à ses deux crocs'. L'expression a posé des problèmes aux différents traducteurs. Ainsi la Grundriss se demande si l'on n'aurait pas là la notation des deux rangées de dents, celle du haut et celle du bas. Nous avons vu quel était le sens du mot nḥdt. Il désigne avant tout la dent animale. De même que dans P. Smith, cas n°7 (voir plus haut), l'usage d'un tel mot dans un contexte médical ne peut qu'être relié à une locution particulière, une façon imagée de parler. Il faut entendre ici 'à ses deux crocs-canines, à chaque coin de la bouche, des deux côtés de la bouche'. La pâte coupée en deux parties est introduite à droite et à gauche et pas d'un seul côté, à chaque 'croc'. Il n'est même pas nécessaire pour comprendre l'expression de faire l'analogie entre les 'crocs' de l'animal et les 'canines' humaines. Il va de soi qu'un tel mode d'administration répond à une loi évidente d'équilibration des pressions.

c) La transcription [hieroglyphs] de <u>Grundriss</u> V,494,1.9(=Kah.33 (3,26) est à rejeter. La planche VI de l'édition de Griffith montre que tous les signes sont là. On comparera avec Kah.32 (3,24) où se trouve une graphie parfaitement superposable. Nous lisons donc <u>ms.s</u>. Il s'agit du jour où 'elle accouche', le jour où elle va devoir 'serrer les mâchoires'

pendant l'effort.
d) Pour ce sens du mot dr, voir plus haut notre analyse de Kah. 23+24.
e) Trismus, crispation des mâchoires[537], le sens du mot tı̓3w semble bien être parfaitement confirmé par ce passage du pap. Kahun. On remarquera que le substantif répond exactement au verbe dont il dérive, le verbe tı̓3 qui veut dire 'serrer les mâchoires'.
f) Croyons le papyrus. Il s'agit d'une recette qui veut être avant tout pratique.

Une autre mention du verbe dans un contexte médical analogue doit être citée. Le texte décrit les souffrances d'un homme 'qui est sous la mort de la part de Thoth'.
    Černý, Papyrus hiératiques de Deir el-Medineh, Tome 1, cf. pl. 10,1. Pour la lecture tı̓3, cf. Meeks, AL 78.5003.

ir s ḥry mt n Dḥwty wnn.f ḥr [tı̓]3

m ı̓bḥw.f ḥr wgı̓t ḥr nst.f

"Quant à un homme sous la mort de la part de Thoth qui grince (?)[538] des dents, mâche sa langue etc." (Traduction Černý)
La locution tı̓3 m ı̓bḥw traduit l'idée générale de serrer les mâchoires 'dans, sur' les dents, ce qui revient à 'grincer des dents'. La traduction de Černý est donc parfaite.

Il existe par ailleurs un verbe tı̓3 (auquel il est associé de même un certain nombre de substantifs derivés) et qui est employé dans des contextes très différents, des contextes de chant et de musique. Mais le sens n'est pas fondamentalement différent.
Pour ce verbe, cf. Wb V,241, 7-9, qui traduit 'zujubeln o.ä'. Noter que Meeks, AL 79.3361 (=Wb V,241,6-9) propose la correspondance 'gémir'[539]

---

537. ou, plus exactement, le 'serrage des mâchoires' si on veut éviter, plutôt que la conséquence de celui-ci, la possibilité même de pouvoir serrer les dents, par interposition d'un 'coussinet' amortisseur.
538. Restitution du mot: Meeks, AL 785003.
539. donc à partir du sens reconnu classiquement à tı̓3 'avoir mal aux dents, gémir à cause des dents'.

et 'chanter'. A notre avis ti͗3 voudrait plutôt dire 'chanter bouche fermée'. Aux références données par le Wb. il faut ajouter: Stricker, OMRO 34, 23 (P. Leiden T 32, V,18); Posener, RdE 11, 126, x+8-x+9 et x+12 (P. Chassinat I). Les textes du Temple de Taharka à Karnak sont maintenant réunis avec leurs variantes dans Parker, Leclant, Goyon, The Edifice of Taharqa by the Sacred Lake of Karnak, cf. pl. 38 (parallel texts, pl.21).

Les substantifs dérivés servent à dénommer: 1°) les chants particuliers qui se font 'bouche fermée'. Aux références Wb. V, 241, 10, ajouter AL 77.4741 et 79.3362 qui traduit 'mélopée'. 2°) des types particuliers de chanteurs, les spécialistes du chant-ti͗3. Sur ceux-ci, voir Posener, l.c..

Nous avons donc affaire à toute une famille de mots qui dérive d'un radical commun se rapportant à l'action de contracter ou de serrer les mâchoires (pendant l'effort, lors d'un chant etc.)

B) FRACTURES ET LUXATIONS DE LA MANDIBULE.

Deux šs3w du P. Smith se rapportent à ces atteintes du maxillaire inférieur.

§1) La fracture-ḥsb de Smith 24 (8,22-9,2).

L'identification exacte du trouble décrit est loin d'être assurée. Ce passage est un bon exemple des difficultés que présentent parfois les textes médicaux.

Breasted, Smith, p. 301 sq.

Grundriss IV,1 p. 187 et IV,2 (Erläuterungen) p.147,n.1 à 3 de Smith 24.

"Description médicale d'une fracture-ḥsb[a]) à la mandibule (ᶜrt(y)). Si tu examines un homme qui a une fracture-ḥsb à la mandibule, place ta main sur lui et tu trouveras que cette fracture-ḥsb crépite[b]) sous tes doigts. Tu diras à son sujet: un homme qui a une fracture-ḥsb à la mandibule, une blessure s'ouvre sur elle, et il en sort un écoulement de....[c]), et il a de la fièvre à cause de cela. Une maladie à laquelle on ne peut rien."

a) A la fracture de type ḥsb semble s'opposer la fracture sd, plus complexe et compliquée. Pourtant cette simple fracture-ḥsb aura un mauvais pronostic. Doit-on penser qu'il s'agit d'un fracture 'spontanée', du moins ici, et dont la gravité ne dépend que de la pathologie qui lui est sous-jacente? On aurait là une description de fracture pathologique du maxillaire inférieur qui est, "classiquement, le fait d'une altération osseuse locale: dent de sagesse en évolution, ostéite avec nécrose, gomme, kyste, tumeur; ou le fait d'une affection générale: ostéoporose sénile, tabès, léucémie lymphatique... Pratiquement, elles correspondent le plus souvent à des ostéites diffusées ou à des ostéomyélites."[540]

b) La sensation de crépitation est relativement fréquente dans les fractures pathologiques du maxillaire inférieur.

c) Passage incompréhensible : [hieroglyphs] w3b 3b.n.f sp; les déterminatifs semblent indiquer que l'on parle bien d'écoulements pathologiques[541]. Si l'on considère que, très généralement, les fractures pathologiques 'classiques' se produisent sans douleur aucune et se "caractérisent essentiellement par une impotence fonctionnelle, et une mobilité anormale"[542], il semble bien qu'il soit nécessaire d'envisager un diagnostic plus précis et de très mauvais pronostic, comme celui de tumeur maligne de la mandibule, avec ses complications osseuses. Mais le papyrus, dans sa concision ne nous aide pas à nous prononcer. L'interprétation de ce passage doit être considérée encore comme assez 'ouverte'. L'incompréhension pour nous, d'un membre de phrase qui semble pourtant essentiel, et, plus généralement, l'aspect polymorphe de l'affection, la pluralité des causes possibles, ne permet pas d'avancer d'hypothèse plausible.

§2) La sub-luxation mandibulaire de Smith 25 (9,2-6).
L'intérêt du passage est qu'il nous montre une méthode opératoire pour remettre en place une mandibule. La même manoeuvre est encore utilisée aujourd'hui pour des cas semblables ne serait-ce que parce qu'il n'y a pas d'autre solution pour réduire cette luxation et que la méthode est évidente. Il n'est donc pas nécessaire de retrouver dans le vieux traité égyptien l'origine première de celle-ci.

Breasted, Smith, p. 303 sq.
Ghalioungui, Médecine des pharaons, p. 57.

"Description médicale d'une luxation de la mandibule. Si tu examines un homme qui a une luxation de la mandibule, tu trouveras que sa bouche reste ouverte sans qu'il lui soit possible de fermer la bouche. Alors tu

---
540. Dechaume, Précis de Stomatologie, p.490.
541. Grundriss IV2, p.147, n.2: "der Ausfluss, er hat aufgehört auszufliessen"?
542. Dechaume, lc..

mettras tes pouces aux deux extrémités des deux branches[a] de la mandibule, à l'intérieur de la bouche, tandis que tes deux serres[b] seront placées sous le menton. Puis tu les repousseras vers l'arrière afin qu'elles soient remises en place. Tu diras à son sujet: c'est un homme qui a une luxation à la mandibule. Une maladie que je peux traiter[c]. Puis tu le banderas avec de l'imrw[d], du miel, chaque jour jusqu'à guérison."

a) Voir Breasted, Smith p. 293.
b) Ce sont, bien entendu, les autres doigts.
c) Cf. Vergote, Grammaire IIb, p.271.
d) Nom d'un minéral inconnu.

C) LES TRAITEMENTS DES AFFECTIONS DE LA BOUCHE ET DES DENTS.

§1) Introduction.

Il nous faut maintenant étudier tous ces textes qui ont été réunis de façon si pratique par la Grundriss et qui se rapportent aux maladies des dents et des gencives. La presque totalité d'entre-eux se trouve dans le papyrus Ebers. Il semblerait toutefois qu'ils aient été un petit peu 'maltraités' par les auteurs. Certes, ils sont moins faciles qu'il n'y paraît et surtout, utilisent une terminologie médicale assez déroutante.

On y a remarqué tout d'abord, et elle saute aux yeux, la relative inefficacité des médications proposées[543]. De là à en déduire que les Egyptiens n'ont guère compris (ou ne pouvaient pas comprendre) la complexité très réelle de la pathologie dentaire, il y a un pas que l'on a franchi trop aisément à notre avis[544]. Il y aurait par-là un immense fossé qui séparerait - à quelques exceptions heureuses près - l'observation médicale égyptienne (on sait qu'elle pouvait être très précise, voir le P. Smith) de la compréhension des phénomènes pathologiques ou de la thérapeutique elle même. Une des difficultés propres au Papyrus Ebers est qu'il est relativement avare des šs3w, de ces descriptions médicales qui se veulent complètes et désirent faire le tour d'un problème. Rien n'indique cependant que les médecins égyptiens aient davantage délaissé certaines parties de la pathologie humaine. Il est peu probable que les maladies dentaires aient échappé à leurs investigations intellectuelles. On a trop voulu jusqu'à présent porter un jugement définitif sur des textes

---

543. Souvent cité est l'usage du miel pour 'obturer' une carie.
544. Voir ainsi F. Leek, JEA 53, 53.

qui ne sont pas encore compris. Il n'y a pas de 'charlatanisme' chez les médecins égyptiens. Un texte médical dont on ne saisit pas toutes les articulations intimes doit être classé parmi les textes qui restent encore à comprendre. Toute autre attitude entraîne des conclusions injustifiées. Nous pourrons démontrer ici la logique de la classification égyptienne des maladies des dents et des gencives. Nous verrons de même à quel point les thérapeutiques proposées étaient adaptées à chaque cas et comment elles s'inscrivaient tout aussi logiquement dans leurs conceptions pharmacologiques.

On a dit aussi que le Papyrus Ebers était avant tout une somme médicale, un 'compendium' privé de praticien de province'[545]. En effet, s'il recopie parfois de véritables extraits de livres médicaux sans doute très vénérables (cf. 'le livre de connaître la marche du coeur', les 'descriptions médicales concernant les maladies du tube digestif'[546]), le plus souvent, la maladie est citée directement par le mot technique qui la caractérise et c'est la thérapeutique et son application pratique (les remèdes-phrt) qui semblent privilégiées dans ce livre 'de terrain'. Cet aspect est indéniable mais l'accent mis sur la composition des drogues utilisées a aussi des raisons plus profondes[547]. Pour l'instant, il convient pour le lecteur non médecin, d'avoir un résumé général sur les particularités des affections dentaires.

§2) Données générales sur les maladies des dents et des gencives.

Une dent n'est pas un organe isolé. D'un côté elle peut être considérée comme une unité anatomique particulière et décrite comme telle (et on distinguera, très généralement, l'émail, la dentine, le cément qui forment la 'coque' renfermant le 'nerf', ce paquet vasculo-nerveux qui assure la vitalité de l'ensemble); d'un autre côté, elle ne se conçoit pas en dehors de son environnement, l'os, la gencive qui l'entourent et la sertissent. La notion d'organe dentaire ne se justifie pas seulement par des considération anatomophysiologiques mais aussi par les usages évidents du langage. Ainsi on a tendance à dire 'avoir mal aux dents' même quand la douleur est d'origine gingivale. De plus, la pathologie dentaire se comprend aisément si l'on tient compte des rapports particuliers

---

545. Daumas, in Ghalioungui, La médecine des pharaons, p.13 (préface). Voir aussi plus haut, p.162 et n.498.
546. Ebers 854 sq.; Ebers 188-216.
547. Voir plus loin, p.227.

qu'entretiennent les différentes parties de cet 'ensemble dentaire' que nous venons de définir.

La carie dentaire est une maladie d'observation très ancienne qui se caractérise par une perte de substance, la lésion carieuse. Elle est irréversible et ne peut aboutir - sans traitement - qu'à la destruction plus ou moins complète de la dent.

La symptomatologie [548] de cette affection dépendra des relations qu'entretiendra la lésion avec les tissus sous-jacents. Une 'carie douloureuse' (aux variations de température, à l'acidité de certains aliments etc.) signalera soit une lésion pulpaire associée soit une proximité très étroite avec le tissu pulpaire, comme dans le cas d'un carie du collet par exemple. Une 'carie non douloureuse' ou, pratiquement, sans réponse pulpaire évidente, indiquera en général que la lésion est peu étendue, ce qui est le cas d'une carie à son début. On retiendra là encore que, sans traitement, l'évolution va toujours vers l'aggravation. Un autre type de 'carie asymptomatique' mérite notre attention. C'est celle qui est associée à une nécrose pulpaire. Tel est le cas, le plus souvent, de caries très anciennes, qui furent douloureuses avant de se 'calmer', cet apaisement illusoire étant procuré par la disparition du parenchyme pulpaire.

L'inflammation pulpaire, aboutissant normal de la lésion précédente, et donc qui se manifestera en présence de celle-ci, provoquant une 'carie douloureuse' par stimuli extérieurs (température, type d'alimentation...) ou même d'emblée ou à la moindre sollicitation, n'est pas différente de celle que l'on connaît pour les autres tissus conjonctifs de l'organisme. Des conditions locales (parois dentinaires rigides, vigueur circulatoire etc.) font qu'une lésion pulpaire est non seulement la plupart du temps très douloureuse mais aussi pratiquement irréversible. On retrouvera tous les stades de l'inflammation, de la simple hyperémie jusqu'à la nécrose tissulaire, la liquéfaction et la formation de pus et d'abcès.

Là encore les relations du milieu pulpaire avec l'environnement de la dent (le périapex, l'os sous-jacent), sont intéressantes. L'inflammation périapicale qui fait suite classiquement à l'atteinte pulpaire n'a rien de spécifique sinon qu'elle se trouve alors dans un milieu plus apte à se

---

548. Cette description rassemble différents éléments empruntés plus ou moins fidèlement à la littérature spécialisée sur le sujet.

défendre (vascularisation plus importante etc.). On distinguera deux réponses type fondamentales qui sont exudatives et prolifératives. L'exudation sera caractérisée par un oedème inflammatoire alors que la réponse proliférative sera secondaire et retardée. A cette dernière correspondent les images radio-claires appendues aux extrémités des dents atteintes. Ce sont des zones de défense qui ne sont visibles que radiologiquement, comme les granulomes. Il y a formation d'un abcès périapical aigu lorsque les défenses de l'organisme sont dépassées au niveau local. Très caractéristiques sont les signes associés: oedème, cellulite, tuméfaction. Fréquemment, s'il y a drainage (fistulisation naturelle du pus) cette forme aigue devient chronique et peut être alors classée elle aussi (comme les granulomes et les kystes) parmi les pathologies pulpo-périapicales asymptomatiques. On retiendra qu'il y a une tendance naturelle, non pas à la guérison de ces lésions mais tout au moins à la sédation des signes majeurs (tuméfaction, douleur), la chronicité engendrée permettant de longues périodes de rémission.

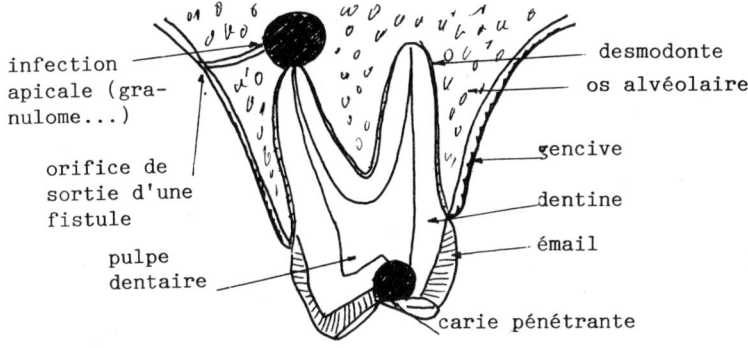

Aux gencives correspondent les gengivites sous toutes leurs formes, parfois très douloureuses. Les affections plus spécifiques des tissus de soutien de la dent sont classées parmi les parodontopathies. Celles-ci s'attaquent à tout ce qu'entoure la dent (os, ligament, gencive) selon des modalités qui leur sont propres avec une pathogénie complexe. Retenons qu'après une alternance de phases inflammatoires aigues et chroniques, on aboutit, après une durée plus ou moins longue, à la chute des dents. En résumé, les atteintes parodontales en évolution se caractérisent par une mobilité dentaire et/ou une 'bouche douloureuse' (inflammation gingivale, parodontites).

§3) Le 'traité des remèdes pour les dents' du Papyrus Ebers.
Eb. 739 à Eb. 749 forment une suite de dix 'recettes' (p<u>h</u>rt) destinées

à prévenir et à soigner un certain nombre d'affections dentaires. Le texte est concis, la partie pharmacologique étant la plus étendue. Il nous faudra quand même essayer de comprendre le vocabulaire technique qui se rapporte aux maladies dentaires elles-mêmes. Une question devra être posée: ce passage du papyrus Ebers peut-il correspondre à un véritable petit abrégé de pathologie dentaire? Veut-il faire le tour du problème (même sous la forme d'un résumé pratique)?

Nous utiliserons une numérotation d'ordre - le premier produit cité par Eb.739 ayant le n° 1 etc. - afin de séparer, par convenance, l'étude pharmacologique elle-même de celle du texte proprement dit.

Eb. 739 (89,2-3):

ḫ3t.ᶜ m pḫrt nt smnt ỉbḫ

(produits)	(dosages)
1	1
2	1
3	1

ỉr m ḫt wᶜt wš3 ỉbḫ ỉm

"Commencement des remèdes[a] afin de maintenir en état[b] une dent: 1 + 2 + 3, réduire en une masse unique. En gaver la dent[c]."

a) ḫ3t-ᶜ m 'Début, commencement de' indique dans le papyrus le début d'un nouveau' chapitre', d'un nouveau recueil d'écrits, ici de pḫrt donc de 'recettes, remèdes, médications'. On ne doit pas en conclure qu'Ebers 739, où le mot principal est smn 'maintenir en état', est générique et s'applique à toutes les recettes qui suivront (Eb.740 à 749).

Il y a un télescopage évident de la phraséologie employée qui fait que l'expression 'début des rémèdes' concerne la totalité des remèdes destinés aux dents, en marquant ainsi le départ alors que l'action de smn une dent (note suivante) s'adresse à un cas particulier, le premier pris en compte par le papyrus. On pourrait mettre un point après 'remèdes' et continuer par I) Maintenir en état une dent etc.[549].

b) smn ỉbḫ. La traduction adoptée par la Grundriss 'stehen lassen,

---

549. Cf. Grundriss VII, p.577.

befestigen, stärken' pour le mot[550], rendue par l'expression 'das kräftigen eines Zahnes' dans le contexte d'emploi[551] ne peut assurer à elle seule la compréhension du passage. Il faut interpréter. Le verbe smn se traduit par 'établir, fixer, maintenir' comme causatif du verbe mn 'demeurer, rester'. Il nous faut essayer de comprendre la signification de la locution smn ỉbḥ, dans un contexte d'emploi spécifique. Très généralement, puisque le papyrus indiquera que l'on prépare une sorte d'emplâtre dont la dent est gavée (note suivante) on a déduit que l'on avait affaire à une véritable obturation qui permettrait des smn 'raffermir, consolider, fixer, maintenir et renforcer' la dent. On procéderait ainsi à un 'plombage'[552], le verbe smn se rapportant alors au but poursuivi par cette obturation. Cette interprétation suppose deux choses: 1) que les médecins égyptiens aient reconnu une certaine efficacité à une telle préparation comme obturation définitive, celle-ci ayant été considérée comme suffisamment solide pour 'raffermir' une dent; 2) que l'on ait pas remarqué les suites d'une telle thérapeutique (progression de la lésion, abcès dentaires, dent douloureuse malgré l'obturation...). Or, on sait que les égyptiens connaissaient des 'ciments' bien plus résistants et que ceux-ci n'étaient pas à base de farine et de miel (pour ces produits dans cette recette, voir plus loin p.214).

La deuxième supposition correspondrait à une certaine incompétence médicale des égyptiens dans le traitement des lésions dentaires certes bien excusable pour l'époque mais qui ne convient pas, à notre avis, à leur talent d'observateur. Nous pensons que si ce pansement d'Eb. 739 ne peut être un ciment définitif c'est probablement qu'il ne se veut pas comme tel. C'est une médication ayant une certaine 'tenue' qui lui permet tout au plus de rester en place un certain temps. L'analyse globale de tous ces passages d'Ebers se rapportant aux dents (voir plus loin, au §4, notre conclusion), permet de comprendre l'expression smn ỉbḥ. Elle ne correspond pas exactement à une thérapeutique moderne même par analogie, et ne peut se comprendre qu'en tenant compte très précisément des conceptions égyptiennes sur les maladies dentaires. Celles-ci semblent avoir été les suivantes: à la lésion carieuse qu'ils observaient, étaient associées deux formes pathologiques principales, la forme avec douleurs

---

550. Ibidem, p.753.
551. Voir Grundriss IV[1], p.65.
552. Cf. Lefebvre, Essai, p.63.

(les srdd nw wḥdw d' Eb. 741) et la forme asymptomatique (Eb. 739,740,743,744 : les caries à leur début, sans signe majeur pulpaire associé). Ils considéraient que cette maladie avait tendance à évoluer défavorablement et l'expérience le leur montrait. D'où les deux grands chapitres qui vont concerner les traitements des dents:
▶ 1) les thérapeutiques pour smn une dent, qui se rapportent à une carie à son début, asymptomatique. Par ce traitement on va essayer de contrecarrer l'évolution habituelle de la maladie et donc d'éviter les douleurs et l'abcès. C'est en ce sens que smn ỉbḥ veut dire 'maintenir en état une dent'. Il s'agit d'une dent cariée à laquelle on veut éviter les suites pathologiques communes. Vu la faible efficacité des moyens curatifs de l'affection une fois vraiment installée, on comprend l'intérêt d'une telle démarche thérapeutique et, d'ailleurs, pas moins de quatre recettes s'y rapportent, soit près de la moitié des recettes du passage Eb. 739 à 749). L'attitude du médecin égyptien devant la carie dentaire sera celle qu'il aura devant toute affection qu'il considère incurable. Après en avoir noté soigneusement les effets (la douleur, l'infection et la tuméfaction qu'elle entraîne souvent), il se rend compte probablement de l'inadéquation de tout traitement vraiment restaurateur et, en effet, une carie qui serait bouchée telle quelle avec les matériaux les plus résistants de l'époque ne pourrait s'accompagner à plus ou moins brève échéance que de désordres pulpaires et de complications infectieuses et douloureuses, assez fréquentes pour démontrer le danger de toute thérapeutique restauratrice. En bref, l'activité smn ỉbḥ consistait à donner à une dent cariée mais non douloureuse (encore cliniquement saine) une médication qui devait la 'maintenir en état' c'est à dire la laisser asymptomatique. Un tel traitement nous paraît aléatoire, mais il ne faut pas juger ici de son efficacité réelle (sans intérêt!). Tout au plus doit-on se demander comment les médecins égyptiens ont pu retenir une pareille thérapeutique à laquelle ils devaient reconnaître une certaine valeur. Si un traitement vraiment conservateur des dents est contrôlable (ça doit 'tenir' et ne pas 'faire mal') il n'en est pas de même d'un traitement symptomatique ou, mieux encore, d'un traitement qui veut, comme ici, prévenir l'apparition d'une douleur. En effet, entre la carie elle même à son début et l'apparition des premières douleurs caractéristiques de l'atteinte pulpaire un temps fort long peut s'écouler. Il n'y a pas vraiment

de règle en la matière. Telle carie sera sensible d'emblée, telle autre malgré une destruction tissulaire importante laissera en paix le malade, ainsi par une nécrose rapide de la pulpe. Ces derniers cas ne sont pas rares et il est facile d'en attribuer à faux l'aspect 'favorable' à telle ou telle médication utilisée.

▶ 2) Les thérapeutiques soignant les complications de la carie dentaire: les douleurs et les abcès. Ces traitements, avec ceux qui concernent plus généralement les soins des gencives formeront le deuxième grand chapitre des traitements relatifs aux dents.

c) wš3(w) ỉbḥ ỉm. Le verbe wš3, 'gaver', Wb. I, 369,2-5, se rapporte au mode d'introduction de la préparation. Par ailleurs, dans les 'recettes' similaires, on dira plus simplement dỉ(w) r ỉbḥ '(ceci est) donné à la dent:

Eb. 740 (89,3-4) :   'donner à la dent'.

kt

(produits)	(dosages)
4	1
2	1
3	1

wš3 ỉbḥ ỉm

"Autre (remède): 4 + 2 + 3. En gaver la dent".
Ce n'est donc qu'une variante où seule diffère la composition du médicament (le n° 4 à la place du n° 1).

Eb. 741 (89,4-6) :

dr srdd nw wḫdw m ỉbḥw

(produits)	(dosages)
5	1
6	1
3	1
7	1
2	1

𓌣𓏏𓅓𓏏𓅓𓅱𓂞𓂋𓇋𓃀𓎛𓏏𓐎

nḏ tmtmw dỉ r ỉbḥ

"(Pour) écarter les poussées douloureuses^{a)} provoquées par les wḫdw dentaires^{b)}: 5 + 6 + 3 + 7 + 2, moudre, pulvériser et insérer dans la dent."

a) srdd est un participe passif perfectif à valeur de substantif (cf. Grundriss VIII, §127aa et 220,2b). Le sens de la racine rd est 'croître, pousser', au causatif srd 'faire croître, faire pousser'. La forme srdd désigne très probablement la douleur irradiée classique des atteintes pulpaires, et non pas les douleurs plus sourdes et pulsatives des abcès dentaires[553]. Ce mot serait, à la fin, caractéristique de la douleur d'une pulpe enflammée. La Grundriss comprend autrement: 'Beseitigen eines Gewächses von Schmerzstoffen in den Zähnen' (Grundriss IV,1 p.67). Nous avons proposé de voir dans les deux recettes précédentes, (smn ỉbḥ) des traitements destinés à prévenir l'apparition des complications douloureuses et infectieuses de la carie, en 'fixant' celle-ci. En ce sens, Eb. 741 (et de même Eb. 742, voir recette qui suit) apparaissent encadrés entre deux passages du papyrus qui concernent les caries encore asymptomatiques (soit entre Eb. 739,740 d'une part et Eb. 743,744 d'autre part) à leur juste place. Ils indiquent ici que si la douleur est présente, le traitement smn ỉbḥ n'est plus applicable.

b) wḫdw m ỉbḥw. L'expression m ỉbḥw est encore à prendre littéralement: 'dans, à l'intérieur des dents'. La dent est considérée comme un organe creux à l'intérieur duquel le 'mal' peut se trouver. Dans ce texte il s'agit des wḫdw.

Sur ces wḫdw, on consultera: Steuer, Saunders, Ancient Egyptian and Cnidian Medecine; Wḫdw, Aetiological Principle of Pyaemia in Ancient Egyptian Medecine. Résumé dans Yoyotte, Kemi 18, 78 et sq.

Les wḫdw seraient "un facteur pyogénique...qui se manifeste à l'intérieur du corps où il chemine". Ce principe étiologique, d'origine fécale, serait relié à l'idée générale que ce sont les excréments qui provoquent, "par coagulation du sang, des inflammations et des affections purulentes chez le sujet vivant" comme " ils déterminent le vieillissement de l'organisme puis la putréfaction du cadavre". On les a relié à la notion de périttôma

---

553. Voir plus loin Ebers 749, 'le sang qui mange'.

de l'école cnidienne[554] (voir Yoyotte, art.cit. p.80, passim, pour les définitions citées).

Ces mêmes whdw seront nommés par ailleurs lors d'autres maladies de la bouche, ainsi dans ce passage du P.Ebers où est proposé un masticatoire à prendre afin de 'repousser les whdw buccaux' (Eb. 122 étudié plus loin p. 207) Nous avons aussi vu qu'ils pouvaient être responsables d'un trismus dentaire (voir plus haut p. 182). Il semblerait dans notre texte, que ce principe circulant se trouvant dans la dent y détermine un type particulier de douleur. Donc, en apparence, seules certaines formes pathologiques des maladies des dents et des gencives seraient à relier à ce facteur étiologique. Les autres auraient une origine différente, bien que non spécifiée par les textes. Toutefois, on se tromperait lourdement en adoptant une telle théorie. Nous pensons que toute la pathologie dentaire, sans exception, est sous le signe des whdw. Nous reviendrons plus loin sur ce point.

Eb.742 (89,6-7):

kt nt srwh ibh wš^{c}w r r3 h^{c}w	
(produits)	(dosages)
8	1
9	1
10	1

tmtmw di r ibh

"Autre (remède) pour soigner une dent[a] qui est rongée à la racine[b]: 8 + 9 + 10, pulvériser et insérer dans la dent."

a) srwh a le sens très général de soigner, traiter au sens médical du terme. Mais la locution srwh ibh(w) que nous retrouverons par ailleurs (pour les 'dent sensibles' des maladies parodontales, cf. plus loin) a, semble-t-il, un sens plus précis: 'soigner une dent (qui est douloureuse)'. Ce qui est admirable, c'est qu'il y a deux cas où une carie peut être douloureuse. Le premier, nous l'avons vu, résulte de l'inflammation pulpaire; le deuxième est celui d'une carie peu profonde mais qui est

---

554. A ce sujet, tenir compte des remarques critiques de Jouanna, Hippocrate et l'école de Cnide, p.509, n.2 (contextes trop différents).

proche de la pulpe du fait de sa localisation particulière, l'exemple le plus classique étant celui des caries du collet. C'est justement celui-ci qui est choisi par le papyrus qui affirme ainsi que dans les cas d'inflammation pulpaire ou de caries trop sensibles, le traitement smn ỉbḫ ne peut s'appliquer mais doit être remplacé par le traitement de la douleur elle-même.

b) Littéralement 'une dent qui est rongée à la bouche de la chair (=là où elle s'insère dans la gencive, au 'collet' de la dent)'.

Eb. 743 (89,7-8):

kt nt smnt ỉbḫ

(produits)	(dosages)
9	1
2	1
7	1

tmtmw dỉ r ỉbḫ

"Autre (remède) pour maintenir en état une dent: 9 + 2 + 7, pulvériser et insérer dans la dent."

On revient donc avec cette recette - et celle qui suivra, Eb.744) aux traitements qui consistent à smn une dent. Eb.741 et 742 font donc figure de deux cas particuliers qui contre-indiquent les médications habituelles pour les cas où la carie n'est pas douloureuse en apportant ainsi une réponse spécifique au problème de la douleur de ces lésions. Autrement dit, de Eb.739 à Eb.744, on a tous les traitements qui concernent les caries dentaires, et dans tous les cas, un remède sera introduit dans la lésion. Deux types de médications, la première étant préventive (contre les douleurs dues aux wḫdw et, comme nous le verrons, contre l'apparition des abcès dentaires de type bnwt), la deuxième plus symptomatique (contre la douleur 'installée', contre la douleur d'une carie sensible) vont permettre aux médecins égyptiens de faire le tour des problèmes qui concernent les premières manifestations de la carie dentaire: pertes de substance avec douleurs associées ou non. En aucun cas un véritable traitement restaurateur sera entrepris. On traite la lésion afin qu'elle n'engendre pas des complications douloureuses ou infectieuses, ou, si ces dernières sont présentes, on va essayer d'en combattre les manifestations.

Eb.744 (89,8):

kt
(produits)   (dosages)
    11   1
    12   1

mitt

"Autre (remède): 11 + 12, de même."

C'est le dernier des traitements pour smn une dent. Il est cité ici comme une simple variante du précédent (Eb.743). Noter déjà qu'il y aura une partition très nette dans le papyrus entre les recettes que nous venons de voir et qui concernent les remèdes destinés à être mis dans une dent (wš3 ỉbḥ ỉm/dỉ r ỉbḥ) et celles qui vont maintenant suivre. Ces dernières proposent des masticatoires ou des bains de bouche. Elles s'adressent, en effet, aux soins des gencives et aux complications péridentaires provoquées par la carie.

Eb.745 (89,8-9):

kt nt srwḫ ỉbḥw m ḫpᶜw
(produits)   (dosages)
    13   1
    14   1
    15   1

wg3 dỉ r t3

"Autre (remède) pour soigner les dents (douloureuses)[a] au moyen de masticatoires: 13 + 14 + 15, mâcher et cracher."

a) Pour ce sens de srwḫ, voir plus haut Eb.742, commentaire, n.a. Bien entendu ce sont les gencives qui font mal, mais ce sont les dents qui sont

sensibles et que l'on soigne. Nous avons déjà noté cette confusion du langage qui explique que même dans le cas de pathologie gingivale patente, l'on dit 'avoir mal aux dents". Mais en aucun cas, on peut tirer de ce passage que le même mot ı̓bḥw (pluriel) pouvait désigner à la fois les dents et les gencives[555]. Ce traitement qui ouvre la partie du texte qui concerne les soins par masticatoires et bains de bouche est assez générique. Il semble qu'il s'adresse aux différentes sortes de gingivites.
Eb.746 (89,10-11).

kt nt dr bnwt m ı̓bḥw srdt ḥᶜw

(produits)	(dosages)
16	1
17	1
18	1

sḏr n ı̓3dt ḥpᶜ

"Autre (remède) pour déloger les abcès dentaires[a] et (tout) ce qui fait gonfler les chairs (= les gencives, joues etc.)[b] : 16 + 17 + 18, mettre à reposer la nuit à la rosée, (puis) mastiquer."

a) Pour m ı̓bḥw 'dentaire', comme désignation précise de la localisation de l'affection, voir plus haut, Eb.741, commentaire, n.b. Les abcès (bnwt) sont 'dans' les dents.

b) la Grundriss traduit ce passage: "Ein anderes (Heilmittel) für das Beseitigen von Geschwüren an den Zähnen, das Wachsenlassen des(Zahn-)fleisches". Le traitement aurait deux buts: chasser les bnwt dentaires et faire repousser (srd) les chairs (la gencive). Lefebvre ne comprend pas différemment: "faire disparaître un ulcère dans les dents et raffermir les gencives"[556]. La traduction de srdt ḥᶜw par 'faire pousser les chairs' semble inattaquable grammaticalement. On retrouve cette expression dans un autre passage du même papyrus, Eb.553: kt nt srdt ḥᶜw, ce titre de recette étant volontiers traduit par "autre (remède) afin de faire re-

---

555. Lefebvre, Tableau, §20.
556. Lefebvre, Essai, p.64.

pousser les chairs"[557]. Le contexte est celui d'une maladie mal définie, la maladie s̱t3. Mais nous pensons que l'on pourrait comprendre: "autre (remède) concernant ce qui fait pousser les chairs".

L'expression srdt ḥ^{c}w, non plus un infinitif mais plutôt un participe substantivé, désignerait un épisode pathologique particulier de la maladie s̱t3: le cas où il y a gonflement. Il n'est donc pas nécessaire d'associer aux bnwt des 'pertes de substance', des 'érosions' qui n'ajoutent guère, au sens du mot qui semble par ailleurs assez bien reconnu. Il faut donc, non seulement adopter la traduction générale 'Geschwür'[558], proposée par la Grundriss partout ailleurs, mais surtout l'appliquer strictement. La meilleure définition du bnwt- abcès me semble celle que donne un texte égyptien médico-magique[559]:

bnw sn n snf

ḫnms n ryt

it n ḥnḥnt

"Bnwt, frère du sang, camarade du pus, père du ḥnḥnt" (traduction Chassinat[560].)

Le ḥnḥnt est un terme assez général qui se rapporte aux tuméfactions[561]. Il appert que l'on peut s'attendre à ce que l'expression bnwt m ibḥw puisse désigner, et très exactement, les 'abcès dentaires'. Ceux-ci ont souvent des manifestations qui dépassent l'organe dentaire lui-même: c'est la tuméfaction, la 'chique' bien connue et que n'ont pas pu ignorer les égyptiens. L'expression srdt ḥ^{c}w se rapporterait à cette complication habituelle. Or, on sait qu'un des voies d'extériorisation banale de ces abcès est la fistule. Cet aspect de l'affection sera noté plus loin par Eb.553.

---

557. Id., ibidem, p.   .
558. Grundriss VII, sv bnwt.
559. Cf. Erman, Zaubersprüche, p.15.
560. Chassinat, Un papyrus médical copte, (MIFAO 32), p.109.
561. Grundriss VII , p.604.

Eb. 747 (89, 11-12):

𓏌

kt

(produits)	(dosages)
19	1
5	1
2	1
20	1
21	1
22	1
23	1
24	1
11	1

mỉtt

"Autre (remède): 19 + 5 + 2 + 20 + 21 + 22 + 23 + 24 + 11, de même."
Simple variante du précédent, mais les produits sont assez nouveaux. Pour les autres recettes qui concernent ces abcès dentaires, voir plus loin Eb.554 et 555.

Eb.748 (89,12-13):

kt nt srwd ỉbḫw srwḫ ỉbḫw

(produits)	(dosages)
25	1
26	1
14	1

wg3 dỉ r t3

"Autre (remède) pour consolider[a]) les dents et pour soigner les dents (douloureuses)[b]): 25 + 26 + 14, mâcher et cracher."

a) Il s'agit donc de dents mobiles, cette mobilité étant une conséquence habituelle de la maladie parodontale.

b) Voir Eb.745, commentaire, n.a. D'ailleurs, Eb. 745 et 748 traitent une pathologie commune, qui intéresse les tissus de soutien de la dent dans les deux cas. Eb. 748 est une forme plus grave, avec mobilité associée. C'est effectivement en soignant les gencives que l'on peut espérer diminuer cette mobilité.

Eb. 749 (89,14-15)=H9 (1,7-8):

(Eb.) [hiéroglyphes]

(H.) [hiéroglyphes]

kt pḫrt nt srwḫ wnm snf m ỉbḥ
srwḫ snf m ⟨ỉbḥw⟩

(produits)		(dosages)	
Eb.	H.	Eb.	H.
27	...	1/32	...
10	...	1/64	id.
21	id.	1/16	id.
5	id.	1/8	id.
19	id.	1/32	id.
11	id.	1/32	id.

(Eb.) [hiéroglyphes]

(H.) [hiéroglyphes]

sḏr n ỉ3dt ḫpc r hrw 4

"Autre (remède) afin de traiter (les douleurs causées par) le sang-qui-mange[a]) qui se trouve à l'intérieur d'une dent: 27 + 10 + 21 + 5 + 19 + 11, mettre à reposer (la nuit) à la rosée, puis mastiquer pendant quatre jours." (var. Hearst: "soigner 'le sang' dans les dents")

a) Le sang est considéré comme un principe pathogénique[562], qui 'mange' (wnm) à l'intérieur de la dent (m ỉbḥ). Cette affection est douloureuse (cf. l'emploi du verbe srwḫ comme dans Eb.742 et 745). Elle -c'est à dire la douleur qu'elle engendre - est assez longue à soigner, puisque l'on prendra des masticatoires quatre jours durant. Elle se trouve à l'intérieur

---

562. Cf. Grundriss VII , p.765-767.

de la dent, et non pas autour bien que l'on puisse penser qu'il y a une répercussion au voisinage de la dent. Le m ỉbḥ 'dans une dent' indique que l'on croyait que cette maladie se déclarait dans la dent elle-même et l'on peut penser aux abcès dentaires encore assez localisés. En ce sens le wnm-snf se distinguerait du bnwt, forme extériorisée avec enflure associée. Néanmoins, l'idée du sang-qui-mange est retrouvée ailleurs dans le papyrus Ebers. Il peut s'attaquer à n'importe quel membre, cf. Eb.724: "Autre remède contre le sang-qui-mange en tout membre[563]" ou encore Eb.722: "Autre (remède) pour déloger le sang-qui-mange à l'intérieur (m-ḫnw) de la chair[564]". Dès lors, et comme pour les bnwt, il ne s'agit pas là d'une affection uniquement dentaire. Peut-on être plus précis? On remarquera que l'une des caractéristiques de l'abcès dentaire - ou du syndrome périradiculaire aigu - est le type de la douleur, qui est spontanée, violente, pulsatile et irradiée. L'aspect pulsatile, souvent bien reconnu par le patient, serait décrit ici par l'expression 'le-sang-qui-mange' et, en effet, il s'agit de battements douloureux en rapport avec les pulsations artérielles. En ce sens, la symptomatologie sert encore à définir une maladie, qui porte alors son nom[565]. Ces battements, provoqués par la compression engendrée par l'abcès cessent lors de l'extériorisation de celui-ci (la tuméfaction du bnwt). Il y a donc une succession habituelle entre les deux phases pathologiques que sont le-sang-qui-mange et le bnwt dentaire. Une telle précision dans l'évolution classique des maladies infectieuses de la pulpe et du périapex est tout à fait remarquable. Là encore, elle suppose la prise en considération d'observations nombreuses qui sont d'abord relevées puis étudiées avec, à la fin, un esprit de synthèse très étonnant qui permet une classification des maladies de la dent somme toute assez logique et souvent fort pertinente pour l'époque. Notons encore que si l'on va combattre le- sang-qui-mange par des masticatoires, bien qu'il se trouve à 'l'intérieur de la dent', c'est que cette maladie est un signe précurseur de l'enflure du bnwt et que la repousser[566] c'est, là encore, contrarier l'évolution commune du mal.

Avec Eb.749 prend fin le 'petit traité' de thérapeutiques dentaires

---

563. Grundriss IV¹, p.243.
564. lc..
565. Voir plus haut, p.
566. Ici srwḫ, 'traiter (sa douleur)'.

conservé par le P. Ebers. Mais notre sujet n'est pas épuisé cependant, puisque par ailleurs, d'autres 'recettes' peuvent encore être citées: Eb.553,554,555, qui sont classées non pas parmi les textes concernant les dents mais parmi ceux qui se rapportent, plus généralement, aux bnwt se trouvant dans n'importe quelles parties du corps d'un homme (Eb.551 et suivantes); H. 8, ce passage du P. Hearst permettant de revenir sur une notion fondamentale exposée plus haut; Eb. 122 (=Bln 35) et Bln 76 qui traitent, plus généralement, des maladies de la bouche.
Eb.553 (72,13-14)

kt nt dr s̱ḥmw nw bnwt m ỉbḥw

(produits)	(dosages)
28	1
21	1
3	1
29	1

wt ḥr.s

"Autre (remède) pour repousser les meutrissures[a] provoquées par les abcès dentaires: 28 + 21 + 3 + 29. Faire un bandage (avec cette préparation) sur elles (=les meurtrissures)[b]."

a) Selon la traduction de Grundriss VII, sq. .
Le traitement est particulier ici. Il s'agit d'un bandage, donc d'une application sur la joue mais aussi sur ces meurtrissures. Nul doute que celles-ci correspondent à l'aspect caractéristique des fistules géniennes d'origine dentaire qui font le plus souvent suite à des fluxions successives. Le mot s̱ḥmw au sens propre, renvoie à la forme tourmentée, parfois plus ou moins saillante ou verruqueuse, donnant toujours un aspect local de peau abîmée et meurtrie, qui est propre à l'orifice de sortie d'une fistule qui s'abouche à la joue. On peut d'ailleurs traduire directement ce mot par 'fistule'.
b) ⌐ pour ⌐ sn, sf. Lefebvre, Grammaire[2], §77, n.17.
Ce pronom se rapporte à s̱ḥmw.
Eb.554 (72,14-16):

dr bnwt m ỉbḥw srdt ḥ^cw

(produits)	(dosages)
23	1
5	1
19	1
3	1
9	1
11	1

sḏr n ỉ3dt ḥp^c

"(Autre remède pour) déloger les abcès dentaires qui font gonfler les chairs : 23 + 5 + 19 + 3 + 9 + 11, mettre à reposer (la nuit) à la rosée, (puis) mastiquer."

Simple variante d'Eb.746 et 747. Voir notre commentaire pour ces deux recettes.

Eb.555 (72,16-18) :

kt

(produits)	(dosages)
22	1
19	1
9	1
13	1
30	1
25	1
31	1
32	1
33	1
10	1
11	1

mỉtt

"Autre (remède) : 22 + 19 + 9 + 13 + 30 + 25 + 31 + 32 + 33 + 10 + 11,

de même."
Variante du précédent.
H.8 (1,7)

(p{h}rt nt smnt ỉbḥ ḫr).f r t3

(produits)	(dosages)
1	1
34	1
21	1

dỉw r ỉbḥ

"Remèdes afin de maintenir en état une dent qui est en train de tomber en morceaux: 1 + 34 + 21, insérer dans la dent."
La restitution est de Wreszinski[567]. ḫr r t3, littéralement 'tomber à terre' a ici un sens métaphorique et ne se rapporte pas à une dent mobile mais plutôt à une dent qui tombe 'en morceaux', qui est en train de se détruire. La locution ỉbḥ ḫr.f r t3 serait la désignation égyptienne de la carie dentaire considérée comme processus irréversible qui détruit la dent. Dans ce passage, c'est encore le traitement smn ỉbḥ qui serait employé. L'application est d'ailleurs la même: 'insérer dans la dent'.
Eb. 122 (27,7-11) = Bln 35 (3,8-11):

(Eb.)

(Bln)

kt nt ḫsf wḥdw m r3

(produits)		(dosages)	
Eb.	Bln	Eb.	Bln
35	id.	1/8	1
22	id.	1/8	1
36	id.	1/16	1
37	id.	1/8	id.

---

567. Wreszinski, Der Londoner... und der Papyrus Hearst, p.IV et p.62.

38	id.	1/16	id.
5	id.	1/8	id.
20	id.	1/16	1/8
10	id.	1/8	id.
9	id.	1/64	(rien)
2	id.	1/32	id.
39	id.	1/64	id.
40	...	1/8	id.
41	id.	1/16	1/8

(Eb.) [hieroglyphs]
ỉrw m ḫt wᶜt sḏr n ỉȝdt ᶜtḫ sḥp r hrw 4

(Bln) [hieroglyphs]
sḏr n ỉȝdt ḥpᶜ n hrw 4

"Autre (remède) pour déloger les w_h_dw buccaux: 35 + 22 + 36 + 37 + 38 + 5 + 20 + 10 + 9 + 2 + 39 + 40 + 41, réduire en une masse unique (Eb.), mettre à reposer (la nuit) à la rosée, pressurer (Eb.), puis avaler (Bln: mastiquer) quatre jours durant."

Pour les w_h_dw dentaires, cf. plus haut Eb. 741. Là encore, on est sous le signe de l'inflammation, de la douleur et même, probablement, de la mauvaise haleine puisque cette recette semble se rapporter à une stomatite.
Bln 76 (7,4-5):
"Fumigations afins de déloger ce-qui-tire-le-côté-de-la-face-et-qui-rend-anguleuse(?)-la-bouche. Bois ḫt-ds - dont l'homme est fumigé - (et qui est) éteint avec de la bière douce;(à faire) jusqu'à ce qu'il sue de lui même et à grands flots. (Puis) il est massé par ta main."
Sur ce passage et son interprétation, cf. Grundriss IV,1 p.65 et IV,2 p.69,n.1 à 4. Il s'agit d'une lésion qui déforme la joue en tirant en arrière la commissure labiale, ce qui correspondrait à une fluxion. Il y a là, très probablement, une façon de parler de l'enflure propre aux bnwt dentaires, et dont on a vu les caractéristiques selon le papyrus Ebers (Eb.746 sq.).

§4) Conclusions sur les conceptions égyptiennes concernant les maladies des dents et des gencives.

Ces conclusions doivent être tirées avant d'aborder la partie 'pharmacologique' de notre sujet. En effet, nous partons du principe que ce sont leur connaissance de la pathologie dentaire comme leur attitude thérapeutique qui guident les médecins égyptiens dans le choix d'une médication appropriée et que l'on doit donc tout d'abord définir celles-ci pour comprendre celle-là. A notre avis, les textes étudiés jusqu'à présent semblent montrer que:

1) La carie est considérée comme une maladie qui détruit la dent. Cette dernière est alors une dent qui 'tombe à terre', au sens métaphorique[568]. Ce processus semble avoir été reconnu comme irréversible, aboutissant à une lésion non réparable. Il n'y aura pas de traitement égyptien voulant 'reconstruire' la partie lésée. Pour les égyptiens, l'origine de l'atteinte était interne. Ce sont les wḫdw, substances à activité pathogène, qui viennent dans les dents et y causent et la lésion initiale et ses complications habituelles (douleurs, infection). On a vu plus haut que ces wḫdw n'étaient cités qu'épisodiquement lors de ce petit catalogue de maladies des dents et des gencives que dresse le Papyrus Ebers. C'est que les wḫdw sont bien le principe etiologique par excellence des médecins égyptiens. Il n'y a guère d'atteintes pathologiques où ils ne puissent pas être évoqués. A tel point que le rédacteur égyptien ne précise pas toujours l'origine wḫdw d'une maladie donnée [569].

2) Les égyptiens ont observé la fréquence des complications infectieuses et douloureuses mais aussi que celles-ci n'apparaissent guère d'emblée et qu'une carie peut rester très longtemps asymptomatique. Le traitement initial, de départ, le traitement smn ỉbḥ, vise à combattre ces complications. Nous verrons que, très logiquement, il s'agit surtout d'un traitement anti-wḫdw.

3) En conséquence, pour les égyptiens, toute la pathologie dentaire et péridentaire ne sera qu'une application à l'échelon local de ce qu'ils connaissaient par ailleurs pour d'autres parties du corps. L'wḫdw, principe pathogène général, est donc cité.

---

568. Le sens propre existe néanmoins pour cette expression. Pour les dents de lait d'Horus, voir plus haut p. 131. Pour la mention des OAD (cf. plus haut, p.42), il s'agirait de la 'perte' d'une dent (h3ỉ).
569. A l'inverse, des maladies conçues commes différentes peuvent avoir été regroupées dans un même paragraphe ou n'est cité que le principe étiologique à combattre qui leur est commun. Sur ce point, voir plus loin p.265.

Les différentes formes des complications seront donc spécifiées: la tuméfaction, avec la notion avant tout descriptive de bnwt (=l'abcès dentaire et sa 'fluxion') et avec la référence, par ailleurs, à la douleur si caractéristique du 'sang-qui-mange'.

4) Dans le passage Eb. 739-749, la pathologie gingivale et celle des 'dents sensibles' sera traitée sous deux chefs:

a) affections gingivales proprement dites (Eb.745); b) atteintes gingivales avec mobilité dentaire associée (Eb. 748). Là encore cette conception est juste, le deuxième cas étant plus grave.

5) Les complications infectieuses de la carie (abcès, enflures) seront traitées par des bains de bouche ou des masticatoires en attendant que le mal évolue favorablement. Nous avons vu en outre que les égyptiens avaient développé une thérapeutique particulière dans le but d'éviter ces complications. C'était le traitement smn ibḫ qui s'adressait à une dent cariée mais encore 'silencieuse', toute douleur déclarée - peut-être due à la présence accrue d'wḫdw - ou même une simple sensibilité suspecte (cf. Eb. 741 et 742) en contre indiquant l'utilisation.

Ajoutons enfin que ce 'petit tour' égyptien de la pathologie dentaire semble assez bien mené et veut être complet, ce qu'il est en effet si l'on tient compte des moyens d'observation de l'époque. Doit-on supposer que ce recueil de recettes faisait partie à l'origine d'un véritable petit traité concernant les dents? La question mérite d'être posée, du moins pour le passage Eb. 739-749 où nous avons noté l'introduction progressive et raisonnée des données médicales, une vision globale cohérente de la pathologie dentaire qui se conjugue en fait avec une attitude thérapeutique qui se veut adaptée à chaque cas.

Ultime question: quelle était l'origine première de l'affection? Nous avons vu que l'on reconnaissait une cause médicale (les wḫdw) à l'apparition de la carie. Toutefois, la maladie semblait là encore frapper au hasard. Il est probable que, comme pour l'origine première des autre maladies, on y voyait aussi la volonté de nuire de certaines personnes ou de certains êtres, l'activité (mauvaise) d'un dieu, d'une déesse, d'un mort, d'une morte[570]. On a affaire ici à deux attitudes qui ne sont pas contradictoires. La réponse médicale ne se confond pas en Egypte avec les interprétations

---

570. Ebers 1 = Hearst 78.

religieuses et magiques que la notion de 'Mal' suggère néanmoins. La complémentarité est évidente. Elle est d'ailleurs affirmée par les textes qui rappellent que "les formules magiques sont utiles aux médicaments et vice-versa"[571]. Ce sont deux discours à la fois séparables et indissociables, deux approches de la réalité qui semblent différentes mais que l'on n'opposait pas.

Une telle conception ne contrarie pas une recherche par ailleurs assez scientifique sur l'activité d'une plante déterminée. Si l'on veut, il n'y a pas de contradiction entre la 'magie' et la médecine, toutes les deux voulant établir les lois qui gouvernent le monde et le corps.

D'où l'aspect 'médical' de certaines recettes magiques et vice-versa.

Nous allons maintenant citer un certain nombre de textes qui veulent assurer la protection magique des dents.

Certains passages des 'décrets oraculaires' de la fin du Nouvel Empire ont déjà été cités[572]. Plusieurs fragments très mutilés du P. Chester Beatty n°XV nous intéressent encore:

Gardiner, HPBM III, fragm. C-F, voir pl.70.

".........l'ennemi qui se trouve à l'intérieur de la dent d'un tel mis au monde par une telle, ou à l'intérieur d'un croc[a]).....................croc. Autre conjuration..............Que l'on dise cette formule lorsque l'on crache le médicament.............qu'aucune offrande alimentaire ne te soit faite au dépens de mes dents[b]).................le trismus provoqué par le doigt d'un mort ou d'une morte[c]).............M3fdt[d])......... Que l'on dise cette formule............"

a) Là encore la série 'dent + croc' (íbḥ + nḥdt) veut dire 'toutes les sortes de dents' comme, de même, l'expression 'un mort, une morte' veut dire 'un mort quel qu'il soit'.

b) Pour Gardiner, une façon de parler qui signifie que le patient ne désire pas perdre une seule dent au bénéfice d'un esprit malveillant.

c) Va dans le sens de notre interprétation 'trismus, constriction de la mâchoire' pour le mot tȝ3w. On notera en effet que c'est le doigt du mort qui s'opposerait ainsi à l'ouverture normale de la bouche.

d) Sur cette déesse, à propos des dents du dieu Aker, mais dans un contexte peu superposable, voir plus haut p. 70 .

---

571. Ebers 3(2,2-2,3).
572. Cf. p. 41.

Ce texte appartient à la magie dite 'curative', les formules étant récitées lors de la prise d'un médicament. A contrario, certains textes, rites ou attitudes magiques vont vouloir s'opposer à l'apparition même du mal. Les décrets oraculaires seront le type même du procédé prophylactique littéraire.

Plus quotidien devait être l'usage de la souris et de ses os portés en collier pour combattre les troubles de la première dentition comme, dans un but comparable, l'utilisation de dents réelles ou fabriquées, véritables amulettes de protection[573].

Un passage du Papyrus Anastasi IV, souvent cité, décrit les souffrances d'un scribe dont 'le ver ronge la dent'. On a dit que ce texte rappelait cette fameuse théorie vermiculaire assez en faveur pendant l'antiquité classique et qui n'expliquait pas différemment l'origine de la carie. On le rapproche aussi, et avec raison, de l'incantation assyrienne qui était récitée lors d'une véritable petite opération dentaire qui consistait à retirer le nerf (=le ver) d'une dent douloureuse:

> P.Anastasi IV,13, 6-13: Gardiner, LEM, p.49; Caminos, LEM, p.197; Grundriss III, p.30 et 31.

ky $\underline{d}$d r-nty w^c—n s$\check{s}$ mn$\check{s}$ dy m-^{c}.î t$\underline{h}$n mt nb n $\underline{h}$ft-$\underline{h}$r.f t3 w$\check{s}$t $\underline{h}$pr.tí m îrt.f w$\check{s}^c$ p3 fnw îb$\underline{h}$.f

"Autre sujet: il y a là avec moi un scribe mns dont chaque muscle de la face tressaille. L'ophtalmie s'est emparée de son oeil et le ver ronge sa dent."

Le diagnostic est assez facile, ce 'ver qui ronge' (cf. Le 'sang-qui-mange') correspondant à l'abcès dentaire avec ses complications loco-régionales. Il y a là, bien entendu, une façon de parler (ce passage est avant tout littéraire), même si ce 'ver' joue non seulement un rôle métaphorique et renvoie à une théorie étiologique liée à la putréfaction, que ce soit en Egypte ou dans les pays voisins. En tout cas, il n'y a pas là de quoi

---

573. Cf. Erman, Zaubersprüche, p.31; Dawson, JEA 10, 83-86; Petrie, Amulets, p.13, n°25. Celles-ci se portaient au cou.

constituer, du moins pour les dents, une théorie égyptienne élaborée qui expliquerait par le 'ver' l'origine et le développement des lésions carieuses[574]. Nous avons vu que l'approche égyptienne du problème médical posé par la carie était relativement moderne, se concentrant avant tout sur les faits de pathologie. Quant à l'origine même de cette maladie, si l'on devait renvoyer aux influences néfastes, c'est que la question de l'origine du mal ne pouvait se comprendre logiquement que par référence au contexte magique et religieux où se trouvait toujours, à la fin, l'origine première des événements.

§5) Pharmacologie dentaire.

a) Généralités.

L'étude de la pharmacopée égyptienne est d'une complexité très réelle. On utilisait de nombreux produits appartenant au règne végétal, minéral et animal. Des problèmes de traduction, comme pour tout vocabulaire avant tout technique, subsistent et, de ce fait, les recherches égyptologiques dans ce domaine particulier sont abondantes. Comme ouvrage de base, ou présentant un intérêt particulier, nous citerons:

1) Pour la matière médicale proprement dite: Grundriss VI.

2) Pour les plantes médicinales: Germer, Untersuchung über Arzneimittelpflanzen im Alten Ägypten.

3) Pour le lexique botanique (très nombreuses références indispensables): Charpentier, Recueil de matériaux épigraphiques relatifs à la botanique de l'Egypte antique.

4) Sur les minéraux: Harris, Lexicographical Studies in Ancient Egyptian Minerals.

5) Pour les drogues d'origine animale, voir aussi la thèse de médecine de Masquelier, Etude des substances animales utilisées en médecine pharaonique, Lille 1981.

6) Comme référence essentielle sur les matériaux utilisés par les égyptiens: Lucas, Ancient Egyptian Materials and Industrie 4è édition, révision de Harris.

On notera qu'un bon pourcentage des produits utilisés est d'usage courant par ailleurs, que ce soit dans l'alimentation ou dans d'autres domaines tout aussi quotidiens. Nous savons que le vocabulaire qui désigne les produits de tous les jours peut manquer parfois de précision. Il en résulte

---

574. Comparer avec Grundriss III, p.31; Ghalioungui, o.c., p.69-71.

ici une difficulté terminologique que nous allons illustrer par un exemple. Le mot sty est une désignation de l'ocre. Le minéral est très employé en médecine mais on utilisait pour des usages variés et non médicaux différents types d'ocre: l'ocre rouge, jaune, le blanc de Nubie[575]. Les textes médicaux ne nous précisent pas si une forme du minéral était préférée à une autre. Doit-on en conclure que l'indétermination du lexique pharmacologique était la règle? Nous ne le pensons pas. Comme on imagine mal le médecin égyptien obligé de courir la campagne à la recherche des produits nécessaires à la composition de recettes parfois fort longues, il faut bien imaginer l'existence de véritables officines pharmacologiques que l'on situera dans les Maisons de Vie mais aussi au Palais, dans les Maisons princières, dans tous les lieux où l'activité médicale était concentrée (voir le chapitre suivant).

Notre documentation est muette à ce sujet, mais il devait exister une véritable science pharmacologique. Telle plante était récoltée à tel endroit, à telle saison; on en utilisait qu'une partie précise...Certains produits rares, qui semblent n'apparaître que dans les textes médicaux, portant parfois des noms très imagés, se rapportent peut-être à des substances déjà 'préparées', en solution, déjà dosées[576]. Il est probable que ces produits se conservaient dans des pots sur lesquels on inscrivait leurs noms. Ce sont ces noms, termes génériques les désignant, qui sont reproduits dans les listes de nos recettes médicales. La 'cuisine' initiale des produits pharmacologiques nous échappe. Dès lors, quand on nous parle du minéral sty, il s'agit probablement d'un type particulier d'ocre, le sty à usage médical, ou sty officinalis.

b) Liste des produits à usage stomatologique (pour la numérotation voir plus haut p.192).

n°1: (farine de) mymy officinalis, farine d'une céréale pas encore déterminée.

n°2: sty officinalis, 'ocre' à usage médical. Particulièrement employé ici, comme dans tous les traitements à visée anti-wḫdw.

n°3: bı̓t officinalis, 'miel'. Ce produit entrait dans la

---

575. Voir la discussion des différentes acceptions du terme sty dans Lefebvre, Essai, p.57, n.1.
576. Le 'préparateur en pharmacie' n'est pas connu en Egypte, cf. p.235;

composition courante de la plupart des médications égyptiennes, soit comme substance à activité thérapeutique, soit comme excipient (édulcorant). Il semblerait jouer ici le rôle supplémentaire de liant.

n°4: 𓎛𓏲𓇋𓇋𓏤𓏛 𓈖𓏏 𓃀𓈖𓅱𓏏𓏛 ḥwyt nt bnwt, litt. 'éclats de meule'. En fait du sable (poudre de quartzite) incorporé à la préparation pour la renforcer.

n°5: 𓈖𓎡𓂝𓅱𓏏𓏛 nkᶜwt officinalis. Le mot désigne le fruit entaillé du sycomore. On l'utilisait probablement ici sous la forme de poudre ou de pâte.

n°6: 𓇋𓅱𓂋𓇋𓇋𓏏𓏛 iwryt officinalis, 'fève'. C'est la 'fève d'Egypte', Vigna sinensis Endl=Dolochos lubia Forsk. Elle était utilisée sous la forme de farine.

n°7: 𓅱𓄿𓂧𓏛 w3dw officinalis. Le terme est là encore générique. Les différentes acceptations proposées: malachite, vert de gris, chrisocolle (silicate de cuivre hydraté=collyre vert) sont possibles mais les pharmaciens égyptiens n'ont probablement retenu qu'un seule forme de toutes ces substances vertes désignées par le mot w3dw.

n°8: 𓏏𓊪𓈖𓈖𓏛 tpnn officinalis, 'cumin'. Produit souvent associé à la substance qui suit:

n°9: 𓊃𓈖𓏏𓂋𓏛 sntr officinalis, 'encens' au sens générique du terme. On ignore le type de résine qui était employé pour les usages médicaux.

n°10: 𓂧𓄿𓂋𓏏𓏛 d3rt officinalis. Cette substance était tirée du fruit d3rt. On a proposé d'y reconnaître la caroube ou la coloquinte. Germer critique ces interprétations[577]. On notera ses usages comme laxatif, pour les maladies internes. Elle sera à classer parmi les substances à activité anti-wḫdw évidente.

n°11: 𓈗 mw, 'eau'.

n°12: 𓋴𓂝𓈘𓅓𓏛 sᶜ3m officinalis. Substance tirée du gattilier, plante dont l'activité était reconnue pour s'opposer aux wḫdw[578]. C'est le seul principe actif cité par Eb. 744 (voir plus loin).

n°13: 𓂝𓅓𓂝𓂝𓏛 ᶜmᶜᶜ officinalis. Partie inconnue de l'orge, de la datte ou du blé-bdt (cf. Charpentier, op.cit., p. 243).

n° 14: 𓎛𓈖𓈎𓏏 𓈖𓂧𓅓 ḥnḳt nḏmt, 'bière douce'.

n°15: 𓈙𓅱𓏏 𓈖𓅓𓏏𓏛 šwt nmty officinalis; la lecture est de Graefe, GM

---
577. Germer, <u>Arzneimittelpflanzen</u>, p.250.
578. Selon l'interprétation de Daumas, <u>Fest. E.Edel</u>, p.66 <u>sq.</u>.

18, 1975, p.15-20); Produit tiré d'une espèce de roseau aromatique.

n°16: 𓃛 irtt iht, 'lait de vache'. A classer parmi les excipients liquides, comme l'eau (n°11) et la bière douce (n°14). On peut aussi lui reconnaître des propriétés adoucissantes. Il est utilisé dans des 'bains de bouche'.

n°17: 𓃛 bnr w3ḏw, 'dattes fraîches'. Dans un bain de bouche. Il s'agit de la datte elle-même, et non pas d'une poudre de datte préalablement préparée (bnr officinalis), d'où l'indication de 'fraîche'. Ces dattes devaient macérer un certain temps dans la préparation.

n°18: 𓃛 w^{c}ḫ officinalis, preparé à partir du rhizome de Cyperus esculentus L.

n°19: 𓃛 inst officinalis. Produit tiré de la plante inst.

n°20: 𓃛 išd officinalis. Nom d'une plante indéterminée.

n°21: 𓃛 kmyt officinalis, 'gomme résine' à usage médical. Il s'agit sans doute de la gomme tirée d'un arbre particulier mais ceci ne nous est pas précisé. En composition, le terme peut être générique: par exemple kmyt (nt) šnḏt 'gomme d'acacia' (Eb. 323). Certaines formes particulières étaient utilisées, comme la kmyt ḥḏt (gomme blanche' etc. On peut avoir affaire dans plusieurs cas à des dénominations différentes se rapportant au même produit, mais cela ne peut être assuré. Comme gomme à usage médical, on peut penser que celle tirée de l'acacia était la plus commune.

n°22: 𓃛 ti^{c}m officinalis. Obtenu à partir de la plante ti^{c}m qui est indéterminée.

n°23: 𓃛 bsbs officinalis. Indéterminé.

n°24: 𓃛 b3k officinalis, 'huile de ben'. Obtenue à partir du Moringa aptera Gaertn et du Moringa pterygosperma (Moringa oleifera) L.M.K. (cf. Charpentier, o.c. p.380).

n°25: 𓃛 m3tt officinalis. Préparation de persil ou de celeri.

n°26: 𓃛 dw3t (?) officinalis. Plante inconnue.

n°27: 𓃛 k3bw officinalis. Plante indéterminée dont on utilisait le suc (cf. Eb. 749).

n°28: 𓃛 šps officinalis. Inconnu; à rapprocher de ti-šps, n°31.

n°29: 𓃛 mrḥt officinalis. Huile ou graisse à usage médical.

n°30: 𓃛 nw3n officinalis. Non déterminé.

n°31: 𓃛 w3b n ti-šps officinalis. Produit obtenu à partir de la racine de ti-šps, plante encore indéterminée.

n°32: 𓃛 innk officinalis. Plante indéterminée.

n°33: ⟨hiero⟩ gỉw officinalis. Peut être une préparation de souchet odorant? (cf. Charpentier, op.cit., p. 1285).

n°34: ⟨hiero⟩ ^{c}3mw officinalis. Plante inconnue et peu attestée. Citée dans les traitements des maladies du ventre (H.26; 29; 86), dans un cas de pansement (H. 85) et, ici, dans un traitement smn ỉbḫ (cf. H.8) comme principe actif de la médication. On notera, et les textes sont clairs à ce sujet, qu'elle s'emploie pour le traitement des maladies dont l'origine wḫdw est bien affirmée. Elle aurait donc une activité anti-wḫdw particulière. Deux parallèles montrent un échange avec la plante s^{c}3m (Eb. 247/H. 75), le gattilier (cf. n°12), là encore une plante à activité anti-wḫdw.

n°35: ⟨hiero⟩ s^{c}m officinalis. Il s'agit très probablement de l'absinthe, cf. Daumas, o.c. Cette plante échange parfois avec s^{c}3m (n°12). Il y a, comme le remarquait Daumas, une parenté euphonique associée à une activité médicale comparable.

n°36: ⟨hiero⟩ ^{cc}(3)m officinalis. Cette plante indéterminée était très utilisée contre les wḫdw du ventre.

n°37: ⟨hiero⟩ prw ḫ3syt officinalis. Substance provenant des fruits du ḫ3syt, la bryone probablement (cf. Charpentier, o.c., p.813).

n°38: ⟨hiero⟩ prw w^{c}n officinalis. Préparation de graines, de baies du génévrier.

n°39: ⟨hiero⟩ smt officinalis. Il s'agit peut-être du cresson alensis (Charpentier, o.c. p. 951) mais ce sens n'est pas assuré.

n°40: ⟨hiero⟩ wtyt nt nht officinalis. Substance élaborée à partir de 'la partie-wtyt du sycomore'.

n°41: ⟨hiero⟩ ^{c}m(3)w officinalis. Cette plante est inconnue.

Ce sont ces différents produits qui, combinés entre eux, constituent les médication spécifiques des maladies de la bouche et des dents. Nous les avons regroupés sous la forme d'un tableau (p.218) auquel ont été ajoutés les noms des drogues utilisées pour les maladies de la langue (Eb. 697-704), souvent les mêmes; nous verrons plus loin l'intérêt de cette correspondance).

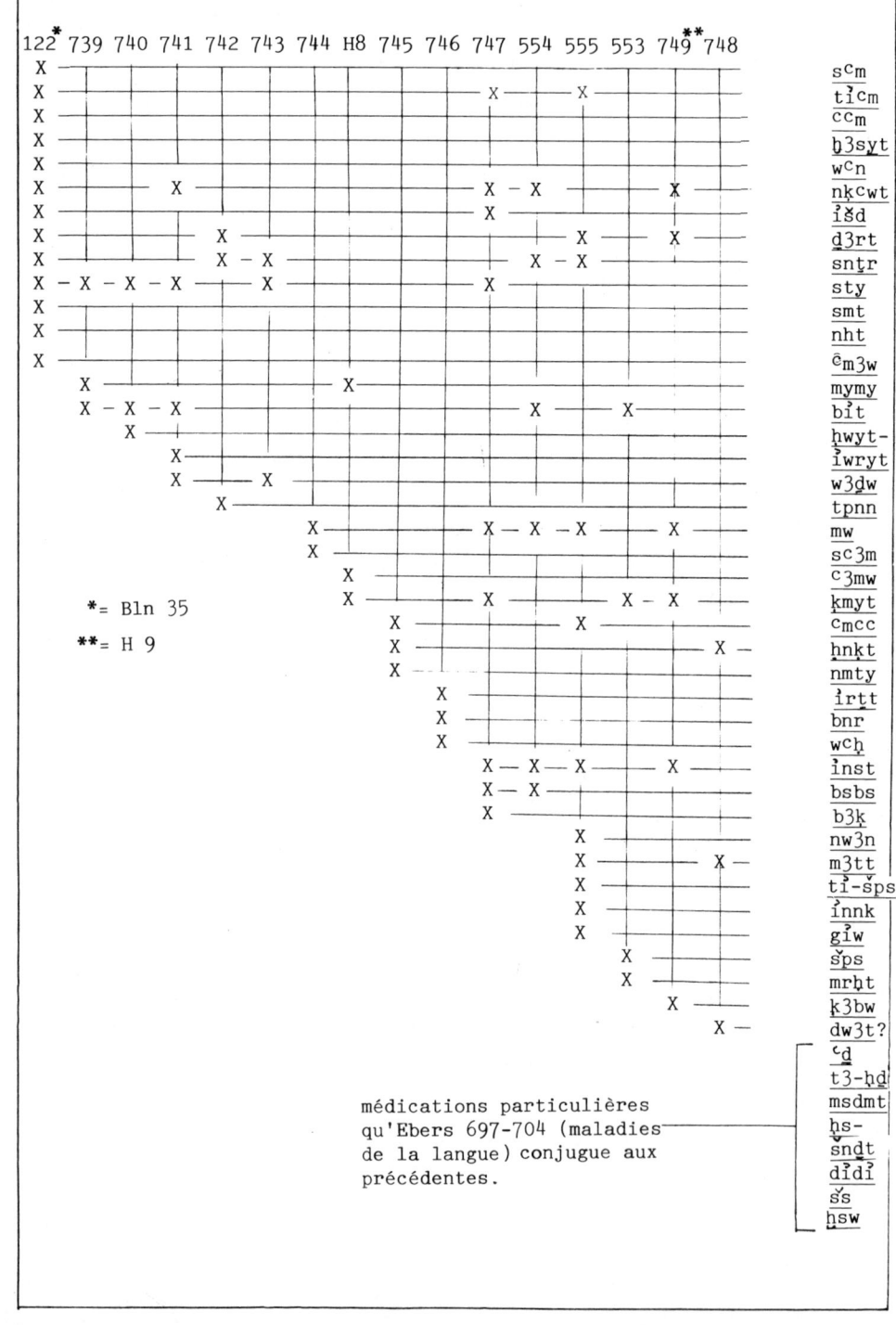

Ce tableau se lit verticalement. En tête se trouvent les substances utilisées par Eb. 122 (/ Bln. 35), contre les "wḫdw de la bouche". Il est frappant que la plus longue recette des médications relatives à la bouche et aux dents (13 produits) contienne autant de substances par ailleurs retrouvées dans les différents cas pathologiques pris en compte par le papyrus. Il semblerait, d'une façon générale, que les recettes des papyrus médicaux qui sont les plus longues sont aussi celles qui visent à regrouper sous un même chef les produits les plus aptes à s'opposer à un facteur étiologique donné. Comme ici (dans Eb. 122 et, plus généralement aussi, dans les autres recettes se rapportant aux dents et aux gencives) il s'agit d' wḫdw circulants et pathogènes, les remèdes proposés par la pharmacologie égyptienne seront avant tout des médications anti-wḫdw. On notera la fréquence des emplois de l'ocre (n°2), de l'encens (n°3), du fruit d3rt (n°10), du fruit du sycomore (n°5). Ces substances, employées particulièrement dans le traitement des maladies de la bouche et des dents doivent donc être considérées comme des substances à activité anti-wḫdw marquée. Par ailleurs, il convient d'isoler les recettes où très peu de produits sont utilisés, le cas les plus intéressant étant celui où une seule substance est citée. On peut s'attendre en effet à ce que cette substance ait une activité spécifique pour le cas pathologique concerné. Ainsi, dans le traitement smn ỉbḥ (littéralement "stabiliser la dent" i.e. éviter la poursuite d'une dégradation déjà présente et ses suites douloureuses et infectieuses) qui s'adresse à la carie asymptomatique, le passage Eb. 744 emploie seulement la plante s^{c}3m (n°12), le gattilier. Or, il est probable que cette plante (de même que l'absinthe, plante voisine et qui est citée en tête de la longue liste d'Eb. 122 "contre les wḫdw de la bouche", ait eu des effets anti-wḫdw (cf. Daumas, o.c. p.68). Là encore le remède combat le principe étiologique. Même constatation pour le passage H. 8 où la plante ^{c}3mw (n°34) semble bien jouer un rôle comparable.

Nous pensons donc que, de même que l'étiologie des maladies de la bouche et des dents faisait référence à ce principe morbide général que les égyptiens ont nommé wḫdw, l'emploi des différentes drogues se réfère à cette conception particulière que les médecins de l'époque ont eue de l'origine de la carie et de ses complications. Leurs médications seront donc, en premier lieu, à visée anti-wḫdw.

Bien entendu, il faudra distinguer les principes actifs et les excipients.

Nous ne pourrons pas répondre à toutes les questions qui se posent devant l'emploi d'une drogue particulière. N'oublions pas que nos connaissances de la science pharmacologique égyptienne sont élémentaires. Tout ce que l'on peut supposer, c'est qu'il devait bien y avoir des règles qui faisaient préférer tel produit à un autre ou qui accordaient une équivalence entre deux autres. L'existence de variantes ("autre recette") témoigne d'une recherche pharmacologique sans doute fort complexe.

c) Etude des différents remèdes.

1) Médications concernant le groupe Eb. 739, 740, 743, 744. La recette H.8 fait partie de ce groupe. Rappelons le contexte médical. Il s'agit du traitement smn ỉbḥ "stabiliser une dent". Les wḫdw ont provoqué des lésions carieuses. Celles-ci, à ce stade, sont encore asymptomatiques et le seul témoin de l'action des wḫdw est la perte de substance constatée. On doit bien comprendre que les wḫdw étaient considérés comme des substances pathogéniques bien réelles. Ils se trouvent à l'intérieur de la dent (ils la 'creusent' de l'intérieur). On va donc utiliser des médications qui sont introduites dans la cavité formée. Il ne s'agit pas "d'obturations" mais de la mise en place d'un médicament in situ. L'action attendue est peut-être la dissolution du principe pathogénique responsable et donc, ici, l'arrêt du processus de dégradation de la dent et la prévention des complications habituelles.

Eb. 739: Farine de mymy (n°1), ocre (n°2), miel (n°3) (réduits en une seule masse, la dent en est gavée).

Eb. 740: sable (n°4), ocre (n°2), miel (n°3) (la dent en est gavée).

Eb. 743: encens (n°9), ocre (n°2), malachite (n°7) (pulvérisés et insérés dans la dent).

Eb. 744: eau (n°11), gattilier (n°12) (de même).

H. 8: (farine de) mymy (n°1), ᶜ3mw (n°34), gomme (n°21) (insérés dans la dent).

Les principes actifs semblent être la farine de mymy, l'ocre, l'encens, la malachite et la plante ᶜ3mw. Le miel, la gomme, l'eau, le sable jouent leurs rôles chacun à sa manière, en renforçant la préparation (gomme, sable, miel) ou en lui donnant un goût supportable (miel). Ces pansements dentaires étaient destinés à tenir un certain temps, assez bref cependant pour que l'on ne puisse pas parler d'obturation.

2) Médications du groupe Eb. 741-742.

Mêmes lésions de la dent mais celle-ci est maintenant sensible que ce soit par proximité pulpaire de la carie (cas d'une carie du collet cité par Eb. 742) ou du fait d'une véritable rage de dent (Eb.741, les srdd nw wḫdw, "les poussées douloureuses provoquées par les wḫdw dentaires").
Les médications proposées sont les suivantes:
Eb. 741: fruit du sycomore (n°5), fèves (n°6), miel (n°3), malachite (n°7, ocre (n°2) (moulus, pulvérisés et insérés dans la dent).
Eb. 742: cumin (n°8), encens (n°9), fruit ḏ3rt (n°10) (pulvérisés et insérés dans la dent).
On remarquera tout d'abord que certains produits utilisés précédemment se retrouvent encore: l'ocre (n°2), la malachite (n°7), l'encens (n°9) et, bien entendu, le miel(n°3).
Doit-on en conclure que les nouveaux produits cités - le cumin (n°8), le fruit ḏ3rt (n°10), le fruit du sycomore (n°5), les fèves (n°6) sont des substances à activité antalgique? Passe encore pour le cumin d'Eb. 742. De plus, dans ce dernier cas, la préparation obtenue pouvait avoir une certaine efficacité, du moins indirecte, en isolant la dent malade de son environnement, puisque c'est la proximité pulpaire des caries du collet qui est la cause de la sensibilité observée. Nous aurions donc ici une médication réellement active selon nos conceptions, bien qu'à très moyen terme.
Mais que penser du sycomore (n°5) et des fèves (n°6), cités par Eb. 741 dans un cas où il s'agit de résoudre un problème de pulpite dentaire? Il faut essayer de retrouver le raisonnement égyptien et ne pas s'en écarter.
Nous avons vu que les égyptiens distinguaient la carie asymptomatique de la carie douloureuse. La question à poser est donc la suivante: du point de vue étiologique, qu'est-ce qui va séparer ces deux grandes formes pathologiques? Rien en apparence, puisque toutes les deux sont d'origine wḫdw, la seconde étant, en outre, et la continuation de la précédente, et, surtout, un épisode particulier de celle-ci, comme le montre l'insertion d'Eb. 741-742 (les cas douloureux) au milieu des formes asymptomatiques (entre 739,740 d'une part et 743,744 d'autre part). Nous savons qu'une pulpe enflammée et douloureuse se calme de toute façon au bout d'un certain temps, ne serait-ce que par la disparition même du parenchyme pulpaire. On a l'évolution très générale: carie initiale (pulpe

pratiquement intacte) ————> pulpite aigue (atteinte pulpaire irréversible) ————> nécrose, chronicité, disparition progressive de la pulpe et donc de la sensibilité du 'nerf', avant les complications possibles à court, moyen ou long terme: abcès, surinfection etc.

On peut se demander si les médications égyptiennes de la rage de dent ne favorisaient pas à la longue cette 'nécrose calmante' mais, en aucun cas, il ne s'agissait du but poursuivi. Les traitements d'<u>Eb.</u> 741-742 (cas douloureux) avaient comme finalité le retour au stade précédent: celui des caries asymptomatiques. Il est d'ailleurs possible qu'après la disparition de l'épisode douloureux on revenait aux traitements habituels voulant "stabiliser, maintenir en état" une dent "(<u>smn</u> <u>ỉbḫ</u>), du moins tant que les complications infectieuses n'apparaissaient pas.

Aux yeux des médecins égyptiens une distinction subtile mais suffisante pour concevoir des médications spécifiques devait exister entre les caries indolores et les caries sensibles, pourtant de même étiologie. Une hypothèse serait qu'ils considéraient que les <u>wḫdw</u> devenaient plus nombreux dans certains cas. Il y aurait par exemple une relation entre la douleur et la présence accrue de ces substances, d'où l'emploi de médications plus 'fortes' dans ce cas. On ne pourra confirmer ce fait que par une étude globale des rapports existant entre les dynamiques respectives des procédés pharmacologiques et des principes étiologiques reconnus par les égyptiens: modes d'action des drogues, adéquation de celles-ci avec les phénomènes pathologiques observés etc. Cette étude reste à faire.

Certains principes généraux apparaissent cependant. On peut ainsi supposer que si les égyptiens avaient connu le classique clou de girofle, ils ne l'auraient pas considéré comme un calmant pulpaire. Il est plus probable qu'il aurait été classé parmi les substances à activité anti-<u>wḫdw</u> et plus précisément parmi celles qui sont actives contre une certaine densité d' <u>wḫdw</u>, celle qui est responsable de la douleur dentaire. Plus généralement, on sait que les médecins de l'époque ont bien reconnu l'activité bénéfique de certains produits. Ces derniers étaient utilisés à bon escient (cf. l'usage des différents émollients, des grains de ricin contre les diarrhées etc.) mais il ne faut pas oublier qu'on les replaçait avant tout dans un cadre étiologique qui seul expliquait leurs vertus curatives. Il y aura encore un aspect historique de ce problème. Nous l'aborderons plus loin. Il permettra de 'dater' les conceptions égyptiennes sur les traitements de la bouche et des dents.

3) Médications contre les gingivites: Eb. 745. Par convenance, on lui associera Eb.122 (var. Bln.35) qui se rapporte probablement à une stomatite.

Eb. 745: substance ^{c}m^{cc} (n°13), bière douce (n°14), šwt nmty (n°15), mâchés et crachés.

La distinction suggérée par Lefebvre entre les masticatoires et les bains de bouche nous semble inutile[579]. On peut 'mâcher' une préparation liquide comme le dit le papyrus ici et ailleurs.

Eb. 122=Bln.35: absinthe (n°35), t$^?$^{c}m (n°22), plante ^{cc}m (n°36), bryone (n°37), baies du génévrier (n°38), fruit du sycomore (n°5), plante išd (n°20), fruit d3rt (n°10), encens (n°9), ocre (n°2), plante smt (n°39), wtyt (Bln : ḥryt) de sycomore (n°40), plante ^{c}m(3)w (n°41): avalés (Bln : mastiqués).

Il s'agit, nous le savons, de la plus longue de nos recettes. Elle réunit le plus grand nombre de principes actifs contre les wḫdw, principes employés de nouveau çà et là dans les différentes recettes concernant la bouche et les dents. Nous les retrouverons encore dans les médication relatives aux maladies de la langue. La préparation commence en citant l'absinthe, chef de file indiqué puisqu'il s'agit d'un produit anti-wḫdw essentiel (cf. n°35). La leçon de Bln, 'mastiqués', semble la plus logique dans le contexte bien que le papyrus Ebers propose d'avaler le médicament, ce qui paraît inhabituel. Nous pensons qu'ici il faut suivre Bln. Certes, la bouche peut être considérée comme la partie supérieure du tube digestif et les wḫdw sont bien d'origine interne. Mais on les combat plus volontiers là où ils se fixent localement après leur migration.

4) Médications contre les fluxions dentaires.

Les thérapeutiques du bnwt dentaire sont citées parmi les remèdes concernant la bouche et les dents (Eb. 746 et 747) mais encore, dans un autre passage du papyrus, avec les traitements généraux des bnwt du corps (Eb. 554,555). Le passage Eb. 553 se rapporte à une évolution commune de ces derniers: la fistule. On a vu que l'exemple pris en compte par le papyrus était celui d'une fistule génienne.

Eb.746: lait de vache (n°16), dattes fraîches (n°17), rhizome de Cyperus

---

579. Lefebvre, Essai, p.58.

esculentus l. (n°18) (mastiqués, crachés).

Eb.747: plante ỉnst (n°19), fruit du sycomore (n°5), ocre 'n°2), plante ỉšd (n°20), gomme (n°21), plante tỉᶜm (n°22), plante bsbs (n°23), huile de ben (n°24), eau (n°11) (de même).

Eb. 554: plante bsbs (n°23), fruit du sycomore (n°5), plante ỉnst (n°19), miel (n°3), encens (n°9), eau (n°11) (mastiqués).

Eb.555: plante tỉᶜm (n°22), plante ỉnst (n°19), encens (n°9), substance ᶜmᶜᶜ (n°13), plante nw3n (n°30), celeri ou persil (n°25), racine de tỉ-šps (n°31), plante ỉnnk (n°32), plante gỉw (n°33), fruit d3rt (n°10), eau (n°11) (de même).

Eb. 553: šps (n°28), gomme (n°21), miel (n°3), graisse (n°29) (appliqués en bandage).

5) Traitement d'une parodontopathie.

Eb. 748: celeri ou persil (n°25), plante dw3t (?) (n°26), bière douce (n°14) mâchés, crachés).

6) Traitement du 'sang qui mange'.

Eb.749 (var. H.9): suc de la plante k3bw n°27), fruit d3rt (n°10), gomme (n°21), fruit du sycomore (n°5), plante ỉnst (n°19), eau (n°11) (mastiqués quatre jours).

Ce dernier passage est le seul de nos traitements où le dosage est aussi bien précisé [580]. Partout ailleurs les principes médicamenteux sont en proportion un/un. Il s'agit alors de mesures non spécifiques qui indiquent que les poudres, liquides ou pâtes étaient associées en parties volumétriques égales.

7) Traitements de la langue.

Nous ajoutons ici les médications retenues pour la langue. C'est, à l'évidence, un organe proche. Les substances utilisées seront souvent les mêmes, ce qui semble montrer que la même théorie étiologique était retenue: les wḫdw et, faut-il encore le préciser, les wḫdw agissant avec les mêmes modalités (concentration, flux etc.) qui sont particulières au niveau buccal et suffisamment différentes de celles qui s'exercent dans une autre partie du corps pour définir des médications spécifiques. La langue est un organe facilement observable. On pourra noter sa consistance, son volume, sa teinte et sa sensibilité. Le papyrus est néanmoins concis à ce sujet. Il distingue deux cas:

---

580. Voir Lefebvre, o.c., p.61.

1) une maladie (mrt) de la langue (Eb. 697) ou une langue 'qui est malade' (mr.f, Eb. 698).
2) une langue malade qui est douloureuse (Eb. 700 à 704, avec l'emploi du verbe srwḫ 'soigner une douleur').

Eb.697: Début des médications afin d'ôter une maladie de la langue: lait, mastiqué, craché.

Eb.698: Autre (remède) qui concerne une langue qui est malade: graisse de boeuf, plante $^{cc}(3)m$ (n°36), lait de vache (n°16), pain frais: mastiqués.

Eb.699: Autre: substance $^c m^{cc}$ (n°13), lait, graisse d'oie: mastiqués.

Eb.700: Autre remède pour soigner la douleur d'une langue malade: encens (n°9), cumin (n°8), ocre (n°2), graisse d'oie, miel (n°3), eau (n°11): mastiqués, crachés.

Eb.701: Autre: galène, celeri (persil) (n°25), ocre (n°2), scories de cuivre (?)   , miel (n°3): broyés, donnés à elle.

Eb. 702: Autre: plante ḫsw, fruit du sycomore (n°5), fruit d3rt (n°10), miel (n°3), eau (n°11): mastiqués, crachés.

Eb.703: Autre: plante Išd (n°20), fruit d3rt (n°10), ocre (n°2), miel (n°3), eau (n°11): de même.

Eb. 704: Autre: feuilles d'acacia, substance $^c m^{cc}$ (n°13), ocre (n°2) plante smt (n°39), fèves (n°6), (poudre du) minéral didỉ, poudre d'albâtre, miel (n°3): de même.

Peu de produits nouveaux. Certains excipients sont bien caractérisés ici, comme les graisses.

d) Conclusion.

Cette étude de la pharmacologie bucco-dentaire fait apparaître deux points importants:

1) Il y a un manque de spécificité, au sens où nous l'entendrions aujourd'hui, entre les médications et les phénomènes pathologiques. Nous ne jugerions aucun de ces remèdes 'efficace'. Il ne pouvait en être autrement.

2) En revanche, l'adéquation des substances utilisées avec les grands principes étiologiques reconnus par les égyptiens est évidente. Nous ne connaissons pas encore très bien leurs thèses à ce sujet mais il est certain que l'emploi d'un produit donné obéissait à une règle précise. L'existence de variantes pour chaque recette correspond probablement à des équivalences constatées entre les différents modes d'action des produits

non seulement dans un domaine pathologique particulier mais, plus généralement, dans leus différentes prescriptions pour des maladies très éloignées. Chaque mode d'action était compris principalement à travers la théorie des principes étiologiques qui seule pouvait expliquer la vertu reconnue à une substance pharmacologique. Ainsi les drogues permettaient de s'opposer à tel principe pathogénique, lors de telle ou telle maladie, dans telle ou telle partie du corps. Il s'agissait d'une science fort complexe. On sait qu'elle eut son heure de gloire dans l'antiquité.

Du point de vue historique, on peut distinguer dans la médecine égyptienne trois centres d'intérêt principaux dont les relations particulières fondent, à notre avis, la 'science médicale' de l'Egypte ancienne:

1) L'observation précise, selon les moyens de l'époque, des faits cliniques caractéristiques. Le papyrus Smith en est le parfait exemple. Nous avons voulu montrer que tel était encore le cas du chapitre qui concerne les maladies des dents et de la bouche. On pourrait citer d'autres exemples comparables dans le papyrus Ebers: on notait, on comparait, on commentait avant d'établir une synthèse des observations relevées, souvent très fine.

2) Création d'un cadre étiologique qui met en rapport chaque maladie sinon chaque aspect d'une maladie particulière avec une théorie médicale qui explique son origine: facteurs pathogènes circulants, caractéristiques particulières de ces facteurs dans une partie du corps donnée qui se relient aux formes différentes d'une même affection etc. Nous avons souvent relevé notre ignorance des détails à ce sujet.

3) Elaboration d'un corpus de drogues utilisables, création de recettes qui se veulent adaptées à chaque cas. Nous pensons que c'est ici que des contingences historiques ont joué un rôle particulier. Il est peu de dire que l'on se soigne dès la préhistoire. Les égyptiens n'ont pas attendu que leurs médecins élaborent leurs classifications des maladies et leurs grandes synthèses étiologiques pour se soigner. A l'époque où une grande entreprise intellectuelle essayait de déterminer ce que sont les maladies, comment doit-on les classer, et quelles sont leurs causes, toute une médecine 'de village', avec ses recettes 'de bonne femme' devait tenir le haut du pavé. On sait que certains de ses remèdes sont passés directement dans les corpus médicaux égyptiens. Ce genre de médications a eu la vie dure à toutes les époques. Une des caractéristiques de ce type de

médecine populaire c'est qu'elle ne s'encombre pas de classifications pathologiques très élaborées: on soigne le mal au bras, le mal aux dents etc. Elle ne pourra pas fournir aux médecins égyptiens des recettes pratiques pour les nouveaux cas pathologiques qu'ils décrivent. Par contre, elle sera leur vivier.
A cela deux raisons principales:
a) un certain respect pour une tradition médicale antérieure qui parfois a su reconnaître l'action bénéfique de certaines substances;
b) Il n'y a pas de médecine vraiment expérimentale et encore moins d'études pharmacologiques réalisables à cette époque. On va donc relever ce qui paraît essentiel dans les médications traditionnelles de l'époque. Mais on ne s'arrête pas là. Les substances qui sont reconnues ainsi perdent alors leur spécificité populaire. Les affections qu'elles aidaient à combattre sont maintenant rapportées à des mécanismes étiologiques plus unificateurs et plus cohérents qui vons permettre de les regarder d'un point de vue plus analytique. Les théories pathogéniques, par ce biais nouveau, vont assurer une distribution toute différente des principes pharmacologiques et combler les 'cases vides' pour toutes ces formes pathologiques nouvelles que l'observation médicale fait apparaître. En bref, nos longues recettes du P. Ebers sont contemporaines de cette investigation intellectuelle qui va fonder, à l'Ancien Empire, la 'science médicale' des anciens égyptiens.
Comment juger une telle médecine? L'observation médicale est tout à fait remarquable. La thérapeutique, c'est-à-dire, pour les égyptiens, la préparation des remèdes avant tout, ne pouvait qu'aboutir à une impasse. Très généralement, les seuls cas où l'utilisation d'un produit nous semble convenable sont ceux que la médecine populaire a bien reconnus et qui sont parfois de toutes les époques [581].
Dans le domaine médical, l'influence de l'Egypte sur la science grecque est fort difficile à évaluer exactement. Certes, Steuer et Saunders ont voulu démontrer une certaine analogie entre les wḫdw égyptiens et les perittôma de l'école de Cnide, mais ce point est encore controversé[582], même si par ailleurs ont été signalés quelques emprunts directs dans le Corpus Hippocratique[583].

---

581. par exemple, l'emploi du ricin, cf. Lefebvre, Essai, p.48.
582. Cf. Jouanna, cité plus haut à la note 554.
583. Un exemple cité plus haut p.127 et n.397.

Dernièrement on a émis l'hypothèse d'une correspondance, même très indirecte, entre l'idée égyptienne des 'souffles vecteurs de maladie' et la théorie des miasmes de Galien[584]. Pour Galien, dont les théories sont fondées sur un certain nombre de traditions antérieures, la maladie est due à une mauvaise répartition des liquides de l'organisme par rapport aux solides, au déséquilibre des humeurs, à l'action déréglée des 'esprits'... Cette idée des rapports harmonieux entre différents composants du corps dont seul le bon équilibre détermine la santé doit être encore mieux précisée dans les théories médicales égyptiennes[585].
Ces dernières insistaient plus volontiers sur le rôle particulier de certaines substances morbides circulantes: les wḫdw mais aussi d'autre principes pathogènes encore mal définis[586]. Toutefois, les conceptions médicales égyptiennes et les théories galéniques fournissent toutes les deux une explication 'interne' et 'physiologique' non seulement des désordres de la maladie mais aussi du mode d'activité des substances pharmaceutiques. Une relation est établie entre la cause ou l'élément pathogène et la drogue, ce qui va permettre de multiplier les indications de cette dernière pour toutes sortes d'affections différentes en fait, mais de même étiologie générale. Nous avons vu que c'est cette démarche conceptuelle qui guidait les égyptiens dans la composition de leurs recettes médicales. Nous pouvons même supposer que les produits égyptiens les plus fréquemment rencontrés, et dans des recettes se rapportant à des maladies très différentes, sont aussi ceux dont les propriétés pharmacologiques étaient mises en relation avec les principes étiologiques les plus unificateurs. On accordera à la médecine égyptienne une priorité évidente pour l'utilisation d'une démarche véritablement scientifique dans le domaine des drogues et de leur utilisation.

---

584. Vernus, RdE 34, 125.
585. D'une façon générale, il faudra se méfier de toutes ces similitudes rencontrées dans les différentes médecines anciennes. Il s'agit toujours de médecine! Quant aux théories physiologiques archaïques, elles se basent le plus souvent sur des observations courantes et assez évidentes du fonctionnement du corps humain et animal. Elles auront donc tendance à se ressembler.
586. Comme les stt etc, cf. Grundriss IV^1, p.108.

CHAPITRE XII

LES DENTISTES DE L'EGYPTE ANCIENNE

I) GENERALITES ET DOCUMENTATION.

L'existence de corps médicaux spécialisés en Egypte a bien été mise en évidence par l'article fondamental que Junker a consacré à l'étude de la titulature du médecin Iry[587]. Ce praticien vivait sous le règne de Pépi I ou de Pepi II (Vè dynastie) et nous a laissé une stèle fausse-porte (PM III$^{2°}$:1, p.137) dont l'inscription vient d'être revue récemment par von Känel[588]. La titulature d'Iry, longue et complète à souhait, va nous permettre de préciser certaines notions essentielles à la compréhension de notre sujet.

"Le roi donne une offrande à Osiris, seigneur de Bousiris: une 'sortie à la voix' pour l'Imakhou auprès du grand dieu, Irénakhti, dont le beau nom est Niankhpépi. Le médecin du Palais[a)], maître médecin du Palais [b)], grand des médecins du Palais[c)], médecin royal du ventre[d)], (médecin) responsable de l'anus[e)], ḫrp Srḳt du Palais[f)], oculiste du Palais [g)], ḫrp msyw ḥm[h)], interprète des urines qui sont dans la vessie[i)], supérieur des secrets des paroles divines[j)], l'Imakhou Iry."

a) swnw pr-ˁ3, 'médecin du Palais'. Le mot pr-ˁ3 désigna le palais royal avant de désigner le roi lui-même. On en tiendra compte dans les traductions, selon les époques[589]. L'expression swnw pr-ˁ3 montre bien qu'il existait une médecine palatiale composée de praticiens attachés au roi et à la cour. Comme on s'en doute, ce sont eux surtout qui vont 'perpétuer' leurs noms. Parmi les récompenses que les meilleurs d'entre-eux recevront du roi, seront les stèles funéraires, une bonne place dans la nécropole, trouvailles toutes désignées pour les archéologues. Le terme swnw est générique et on a eu raison d'insister sur ce point[590]. On le traduira volontiers par 'médecin' sans oublier que ce terme, avant tout, "s'applique à la pratique de la médecine en général"[591]. Tout médecin, même en situation hiérarchique élevée, tout 'spécialiste' aussi, peut se

---

587. Junker, ZÄS 63, 53-70.
588. von Känel, Les prêtres-ouâb, cf. p.167.
589. Voir F. Ll. Griffith, PSBA 23, 72 sq. et Jacquet-Gordon, BdE 81^1, p.180.
590. von Kanel, o.c., p.305 et passim.
591. l.c..

dire swnw. Cependant, dans cette titulature, l'expression swnw pr-ˁ3 doit s'interpréter en fonction des oppositions voulues entre ce titre et ceux qui seront énumérés par la suite.

b) sḥḏ swnw(w) pr-ˁ3, 'maître médecin du Palais', mieux que 'inspecteur des médecins du Palais', qui est la traduction classique de l'expression. Dans les filières hiérarchiques de l'Ancien Empire, en dehors du contexte médical, est attestée la série:

ỉmy-ḫt 'contrôleur', sḥḏ 'expert', mr 'directeur'.

Exemple: sš pr-ḥḏ 'scribe du trésor', ỉmy-ḫt ssw pr-ḥḏ 'contrôleur des scribes du trésor', sḥḏ ssw pr-ḥḏ 'scribe expert du trésor', mr ssw pr-ḥḏ 'directeur des scribes du trésor'[592].

Le sḥḏ swnw (racine sḥḏ 'expliquer', Wb. IV, 226, 4-5) serait un médecin a qui on reconnait la compétence des meilleurs dans l'art difficile du diagnostic et de l'interprétation des maladies, un 'expert', un 'maître médecin'[593] (litt. "celui qui 'éclaire' les médecins").

Les longues titulatures des fonctionnaires égyptiens, charges honorifiques comprises, constituent souvent autant d'étapes réelles de leur carrière administrative. C'est ici le cas d'Iry. Bien entendu, cet ordre doit être reconstitué après analyse des monuments (voir synthèse, §7 et §9). L'ordre de succession des titres retenu par von Känel dans cette inscription est très cohérent[594]. Nous verrons que, généralisé, il pourra servir à rétablir le cadre hiérarchique exact des praticiens de l'Ancien Empire.

c) wr swnw(w) pr-ˁ3, 'grand des médecins du Palais'. La lecture smsw pour le signe 𓀗, ici et ailleurs, a été suggérée par Junker (art.cit.,p.65) qui proposait de traduire l'expression toute entière par 'doyen des médecins' ("Senior der Hofärzte").

Cette interprétation fut suivie par Jonckheere[595] mais mise en question, avec raison, par Ghalioungui[596]. En fait, cette classe médicale est artificielle. On lira wr, 'le grand', dans tous les cas.

Le dernier titre que nous venons de voir correspond à la plus haute fonction médicale, celle de médecin particulier du roi.

---

592. Voir Helck, Beamtentitel, p.61 et 98; J.L. de Cenival, RdE 27, 62-69.
593. Il faut donc revenir ici à l'ancienne traduction de Fl. Petrie: 'expert physician' (cf. Ancient Egypt IV, n°270).
594. von Kanel, o.c., p.167. C'est cet ordre que nous suivons.
595. Jonckheere, Médecins, p.97.
596. Ghalioungui, Physicians, p.40-41.

Ni Jonckheere ni Ghalioungui n'ont proposé un tableau hiérarchique cohérent de l'organisation médicale de l'ancienne Egypte.
Dans ses grandes lignes, celui-ci nous semble être le suivant:

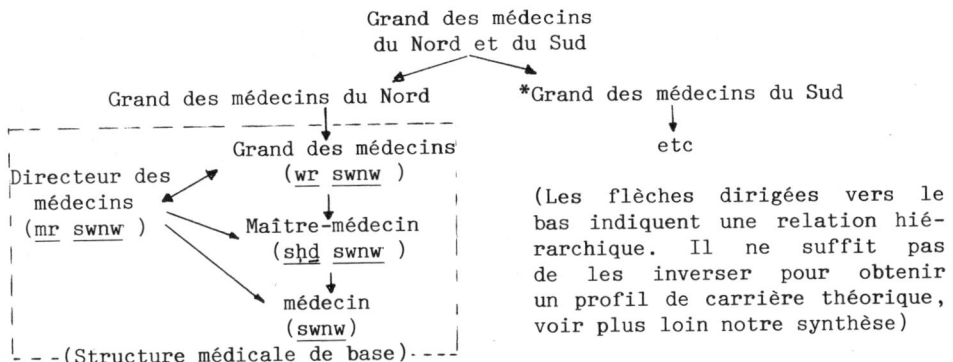

(Les flèches dirigées vers le bas indiquent une relation hiérarchique. Il ne suffit pas de les inverser pour obtenir un profil de carrière théorique, voir plus loin notre synthèse)

Nous avons introduit dans ce schéma une flèche à double sens entre le wr swnw et le mr swnw. Deux directeurs des médecins sont connus par les textes: 1) Pesechet, qui est une femme[597] et porte le titre isolé de 'directrice des femmes-médecins'; 2) Waḥ-ka, 'directeur des médecins'[598]. Il nous semble que, par leurs fonctions administratives supposées, leurs rapports avec le wr swnw 'grand des médecins', plus que hiérarchiques, peuvent avoir été surtout complémentaires. Par contre, administrativement, le mr swnw devait régenter tous les grades inférieurs. On peut définir une structure médicale de base, coiffée par un 'grand des médecins' aidé d'un 'directeur des médecins' où l'on retrouverait un certain nombre de 'maitresmédecins' et de simples 'médecins' (voir schéma précédent).
Une telle structure hiérarchique générale devait correspondre aux grandes divisions administratives de l'Ancien Empire. On peut penser que chaque Maison princière ou 'cour' de nomarque avait une structure médicale comparable[599].

---

597. Cas rare, attesté seulement ici (A.E.), cf. Ghalioungui, o.c., p.92 (avec peut-être un exemple démotique).
598. Ghal. n°57 (M.E.). Pour une autre mention (mais N.E.), cf. p. 259. Pour Mérerouka, voir notre synthèse, §12.
599. Que l'on retrouvera encore dans d'autres structures: Maison de la Reine, Domaine d'Amon etc...

Au dessus de celle-ci les titres de 'grand des médecins du Nord'[600] et de 'grand des médecins du Nord et du Sud' représentaient les instances médicales supérieures (voir plus loin). Les traces archéologiques privilègient toutefois la nécropole memphite et nos différents titres nous sont surtout connus pour la capitale et plus particulièrement à la cour du pharaon, qui était un microcosme. Les médecins qui y pratiquaient précisaient leurs titres par pr-^{c}3 'du Palais'. On retrouve la structure précédente mais nous ne pensons pas que le 'grand des médecins du Nord' avait quelque autorité sur le 'grand des médecins du Palais'. Ce dernier était le médecin particulier du roi. Il ne devait pas y avoir de titre supérieur. Il nous semble même que c'est lui qui portait comme titre associé celui de 'grand des médecins du Nord et du Sud' (voir plus loin). La médecine de cour, nous allons le voir avec les 'spécialistes', avait d'autres singularités.

d) swnw ẖt pr-^{c}3, 'médecin du ventre, du Palais'. C'est un titre de spécialité médicale. On en connait encore un exemple, un certain Way qui est swnw ẖt irty 'médecin du ventre et des yeux'[601].
Nous verrons qu'Iry est, lui aussi oculiste et que nous avons donc affaire à deux spécialités complémentaires. Nous reviendrons sur ce point. Si l'existence des spécialités médicales ne fait aucun doute, il faudra quand même préciser certaines 'conditions d'exercice' et replacer ces nouveaux titres dans le schéma précédent. Notons déjà que c'est à l'Ancien Empire que l'expression des 'spécialités' est la plus évidente.

e) nr pḫwt, '(médecin) responsable[602] (littéralement 'berger') de l'anus'. Le titre est encore porté par Khoui (voir plus loin, D.1) qui, de manière plus développée se dit: 'le médecin du Palais qui est responsable de l'anus'. Jonckheere a proposé une équivalence avec le grec $\iota\alpha\tau\rho o\kappa\lambda\upsilon\sigma\tau\eta\varsigma$[603], ce qui montrerait que "ce type de spécialité a dû se maintenir à travers les millénaires"[604]. Mais ce 'médecin au clystère' pourrait tout aussi bien correspondre au swnw ẖt, le 'médecin du ventre'. On ne peut non plus affirmer que le Papyrus Chester Beatty n°VI "était le livre de chevet d'un

---

600. Le titre de 'grand des médecins du Sud' est probable mais pas encore attesté.
601. Praticien de Basse Epoque selon Ghalioungui (n°114) après Jonckheere, o.c., p.30, n.1 mais avec quelques doutes. Plus probable: fin Ancien Empire (J.Yoyotte).
602. Meeks, BIFAO 77, 87.
603. Jonckheere, Le papyrus médical Chester Beatty, p.76.
604. l.c..

'berger de l'anus' du Nouvel Empire"[605]. Ce papyrus, on le sait, est un traité des affections de la région anale mais il nous semble qu'il s'inscrit plus globalement dans les thérapeutiques concernant le ventre. Nous ne doutons pas néanmoins que les origines premières de ce document ne puissent être reliées au fond thérapeutique de l'Ancien Empire. La plupart des papyrus médicaux sont dans ce cas. Titre ou simple qualificatif (voir plus loin) l'expression que nous étudions avait quand même une portée très importante. Hérodote avait noté que les égyptiens "se purgent pendant trois jours consécutifs chaque mois et cherchent à se maintenir en bonne santé par des émétiques et des lavements, dans l'idée que toutes nos maladies proviennent de la nourriture absorbée"[606]. Tous les textes médicaux confirment ce passage. De plus, nous avons vu que la théorie des wḫdw circulants avait pour base cette notion essentielle du surplus alimentaire pathogène. Ce qu'indique le titre, c'est qu'Iry (qui est d'ailleurs un spécialiste des maladies du ventre) était aussi capable de prévoir les conséquences pathologiques associées à une pathologie du ventre ou de la région anale, notamment par l'examen des selles. Cette notion de corrélations pathologiques est visible dans le P. médical Chester Beatty et a été justement soulignée par Jonckheere[607]. Plus encore, il s'agit ici de corrélations étiologiques. Nous avons vu l'origine wḫdw des maladies dentaires. La même origine était reconnue pour certaines maladies des yeux[608]. C'est en ce sens qu'il faudra comprendre le titre d'oculiste d'Iry (voir plus loin, note g), non seulement comme un titre indiquant une spécialité médicale mais aussi comme le témoignage d'une activité médicale orientée vers la recherche des causes pathologiques, leurs relations avec certaines maladies et la détermination de remèdes spécifiques. Nous verrons qu'un telle analyse est possible pour tous les titres de 'spécialiste' et qu'elle permet de mieux comprendre comment d'aussi grands médecins de l'Egypte ancienne ont tenu à porter ce genre de titre.

f) ḫrp Srḳt. Nous citerons la conclusion de von Känel sur ce titre: "Le ḫrp Srḳt est un médecin spécialisé dans la guérison des morsures et piqûres d'animaux venimeux...un ritualiste lettré participant à diverses

---

605. l.c., mais il faut plutôt penser à quelque wr swnw.
606. Hérodote II, 77 (trad. A. Barguet).
607. Jonckheere, o.c., p.54-55.
608. Voir Ebers 341, 336 etc.

cérémonies de très ancienne origine, qu'il accompagne de l'interprétation des oracles"[609]. Voir encore notre synthèse, §10.

g) swnw irty pr-ꜥ3, 'oculiste du Palais' (littéralement 'médecin des yeux, au Palais'). Ces spécialistes sont assez nombreux à l'Ancien Empire et sont encore attestés aux époques ultérieures. A part Iry, on connaît les praticiens suivants:

1) waḥ-Douaou (?) Ghal. n°14, wr swnw irty pr-ꜥ3, 'grand des oculistes du Palais' (Ancien Empire).
2) Way, Ghal. n°15, à distinguer de son homonyme Way cité plus haut et qui était à la fois oculiste et spécialiste du ventre, cf. Ghal. n°114, swnw irty 'oculiste' (Ancien Empire).
3) Medou-Néfer, Ghal. n°24, swnw pr-ꜥ3, 'médecin du Palais' mais aussi ḫrp swnw irty n pr-ꜥ3 'administrateur[610] des oculistes du Palais' (Ancien Empire).
4) Ny-ankh-Douaou, Ghal. n°29, qui était prêtre de Douaou et swnw irty, 'oculiste' (Ancien Empire).
5) Neferthes, Ghal. n°33, cité dans le mastaba d'Oupemnefert comme swnw irty, 'oculiste' (Ancien Empire).

Deux références très importantes sont signalées par von Känel[611]:

1) Houy, intendant mais aussi wr swnw irty n pr-ꜥ3, 'grand des oculistes du roi' (sur un vase de pierre, cf. MÄS 5, 1964, A 141 a-b, p.102 et pl. corr.). Ce titre n'a pas été relevé par Ghaliounqui. Son importance ici tient au fait que ce praticien vivait au Nouvel Empire.
2) Padihor, swnw irty, 'oculiste'. C'était un 'contemporain' d'Hérodote (cf. Michaelis, BIFAO 66, pl. IX et p. 64). On rapprochera ce titre du témoignage d'Hérodote sur les spécialités médicales égyptiennes. (voir plus loin).

Il semble que les mêmes principes hiérarchiques qui divisaient les swnw devaient s'appliquer aux 'oculistes'. Eux aussi avaient un 'grand' des oculistes. On doit bien comprendre qu'il s'agit, en fait, des mêmes gens. Un oculiste est avant tout un médecin qui prend un titre supplémentaire. Certes, il peut correspondre à une activité médicale orientée vers la médecine des yeux. Mais plus encore (nous verrons que ceci sera très marqué à l'Ancien Empire surtout), il s'agit d'un titre de 'prestige' qui

---

609. von Kanel, o.c., p.298.
610. Pour ḫrp = mr?, voir synthèse, §9.
611. Voir von Kanel, c.r. de Ghaliounqui, Physicians, in BiOr 42, 599.

honore des praticiens qui, par leurs connaissances des principes étiologiques généraux, de la classification des différentes formes des maladies (que certains d'entre-eux ont mise au point), des médications spécifiques qui en découlent, sont parmi les meilleurs.

Ne nous étonnons pas de les voir monter facilement en grade. Même au sommet hiérarchique, ils ne dédaigneront pas de rappeler ce titre qui fut leur heure de gloire, ni de noter seulement ce dernier, le plus méritant, dans leur titulature[612].

Toutefois, nous ne pensons pas que là encore il devait exister un 'grand des oculistes du Nord ou du Sud'. Il nous semble en effet que les spécialités médicales n'échappent pas au cadre palatin, en considérant le Palais comme l'endroit où les meilleurs exercent et, surtout, font de véritables recherches médicales. Notre interprétation n'a surtout de sens qu'à l'Ancien Empire égyptien. Nous savons en effet que c'est à cette époque qu'a lieu la principale avancée théorique de la médecine égyptienne et que, centralisation oblige, c'est au Palais que l'on recherchait les nouvelles interprétations des maladies. Mais, même à cette époque, les recettes qui 'sortaient' du Palais ne devaient être appliquées partout ailleurs que par de simples médecins. On peut aussi imaginer que le pharaon pouvait envoyer, au besoin, ses spécialistes en 'consultation externe".

h) ẖrp msyw ẖm. Selon Junker[613], cité par von Känel, il s'agirait de ' ceux qui fabriquent le ẖm (plante, médicament), c'est à dire des 'pharmaceutes', le ẖrp.....étant leur chef'[614]. Jonckheere a essayé d'y retrouver les 'préparateurs en pharmacie' de l'Egypte ancienne; von Känel a raison d'insister sur le fait que ce titre n'est pas attesté par ailleurs[615]. A notre avis, il s'agit, comme pour le titre de nr pḥwt (note e) d'un titre assez honorifique mais qui correspond quand même à une qualification réelle. Qui étaient ces msyw ẖm sur qui Iry avait autorité? On pourrait comprendre 'ceux qui mettent au point' les nouvelles formules des médicaments. Iry aurait la main mise sur tous ces 'innovateurs de l'époque: médecins de haut niveau et spécialisés qui, au Palais, savaient interpréter

---

612. Ainsi, Menkaourêankhou se présentera sur la stèle de Niankhsekhmet (voir plus loin notre Doc.3) comme étant 'surtout' dentiste. Il n'est pas 'seulement' dentiste comme certains l'ont dit.
613. Junker, o.c., p.67-68.
614. von Kanel, o.c., p.168, n.e.
615. Voir Jonckheere, Agypt. Studien, p.158 et von Känel, o.c., p.295 (synthèse).

l'origine des maladies et déterminer les médications spécifiques. On sait qu'il en avait la compétence.

i) 3^cc mw m-ẖnw ntntt, 'interprète des urines qui sont dans la vessie'. Le sens de cette expression a été déterminé par Meeks[616]. Iry ne s'éloigne pas de sa spécialité, la médecine du ventre, puisque les relations entre les troubles de la vessie et les maladies de l'anus ou de l'abdomen étaient connues par les médecins égyptiens[617]. Là encore nous avons un qualificatif particulier. On le retrouvera chez un autre médecin, Khouy (voir plus loin, le D.1) avec une formulation qui est plus générique: 'interprète de l'art secret'. Cet 'art secret' c'est la détermination des causalités pathologiques par l'examen des humeurs et autres liquides et substances organiques du corps humain[618].

j) 'Supérieur des secrets des paroles divines' (voir les références données par von Känel, o.c., p. 168, n.g). Iry, comme on s'en doute, était un grand lettré.

Si nous avons insisté sur la personnalité de cet oculiste, c'est que lui sera très comparable le cas du praticien Khouy qui se dit, entre autre, 'dentiste'. Attendons nous à un personnage de même importance, à activités médicales tout à fait comparables. Si l'on veut, c'est par les oculistes que l'on va mieux comprendre ce qu'étaient les 'dentistes' de l'Egypte ancienne.

D.1 KHOUY

Son nom et ses titres sont connus par une stèle fausse-porte de sa chapelle à Saqqara. VIè dynastie, règnes de Teti et de Pepi I (cf. von Känel, o.c., p.165).

Quibell, Excavations at Saqqara, 1905-1906, p.22 et pl.XVI.
Jonckheere, Les médecins de l'Egypte pharaonique, p.66-67, n°69.
Ghalioungui, The Physicians of Pharaonic Egypt, p.22, n°43.
von Känel, Les prêtres-ouâb, p.165-166 (traduction et commentaire).

- LINTEAU:

"Le chancelier du roi, ami unique, le grand des médecins du Palais[a], noble du roi, loyal à son rang, Khouy. L'inspecteur des prophètes de la pyramide "stables sont les places de Téti", celui qui est dans la suite de (Serket)[b], le directeur du grenier, Khouy."

---

616. Meeks, BIFAO 77, 87-88.
617. Cf. Jonckheere, Le papyrus Chester Beatty, p.55.
618. Le mot 'humeur' est ici à manier avec précaution. Il manque encore une étude de base sur les concepts physiologiques de l'Egypte ancienne.

-MONTANTS:

"Le grand des médecins du Palais[a], ḫrp Srḳt[c], grand des médecins du Nord et du Sud[d], l'Imakhou auprès d'Anubis qui est sur sa montagne, la (meilleure) main du Palais[e], Khouy. Le grand des médecins du Palais[a], ḫrp Srḳt[c], directeur des deux sièges[f], directeur de la cruche noire[g], secrétaire du Palais, le médecin du Palais qui est le berger de l'anus[h], Khouy. Le grand des médecins du Palais[a], ḫrp Srḳt[c], l'Imakhou, grand des dentistes[i], Khouy. Le médecin du Palais qui est l'interprète de l'art secret[j], l'Imakhou Khouy."

a) wr swnw pr-ˁ3, 'grand des médecins du Palais'. Khouy, médecin particulier du roi, dirige la médecine du Palais. Il aura aussi la responsabilité de tout le corps médical égyptien (voir notre note d).

b) Tti ḏd swt [hieroglyphs]. Traduit "dans la suite de l'inspecteur des prophètes de la pyramide "stables sont les places de Téti" " par von Känel, o.c. p.166. Yoyotte nous propose deux autres possibilités: soit sḥḏ ḥmw nṯr, ỉmy-ḫt (ḥmw nṯr) Ḏd swt Tti :'expert et contrôleur des prophètes de la pyramide "stables sont les places de Téti" ', soit[619], sḥḏ ḥmw nṯr Ḏd swt Tti ỉmy-ḫt <Srḳt> : 'expert des prophètes de la pyramide de Teti et dans la suite de (Serket)'.
Les titres ỉmy-ḫt Srḳt et ḫrp Srḳt, deux formulations correspondant peut-être à des grades différents[620], auraient été portés successivement par Khouy.

c) ḫrp Srḳt. Voir plus haut, p. 233 note f. On voit déjà que les différents titres de Khouy sont assez comparables à ceux de l'oculiste Iry. Ces deux praticiens semblent contemporains. Pour von Känel, l'un aurait peut être été le successeur de l'autre "étant donné la similitude des fonctions"[621].

d) wr swnw mḥw šmˁ, 'grand des médecins du Nord et du Sud'. Ce titre indique que Khouy est la référence suprême de la médecine pour la totalité du pays.

e) Voir von Känel, o.c., p. 166, n.a. Littéralement 'attouchement' (r-ḏrt), à rapprocher du diagnostic fait avec la main et qui est bien attesté dans la littérature médicale égyptienne. On sait que les praticiens de

---
619. Solution retenue.
620. Voir von Kanel, o.c., p.292 (synthèse, §12).
621. von Kanel, o.c., p.295.

l'Egypte ancienne prenaient le pouls, savaient palper une blessure, savaient reconnaître la dureté d'une tuméfaction etc.[622].

f) Voir von Känel, o.c., p.166 n.b. Ce titre lie son détenteur au Palais.

g) Idem, n.c.

h) swnw pr-ꜥ3 nr pḥwt, 'le médecin du Palais qui est le berger de l'anus'. Cette épithète était aussi portée par Iry. Khouy, parmi les médecins du Palais (dont il faisait partie même au sommet de la hiérarchie) fut celui qu'on nomma le 'berger de l'anus'. Il était probablement le seul à recevoir ce qualificatif. Il n'était pas l'unique 'proctologue' du Palais, mais la référence suprême à cette activité médicale orientée non seulement vers les thérapeutiques spécialisées mais aussi vers la recherche étiologique. On peut revoir, plus haut, notre analyse du titre chez l'oculiste Iry.

i) wr íryw íbḫ(w), le 'grand des dentistes'. Grammaticalement, l'expression s'analyse facilement. On a des parallèles bien connus avec íry šnt, 'celui qui traite les cheveux, le coiffeur, le perruquier', íry ꜥnt, le 'manucure' etc.[623]. Ce titre a, semble-t-il, choqué les auteurs. Comment un si grand personnage que Khouy, au sommet de la hiérarchie médicale, pouvait-il faire référence à une activité médicale certes noble mais qui se rapporte à des maladies dont on ne meurt que très rarement? Les simples swnw et même les oculistes devaient avoir affaire, dans la pratique quotidienne, à des maladies bien plus graves que les maladies dentaires. Ainsi, pour Ghalioungui, ces 'dentistes' n'auraient été que des simples auxiliaires médicaux. Ils n'auraient pas été swnw; par contre, leurs chefs, comme Khouy, le seraient[624]. Nous verrons dans notre synthèse que ce titre, et surtout sa présence dans les titulatures de très grands médecins, peut s'expliquer différemment.

j) swnw pr-ꜥ3 3ꜥꜥ ḥmwt št3t, le 'médecin du Palais qui est l'interprète de l'art secret'. Pour cet 'art secret' voir plus haut, p. 236 , n.i, à propos d'Íry qui portait un titre très comparable bien que moins générique.

---

622. Id., ibidem, p.250-251. Il est très peu probable que les Egyptiens aient voulu 'mesurer' le pouls. Les différents pouls leur donnaient plutôt une idée 'qualitative' de la marche du coeur aux prises avec différentes substances pathogènes, et leurs donnaient donc certains renseignements sur l'état général du malade.

623. En dernier, Ghalioungui, o.c., p.14-15. Voir encore notre synthèse, §1.

624. Id., ibidem, p.89.

D.2 NI-ANKH-SEKHMET

Connu par un mastaba (Saqqara, D12 de Mariette), et surtout par une célèbre stèle fausse porte exposée maintenant au Musée du Caire (CGC n°1482), PM III$^{2°}$, 482.

Cette stèle est un cadeau du roi Sahurê (Vè dynastie) au grand praticien qu'était Niânkhsekhmet.

Urk. I, 38-40

Borchardt, Denkmäler des Alten Reiches I, pl. 39 et p. 169-173.

Jonckheere, Médecins, n°41.

Ghalioungui, Physicians, n°28.

Pour la traduction de l'inscription biographique et les références complètes, voir:

Roccati, La littérature historique sous l'Ancien Empire égyptien, (LAPO 11), p.96-98 § 71-72.

Nous citons ici l'inscription principale de la stèle, dans la traduction que donne Roccati:

"Le doyen[625] des médecins Niânkhsekhmet dit à Sa Majesté: -"Que ton Ka ordonne, ô aimé de Rê, qu'on me donne une double fausse-porte en pierre pour cette mienne tombe de la nécropole!"- Sa Majesté lui fit apporter de Tourah une double fausse-porte en pierre, et elle fut placée dans la cour à portique du temple funéraire (appelée) "la couronne de Sahourê apparaît". On détacha les deux Artisans du Très Puissant et des artisans de la place d'embaumement auprès d'elle. Le travail sur elle fut accompli chaque jour par-devant le roi lui-même, quand il était au Bassin[626]; et on inspectait dans le Palais ce qui avait été fait sur elle au long de la journée. Sa Majesté fit placer des autorisations sur elle, et elles furent inscrites avec le bleu lapis. Sa Majesté dit au grand des médecins Niânkhsekhmet: -"Que ce mien nez, que les dieux aiment, possède la santé; ainsi puisses-tu aller à la nécropole très vieux en qualité d'Imakhou de moi"-. On donna des louanges au roi grandement, et on rendit grâce à Sahourê, parce qu'il possédait la connaissance avec toute sa suite. Or quant à toute chose qui sort de la bouche de Sa Majesté, elle se produit instantanément, parce que dieu lui a donné de connaître la chose dans le for intérieur, tellement il est auguste plus que tout dieu.

---

625. On lira wr, 'le grand' (voir plus haut), et on tiendra compte de cette nuance dans la suite du texte.
626. Nom du domaine funéraire du roi, cf. Stadelmann, BIFAO 81, p.157.

Aussi vrai que Rê vous aime, invoquez tout dieu pour Sahourê, qui m'a fait le présent (cadeau) parce que je suis son Imakhou (et) je n'ai jamais commis aucune mauvaise chose contre personne."

Dans d'autres parties de la stèle sont nommés les titres suivants:

1) wr swnw pr-^{c}3, 'grand des médecins du Palais'.

2) wr swnw , 'grand des médecins'. Ce titre est cité dans le linteau de la stèle. L'appellation 'grand des médecins' du texte biographique doit se comprendre 'grand des médecins du Palais' par concision littéraire (voir synthèse, §7). En revanche, il est probable que le titre de 'grand des médecins' du linteau indique une position hiérarchique inférieure. Nous reviendrons plus loin sur ce point (voir encore synthèse §7).

3) wr ỉbḫyw pr-^{c}3, 'grand des dentistes du Palais'.

C'est enfin sur cette stèle qu'est nommé le 'dentiste' Menkaourêankhou (D.3).

D.3 MENKAOURÊANKHOU

Sur la stèle précédente, côté gauche.

Titre: ỉry ỉbḫ(w), 'dentiste'. L'inscription de Menkaourêankhou se limite à ce seul titre. C'est souvent le cas pour des praticiens qui sont nommés 'chez les confrères' ou chez d'autres membres de la même famille (voir Ghal.n°1, 8, 10, 12, 13 etc.)

Nous n'avons donc pas la titulature complète du personnage, seulement le titre auquel il tenait le plus, hiérarchiquement le plus haut placé à l'époque de la réalisation de la stèle. Notre praticien est probablement un proche parent de Niânkhsekhmet puisqu'il est nommé à côté du propre frère de ce dernier, parmi son fils et ses filles. En figurant sur cette stèle il a l'honneur de partager la faveur royale. Nous pensons par ailleurs que la relation des spécialistes avec le Palais - et à un haut niveau de la hiérarchie médicale - va de soi à l'Ancien Empire. En ce sens, la précision pr-^{c}3 'du Palais' peut être superflue (voir synthèse).

D.4 NEFERIRTES

Lepsius, Denkmäler II,25

Junker, Giza II, 172-195 (Abb.29)

PM III^1(2è ed.), 150.

Encore un praticien qui trouve refuge dans le tombeau d'un autre. Il nous donne son titre principal: ỉry ỉbḫ(w), 'dentiste'. Nous ignorons ses relations avec le propriétaire de la tombe, Shesathetep. Comme dans le cas précédent, on peut penser à une proche parenté. Epoque: début de la Vè dynastie.

D.5 HESY-RÊ

Le plus ancien de nos documents (IIIè dynastie, règne de Djoser).

Mastaba à Saqqara (A3 de Mariette). Cinq panneaux en bois fixés dans les niches de la tombe et qui portent la titulature d'Hésy-rê sont conservés aux musée du Caire (CGC 1326-1430).

Quibell, Excavations at Saqqara, 1911-12, pl. 31-32

Kaplony, Die Inschriften des ägyptischen Frühzeit, (Äg. Abh.8), vol.1, p.583.

Petrie, Palace Title, n°272.

Junker, ZÄS 63, 63.

Jonckheere, Médecins n°63.

Ghalioungui, Physicians, n°40.

Ghalioungui, La médecine des pharaons, p.146.

Les titres médicaux d'Hésy-rê sont encore cités par:

Filce Leek, JEA 53, 51; Idem, Bull. de la Société d'Anthropologie de Paris, t.8, série XIII, 1981 p. 377-380.

Reymond, From an ancient Egyptian dentist's handbook, in Mélanges Adolphe Gutbub, p.183-199. Reymond s'oppose à l'existence des titres de 'dentiste' par la seule analyse de la titulature d'Hésy-rê. Ici, comme ailleurs, il serait plus prudent de tenir compte de la totalité de la documentation disponible (pour le p. Vindob lui-même, voir plus loin chapitre XIII).

Hésy-rê était un bien grand personnage du début de l'Ancien Empire. Sa titulature, abondante en titres non médicaux, le montre à l'évidence. Elle commence par les titres suivants:

wr ı͗bḥ(yw), (wr) swnw(w)

On traduira: 'grand des dentistes et (grand) des médecins'. Voir synthèse au §9.

D.6 PSAMETIQUE-SENEB

Ce personnage de la Basse Epoque nous est connu par une statue naophore en basalte vert. Selon von Känel, "les références à Neith et les titres du personnage donnent à penser que le propriétaire de la statue était citoyen de Saïs"[627].

XXVIè dynastie. On connaît encore sa tombe, à Héliopolis (sarcophage, canopes, chaouabtis)[628].

Nous aurons affaire à une titulature typique de cette période où l'on recopiait volontiers d'anciens titres. En fait, comme nous le précise Yoyotte, il s'agirait d'un "emprunt épigraphique à l'Ancien Empire, adoptant une séquence ancienne incluant des titres réels ayant survécu ou exprimés autrement". Nous préciserons ce point dans les notes.

Botti, Romanelli, Le Sculture del Museo Gregoriano Egizio, p.28-29 et pl. XXVI et XXXV.

R. El-Sayed, Documents relatifs à Saïs, (BdE 69), p. 247-248.

Jonckheere, Médecins, p.40.

Ghalioungui, Physicians, n°122.

von Känel, Les prêtres-Ouâb, p.193.

Psamétique-séneb, qui était ḫrp Srḳt (titre de l'ancien Empire qui survivait encore à son époque), est étudié par von Känel. Nous citerons sa traduction:

- NAOS:

"Le possesseur de l'état d'Imakh auprès de Neith, l'ami unique, directeur du Palais[a)], celui qui est devant le trône et celui qui est sous la tête du roi[b)], grand des dentistes du pharaon[c)], directeur des deux sièges[d)], im3-ˁ du roi[e)], conducteur de(s) bateau(x) ḳ3ḳ3w[f)], ḫrp Srḳt et s3 Srḳt[g)], ...[h)], prophète des Deux Filles du Roi du Nord[i)], le mḫnk du roi[j)], directeur des châteaux de Neith[k)], médecin s3-ˁb[l)], le grand des médecins[m)], Psammétique-Séneb."

- PILIER DORSAL:

"L'ami unique, directeur du Palais[a)], directeur des châteaux de Neith[k)], supérieur des secrets du ciel[n)], grand des médecins[m)], Psammétique-Séneb."

- SOCLE:

"Le possesseur de l'état d'Imakh auprès de Neith, directeur des châteaux (de Neith)[k)], grand des médecins[m)], Psammétique-Séneb."

a) ḫrp ˁḥ, 'directeur du Palais'. Titre de l'Ancien Empire repris à l'époque saïte (cf. Vittmann, Priester und Beamte im Theben des Spätzeit, p. 103; Meeks, AL 78.0769).

---

627. von Känel, o.c., p.193.
628. Id., ibidem, p.195(Doc.24B).

b) Pour ces deux expressions connues à l'Ancien Empire, cf. dernièrement Fischer, ZÄS 105, 49 et JEA 65, 42-43 et 44, n.15 (réf. AL 78.3071 et 79.2355).

c) wr ibḥ(yw) pr-ᶜ3, 'grand des dentistes du pharaon'.
La graphie ⬚ ⬚ est superposable à celle du même titre que portait Niankhsekhmet à l'Ancien Empire (D.2). On traduira pr-ᶜ3 par 'pharaon', époque oblige (voir plus haut p. 229 ,n.3).
Même si ce titre est écrit 'à l'ancienne' et était bien attesté, nous l'avons vu, pendant l'Ancien Empire, nous verrons qu'il ne s'agit probablement pas d'une simple 'reprise'. En effet, les 'spécialités' médicales (les 'oculistes' notamment, mais aussi les ḫrp Srḳt[629] semblent avoir survécu tout au long de l'histoire égyptienne. Nous aurons à développer ce point et à vérifier si le 'contenu' de ces titres médicaux était toujours le même.

d) Titre de l'Ancien Empire. Bien attesté à l'époque saïte, cf. R. El Sayed, o.c. p.123, n. j.

e) Titre bien connu dès l'Ancien Empire, cf. R. El Sayed, o.c. p.165, n. b.

f) Voir von Känel, o.c., p.194 n. b, avec références, qui conclue que "les ḫrp ḳ3ḳ3w de l'époque saïto-perse pourraient bien avoir été chargés d'entretenir, affecter, voire commander ces unités de transport" (avec renvoi à De Meulenaere, Herodotos over de 26. Dynastie, p.61)[630].

g) Pour la lecture: von Känel, o.c., p.194, n. c. Sur le s3 Srḳt dans le corps médical et ses attributions encore assez obscures, Id., p.299-301. Là encore, le titre est attesté dès l'Ancien Empire.

h) Voir von Känel, o.c., p. 194, n. d. La lecture et le sens de ce titre, qui semble être très archaïque, reste à établir.

i) Titre religieux attesté à Saïs. Voir von Känel, o.c. p.195, n. e.

j) mḫnk nsw , 'celui qui fait les parures du roi' ou 'celui qui embellit le roi', cf. R. El Sayed, o.c., p.83, n.f) avec référence au sens donné par Junker, Die gesellschaftliche Stellung der ägyp.Künstler im Alten Reich, p.14-16. En dernier: Altenmüller, BSEG 9-10, p.15 sq.
C'est un titre connu dès l'Ancien Empire.

---

629. Voir von Kanel, o.c., en particulier p.297.
630. J.Yoyotte nous précise qu'une équivalence serait à rechercher entre ce vieux titre repris à l'époque saïte et le plus commun titre de mr ᶜḥᶜw, le 'chef de la flotte'. Sur ces titres, voir en dernier Chevereau, Prosopographie des cadres militaires de la Basse Epoque, p.273.

k) Voir R. El Sayed, o.c., p.111-112: "(ce titre prendra) à l'époque saïte, un caractère religieux, et désignera un grand dignitaire appartenant à une catégorie de prêtres particulière, en relation avec le culte de Neith". Il s'agit d'un 'titre spécifique'.

Sur ces titres, voir Yoyotte, Annuaire EPHE Vè S., t. LXXXVIII, p. 193-194: "Quelques titres spécifiques connus par les sources tardives sont manifestement des qualificatifs identifiant le prêtre au dieu majeur qu'il sert ou lui faisant assumer une fonction qu'exerçait dans le mythe une divinité auxiliaire. Le fait commence à être bien connu. Cependant, d'autres titres spécifiques appartiennent au répertoire des fonctions palatines qui figurent dans les longues titulatures privées de l'Ancien Empire et qui correspondaient à des rôles dans les panégyries traditionnelles (jubilés royaux, fêtes de Min et de Sokaris, etc.) et les grands rituels de funérailles. On doit noter qu'un même titre spécifique peut se retrouver dans plusieurs villes différentes pour y désigner le ouâb d'un même dieu." (plus loin:)..."au sortir de la période libyenne, s'étaient constitués des groupes d'intérêt régionaux cumulant bénéfices et charges sacerdotales dans des nomes contigus, dans des régions dont les frontières coïncidaient avec celles des principautés et royaumes antérieurs."

l) Voir von Känel, pour ce titre archaïque mal défini o.c., P.195, n. g.

m) wr swnw, 'grand des médecins'. Si le titre de spécialiste de Psamétique-séneb, 'grand des dentistes du pharaon', indique une relation certaine avec la médecine exercée au Palais, il n'en est pas de même avec ce titre. Nous préciserons ce point. Nous montrerons que Psamétique-séneb fut peut être grand des médecins de la ville de Saïs, dont il était citoyen. Au cours de sa carrière médicale il fut en poste au Palais, à un haut niveau, celui des spécialistes, mais il ne semble pas qu'il fut nommé médecin particulier du pharaon (grand des médecins du pharaon ou, son équivalent bien attesté à l'époque[631], grand des médecins de Haute et Basse Egypte).

n) Titre d'usage fréquent à Saïs, à l'époque saïte, cf. R. El Sayed, o.c., p.84, n. u.

---

631. suivant l'usage de l'Ancien Empire où ces deux titres sont synonymes, voir synthèse, §8.

D.7 RDIENIPTAH

Ancien Empire, PM III^1 (2è éd.) p.295 (CGC n°57177). Vè-VIè dynasties.

Petrie, Gizeh and Rifeh, 1907, pl.VII,A.

Grdseloff, ASAE 42, 38 (lecture du titre d'après la photo publiée dans l'ouvrage précédent).

Jonckheere, Médecins, n°57 et p.119 (cas litigieux).

Ghalioungui, Physicians, n°39 (suit la lecture de Jonckheere).

von Känel, compte rendu de l'ouvrage précédent, BiOr 42, 598.

La lecture du titre, d'après la photo publiées par Petrie, n'est pas assurée. Ce titre a été compris 'directeur des médecins' par Petrie, Jonckheere et Ghalioungui.

La photo a été transcrite 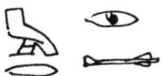 par Grdseloff et le titre lu en conséquence 'directeur des dentistes'. Grâce à l'obligeance des autorités du Musée du Caire, que nous remercions avec plaisir ici, nous avons pû étudier ce petit linteau où se trouve le titre contesté (réserves du Musée). La photo publiée est mauvaise car les signes, parfaitement gravés, se lisent sans hésitation:

Cette graphie est particulière. Pour lire mr swnw irty il faudrait admettre, outre la métathèse, une graphie incorrecte du mot irty, le duel étant toujours marqué dans les titres des oculistes. On songe plutôt à des rapprochements avec mr pr ^{c}ḥ3w^{632}, iry ^{c}ḥ3w (Wb. I, 216-15^{Nä}) etc., en attendant d'autres attestations. Ce titre ne serait pas médical. Une possible traduction serait 'directeur des fabricants d'armes (de flèches)'^{633}.

II) SYNTHESE.

Pour comprendre la signification de ces titres de 'dentiste', il faut les replacer dans le contexte qui leur est propre: celui des titulatures médicales de l'Ancien Empire. Le cas de Psamétique-séneb (époque saïte) sera étudié consécutivement (plus loin II,B Evolution du cadre hiérarchique).

Dans le domaine thérapeutique, le Papyrus Ebers peut être considéré

---

632. Voir Murray, Index of Names, pl. XXI.
633. Cf. Drenkhahn, Handwerker, (Äg. Ab. 31), p. 128 sq.., pour le contexte.

comme le témoin principal des recherches médicales égyptiennes relatives aux maladies de la bouche et des dents. Nous avons vu à quels résultats les égyptiens étaient parvenus: une classification raisonnée et très pertinente des différentes maladies de la bouche et des dents qui démontre, à l'évidence, le talent d'observation des praticiens de l'époque ainsi que l'existence d'une véritable science médicale axée sur la recherche. Cette dernière tend encore et surtout à proposer un remède spécifique à chaque cas pathologique décrit. Les médications sont mises au point par l'étude des correspondances entre les drogues, souvent connues par ailleurs dans la médecine populaire, et les principes étiologiques reconnus et nouvellement étudiés (voir le chapitre précédent). Plus globalement, cette recherche va aboutir à la création de 'sommes' médicales dont l'essentiel fut composé durant l'Ancien Empire et dont nos papyrus médicaux ne sont la plupart du temps que des précis[634]. L'histoire montre le devenir de tous ces corpus à la fois références indispensables et freins obligés des pratiques médicales ultérieures[635]. De ce fait, les Egyptiens nous semblent assez conservateurs en médecine, après l'Ancien Empire. Mais comment un praticien pouvait-il prétendre faire mieux que ses ancêtres qui vivaient pendant cet âge d'or qu'avait été l'Ancien Empire et qui, pour lui, semblait avoir inventé l'essentiel, pas seulement en médecine?

En outre, les médecins de cette époque étaient arrivés à un sommet. Pour progresser, c'est au cadre étiologique même qu'il aurait fallu renoncer. On n'avait pas les moyens techniques nécéssaires à une telle révolution.

Nous pensons que les titres d'oculiste ou de dentiste ne peuvent pas se comprendre sans cette référence indispensable à une activité de recherche médicale véritable qui caractérise l'époque où ils apparaissent, l'Ancien Empire. Il devient donc indispensable de bien les situer dans le cadre hiérarchique des médecins, tel qu'il nous est connu. Nous avons déjà proposé plus haut un schéma hiérarchique général. Il convient maintenant de le préciser et de justifier notre classement.

Notons tout d'abord les grandes caractéristiques de notre documentation. Nous connaissons les noms et les fonctions de plus de cinquante praticiens

---

634. Voir plus haut, p.162 et surtout notre n.498.
635. Il en est de même du Corpus Hippocratique, de l'influence de l'oeuvre de Galien etc.

(ẖrp Srḳt inclus) de l'Ancien Empire, ce qui semble peu pour reconstituer la structure médicale d'une époque de près de dix siècles, mais qui sera quand même suffisant, grâce à une certaine stabilité de cette organisation, et à notre chance aussi. En effet, la plupart des praticiens nous sont connus que par un titre isolé. Un tel est cité au bas d'un papyrus comptable[636], tel autre (très fréquent)[637] est nommé dans la tombe ou sur la stèle d'un confrère, d'un parent etc., ne citant alors que son titre hiérarchique le plus élevé. Mais il y a des exceptions: des praticiens qui ont tenu à énumérer sur leurs monuments funéraires tous leurs titres successifs qui sont autant de marques ininterrompues de la faveur royale. Nous bénéficions ici d'un certain 'épanchement' titulaire qui caractérise la période, qui est beaucoup moins marqué aux époques ultérieures et que l'on retrouvera à l'époque saïte.

L'analyse globale de toutes les titulatures médicales de l'Ancien Empire semble permettre de dresser un tableau hiérarchique cohérent. Nous distinguerons une médecine du Palais et une médecine qui s'exerce en dehors du Palais.

Les spécialités ne sont attestées que dans le cadre palatin. De plus, il y a des rapports hiérarchiques entre ces deux types de médecine qui n'ont pas encore été soulignés et dont nous verrons l'importance. Quelques zones d'ombre subsistent encore, mais ne sont pas suffisantes pour décourager l'analyse.

A) ANALYSE DU TABLEAU HIERARCHIQUE (page suivante)[638]

§1) Nous séparerons, bien entendu, les médecins qui exercent au Palais et ceux qui pratiquent en dehors de celui-ci. Il ne s'agit pas seulement d'affectations différentes. A l'Ancien Empire, le Palais est le centre principal des activités médicales: soins mais surtout recherches médicales. C'est là que les meilleurs exercent. Un cadre hiérarchique très général et valable dans tous les cas pourrait être schématisé ainsi:

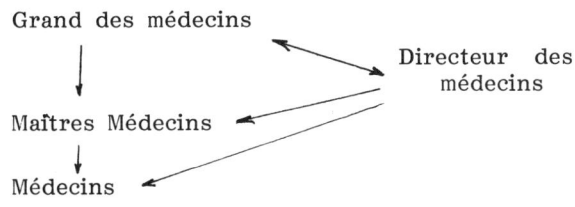

---

636. Exemples: Ghal. n°3, 9 etc.
637. Voir plus haut, p.240.

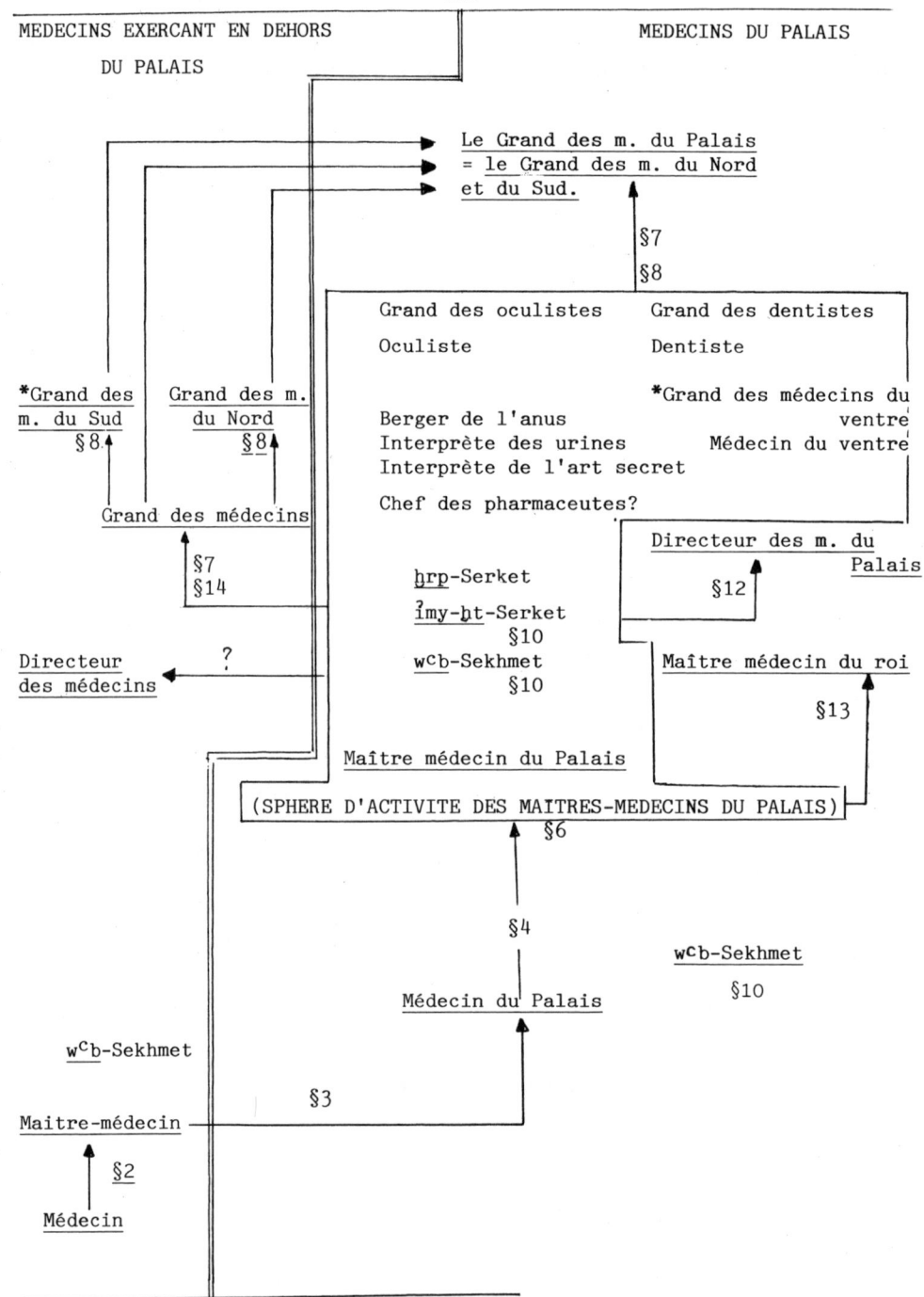

638. Pour faciliter la lecture de ce tableau, les différents §§ de notre synthèse y sont éventuellement rapportés.

Dans chaque structure, il n'y a qu'un seul 'grand des médecins', un seul 'directeur des médecins', mais, par force, plusieurs 'maîtres médecins' et un nombre assez important de simples médecins. Les textes permettent de retrouver une même structure générale parmi les spécialistes. C'est une structure administrative assez banale. On la retrouve par exemple chez les manucures, eux-aussi divisés en 'manucures' (i̓ry ꜥnt), 'maîtres manucures' (sḥd i̓ryw ꜥnt), 'directeurs des manucures' (mr i̓ryw ꜥnt, ḫrp i̓ryw ꜥnt) et qui formaient aussi une corporation bien attestée dans le cadre palatin[639].

Dans le schéma précité, les flèches dirigées vers le bas correspondent à des relations hiérarchiques. En revanche, dans le tableau, les flèches dirigées vers le haut doivent être comprises comme voulant retracer la carrière théorique d'un médecin égyptien qui remonterait la filière hiérarchique. Comme nous l'avons déjà dit, il ne suffit pas d'inverser les premières pour obtenir les secondes. Il y a en effet des passerelles obligées entre le cadre palatin et la médecine de l'extérieur dont il faut tenir compte.

§2) En dehors du Palais (partie gauche du tableau), la promotion du simple 'médecin' au rang de 'maître médecin' n'est pas attestée par nos sources. Mais nous savons (voir §4) que les 'médecins du Palais' devenaient 'maîtres médecins du Palais'. Les structures hiérarchiques étant comparables dans les deux cas (bien que non superposables), on considérera cette promotion comme assurée.

§3) La promotion du 'maître médecin' (titre non palatin) au rang de 'médecin du Palais' (en fait son entrée dans le cadre palatin) est assurée par deux titulatures. Tout d'abord celle de Nesemnaou (Ghal. n°35) qui permet de retracer la carrière de ce praticien qui fut successivement: 'maître médecin' (il exerçait en dehors du Palais mais déjà à un certain niveau), 'médecin du Palais' (premier grade de la hiérarchie des médecins du Palais), enfin, 'maître médecin du Palais' et même 'maître médecin du roi' (pour ce dernier titre, voir §13). Cette promotion se retrouve dans la titulature de Niankhkhnoum-Memi (Ghal.n°22 et 27=Jonckheere, n°40). Ce dernier est représenté à plusieurs reprises dans la tombe de Pépiankh à Meir[640], où il porte les deux titres de 'maître médecin' et de

---

639. Cf. Helck, Beamtentitel, p.65.
640. Blackman, The Rock Tombs of Meir, IV, cf. pl. VIII, IX, XII, XVI et XVII. Niankhkhnoum = Mémi, comme l'a bien vu Jonckheere.

'médecin du Palais'. En bref, les médecins du Palais, au premier grade de la hiérarchie du cadre palatin, étaient recrutés parmi les meilleurs médecins de l'extérieur.

§4) Nous voilà maintenant au Palais. La progression 'médecin du Palais' à 'maître médecin du Palais' est bien attestée. C'est, nous l'avons vu, le cas d'Iry (plus haut p. 229) et de Nesemnaou, juste cité. Citons encore Niankhrê qui porte les deux titres de 'médecin du Palais' (dans son mastaba) et de 'maître médecin du Palais' (sur sa statue; peut être plus tardive?)[641]. De même, un praticien comme Khnoumankhou citera les deux titres (cf. Ghal. n°44).

§5) Notons déjà une conséquence pratique. Aucun swnw pr-ᶜ3, 'médecin du Palais', ni aucun sḥḏ swnw pr-ᶜ3, 'maître médecin du Palais' n'oubliera de mentionner son appartenance au cadre palatin. L'absence de cette précision les ferait rétrograder de deux rangs. Nous verrons qu'il n'en sera pas de même pour les 'spécialistes'.

§6) Avec le titre de 'maître médecin du Palais', il ne s'agit pas seulement d'un titre qui va désigner les meilleurs parmi les meilleurs, mais, à notre avis, de toute une sphère d'activités. Un carrefour hiérarchique aussi. C'est là qu'il faut placer les 'spécialités'.

Un 'maître médecin du Palais' qui se dit spécialiste est un praticien qui a des connaissances particulières dans le domaine des causalités pathologiques. Il ne s'agit pas tellement pour lui d'appliquer certains remèdes spécifiques à quelques affections précises (n'importe quel médecin de l'extérieur du Palais en était capable) mais bien de concevoir ce type de médication. Nous avons là l'origine même des titres des spécialistes. Un maître médecin qui serait, par exemple, 'grand des dentistes', donc au grade le plus élevé dans une spécialité donnée, se place de facto au sommet d'une certaine 'hiérarchie interne' ou de 'prestige' (le mot est de Yoyotte) qui devait différencier les maîtres médecins du Palais. De même, le cumul de plusieurs spécialités, pas forcément au grade le plus élevé (voir Iry, oculiste du Palais et médecin royal du ventre) devait permettre quelques subdivisions subtilement hiérarchiques parmi tous ces grands médecins, chacun ayant sa 'carte de visite' plus ou moins fournie. C'est dans ce corps médical de haut niveau que l'on recrutait le 'grand des médecins du Palais' qui devenait le médecin particulier du roi mais aussi

---

641. Voir Ghal. n°26 et surtout von Kanel, o.c., p.164-165.

le chef de tous les médecins égyptiens (wr swnw pr-ˁ3 et wr swnw mḫw šmˁ).

§7) Pour devenir 'grand des médecins du Palais' il fallait avoir été 'maître médecin du Palais' auparavant. D'où tous ces titres associés à ce sommet hiérarchique et qui, en fait, concernent les spécialités médicales, c'est à dire le rang juste inférieur. On tient à les rappeler, d'autant plus qu'ils justifient la promotion, et témoignent à l'évidence que le 'grand des médecins du Palais vient du corps des 'maîtres médecins du Palais'.

La titulature de l'oculiste Iry (voir plus haut) montrerait le passage direct d'un 'maître médecin du Palais' au rang suprême de la hiérarchie médicale. Si cette promotion est possible il n'est pas certain qu'elle fut la règle. Noter d'ailleurs que toute la titulature d'Iry est limitée au contexte palatin. En outre, la titulature de Niankhsekhmet (voir plus haut D.2), permet d'envisager une solution différente bien que très voisine: une nomination différée au poste suprême par le passage préalable à un poste de 'grand des médecins' en dehors du Palais (voir le tableau).

Ainsi, de même que le Palais attire à lui les meilleurs médecins de l'extérieur, il fournirait aussi leurs cadres. Il devait y avoir, à l'extérieur du Palais, des places plus intéressantes que d'autres, de bonnes solutions d'attente, avant la succession du 'grand des médecins du Palais'.

Si dans sa biographie, Niankhsekhmet est appelé simplement 'grand des médecins', c'est par concision littéraire (son titre au complet de 'grand des médecins du Palais' est cité par ailleurs et, au Palais, il n'y avait qu'un 'grand des médecins': lui même). En revanche, le titre de 'grand des médecins' apparaît encore sur le linteau de la stèle, de façon plus isolée. On notera que c'est au même endroit qu'Iry plaçait son premier titre, du moins dans son énumération titulaire, limitée aux titres palatins de 'médecin du Palais'[642]. Il est donc possible que ce titre soit significatif. Relevons encore le cas de Rakhouef (Ghal. n°37). Il est connu par les archives du temple funéraire de Neferirkarê-'Kakai' où il porte le titre de 'grand des médecins'[643]. Il s'agit très probablement du même personnage[644] qui est représenté dans le mastaba de son père Akhehetep (Musée du Louvre, cf. Ghal.n°38) mais porte maintenant de titre de 'grand

---
642. Voir la photo de la stèle donnée par Junker, o.c..
643. Voir Posener-Kriéger, Les archives du temple funéraire de Neferirkare-'kakai', p.604.
644. Id., l.c..

des médecins du Sud et du Nord', titre associé au 'grand des médecins du Palais'. Là encore, nous aurions un cas d'affectation différée. A priori, tous les 'grands des médecins' en poste dans les fondations royales religieuses ou civiles importantes pouvaient prétendre au rang suprême mais il s'agissait, en fait, d'un retour à ce Palais dont ils étaient issus. En tout cas, la nomination à l'extérieur du Palais de praticiens de haut niveau ne pouvait que favoriser la diffusion des connaissances médicales dans tout le corps médical égyptien. Celles-ci irradiaient ainsi en dehors du Palais comme autant de dons du roi à ses sujets de haut rang et à son peuple.

§8) Le 'grand des médecins du Palais' était de facto le 'grand des médecins du Nord et du Sud' (wr swnw mḥw šmᶜ). Il n'y avait pas de plus grand médecin que le propre médecin du roi. On peut penser en outre que les grands des médecins du Nord ou ceux du Sud (wr swnw mḥw et *wr swnw šmᶜ) pouvaient être recrutés parmi les 'grands des médecins' en poste à l'extérieur du Palais et qu'ils étaient eux-mêmes en droit d'atteindre, par la suite, le rang suprême. Notre documentation est très concise à ce sujet.

§9) En citant leurs titres, les médecins égyptiens entendaient affirmer ce qu'ils étaient devenus et, éventuellement, d'où ils venaient. Un seul titre pouvait suffire à situer un praticien. Citons quelques exemples:

1) Le 'connu du roi' Way (cité plus haut p. 234 , n.g), qui possédait une tombe personnelle, se présente à nous comme simple oculiste (swnw irty). Si notre analyse est juste, la mention pr-ᶜ3 est dans ce cas parfaitement inutile puisqu'il n'y a pas d'oculiste en dehors du Palais. Son titre suffisait à montrer à ses contemporains qu'il s'agissait d'un 'maître médecin du Palais' particulièrement qualifié car spécialiste.

2) Menkaourêankhou et Neferirtes (nos D.3 et 4) font de même. Le premier n'a certainement pas besoin de s'étendre davantage sur sa titulature. La petite place qui lui est attibuée sur le monument de Niankhsekhmet (cf. D.2) suffit à préciser son rang hiérarchique: 'dentiste', c'est à dire un 'maître médecin du Palais' exerçant à un haut niveau médical.

Ces médecins tiennent aussi à préciser leur parcours hiérarchique. Deux titres suffisent parfois. Le premier précise le rang final atteint. Le second renvoie davantage au parcours effectué. Ainsi, Medou-néfer (Ghal.N°24, cité plus haut p.234) fut 'médecin du Palais' (1er grade palatin) et (=puis) 'ḫrp des oculistes du Palais'. Les titres de spécialiste étant très anciens (cf. Hésy-rê), il est possible de voir ici une équivalence entre les ḥrp et les mr 'directeurs', le premier terme pouvant être une expression vieillie encore en usage[645].

Ce point n'est pas tout à fait clair néanmoins (cf. §12); de toute façon, comme oculiste, Medou-néfer appartient au corps des 'maîtres médecins du Palais'. On retrouve donc la succession habituelle

'médecin du Palais' ——————————> 'maître médecin du Palais'

Cet usage est encore plus évident quand un 'grand des médecins du Palais' veut préciser l'origine de sa promotion.

On le sait, il y a plusieurs façon de devenir la référence suprême des activités médicales. Les titulatures assez complètes de Khouy et d'Iry montrent que différents cumuls médicaux étaient possibles aboutissant à une hiérarchie 'interne' et 'de prestige' des 'maîtres médecins du Palais' (l'un était dentiste, l'autre oculiste etc.). Le cas d'Hésy-rê est peut être révélateur. Son titre d' wr swnw doit être compris ici, et seulement ici, comme se référant à l'activité médicale suprême, celle du 'grand des médecins du palais'. Son tombeau (son luxe et son emplacement), ses nombreuses charges associées, montrent à l'évidence que tel était son rang. Cette imprécision des termes est, du moins dans ce passage de sa titulature, le seul côté archaïque que l'on relèvera. Mais il nous dit aussi qu'il était (ou plutôt qu'il fut) 'grand des dentistes'. On notera l'ordre des titres: wr ỉbḥ(yw), (wr) swnw, 'grand des dentistes' et ensuite 'grand des médecins'. En bref, Hésy-rê fut un 'maître médecin du Palais' qui, à son époque, a atteint dans ce corps le plus haut rang hiérarchique dans une spécialité, celle qui se rapporte à la recherche des médications et des corrélations pathologiques concernant les maladies de la bouche et des dents. On ignore si, comme Khouy, il se 'spécialisa' dans d'autres domaines mais leurs deux carrières sont comparables.

§10) On a quelques difficultés à placer les ouâb et les mr-ouâb Sekhmet à l'intérieur de ce cadre hiérarchique. Ces titres renvoyaient à une réelle activité médicale (et à d'autres fonctions connexes) mais semblent obéir à leurs propres voies hiérarchiques.

von Känel a bien montré que ces titres figurent dans les titulatures de médecins de rangs divers[646]. Ainsi le 'maître médecin' Ounennefer (grade

---

645. Voir Helck, Beamtentitel, p.60.
646. Cf. von Känel. o.c., p.283 (synthèse).

non palatin) est prêtre-ouâb de Sekhmet, tout comme un certain Iry[647] qui était 'médecin du Palais'[648]. Il s'agit donc de titres qui ne sont pas portés par tous les médecins mais qui vont en accompagner certains tout au long de leur carrière. Nous pourrons donc les retrouver à des très hauts niveaux de la hiérarchie médicale. Il est probable que dans le cadre des 'maîtres médecins du Palais' ils pouvaient servir, comme les titres des spécialistes, par cumul, à la hiérarchie 'de prestige' de ce corps. Les prêtres-ouâb de Sekhmet prendront au cours de l'histoire égyptienne une importance singulière. Il semble qu'ils aient porté encore le vieux flambeau des connaissances médicales de l'Ancien Empire, plus que tout autre praticien[649].

von Känel a encore montré que les titres ḫrp Serket et ỉmy-ḫt Serket recouvrent avant tout une qualification[650]. Leurs détenteurs possédaient certaines connaissances dans le traitement des morsures venimeuses. Ce titre était très ancien. Là encore il a pu servir d'indice hiérarchique complémentaire dans le corps médical du Palais.

§11) Point très important, il n'y a pas de 'chasse gardée' dans les activités médicale égyptiennes. Les textes le montrent. Le P. Smith, oeuvre possible d'un prêtre-<u>ouâb</u> de Sekhmet[651], pouvait être utilisé par tout autre médecin[652]. Si nous pensons qu'il n'y avait pas de 'spécialistes' en dehors du cadre palatin, c'est bien aussi parce que les trouvailles thérapeutiques de ces praticiens étaient à l'évidence appliquées par tous les autres médecins du pays. Le P.Ebers, compilation qui touche toutes les spécialités, le montre encore. Dans ces conditions, même si le hasard archéologique nous fait trouver un jour dans les dents de quelque vénérable momie les traces certaines d'un traitement dentaire (par exemple les pansements décrits par le P. Ebers), on ne pourra pas affirmer qu'il s'agisse de la 'signature' d'un dentiste. Puisse cette remarque mettre fin aux débats acharnés que certaines 'trouvailles' ont déclenchés (cf. le chapitre suivant).

---

647. Praticien différent d'Iri (Irénakhti), notre oculiste.
648. Voir von Känel, <u>o.c.</u>, p.6 et 10.
649. Id., <u>ibidem</u>, p.50 sq..
650. Id., <u>ibidem</u>, p.292.
651. Une interprétation de von Känel, <u>o.c.</u>, p.251.
652. Les papyrus Smith et Ebers sembleraient avoir appartenu à un même praticien (même trouvaille archéologique, cf. Breasted, <u>Smith</u>, p. 25).

§12) La situation hiérarchique des 'directeurs des médecins' est plus difficile à reconnaître. Il est probable que ceux du Palais venaient du corps des 'maîtres médecins du Palais'. Il est possible que comme les 'grands des médecins', nommés à l'extérieur du Palais, ils venaient encore de ce corps. On attendra des sources nouvelles.

Le titre est connu encore au Moyen Empire (Ghal.n°57, cité plus haut p.231) et restera attesté par la suite[653]. Il semblerait qu'un grand personnage de l'Ancien Empire ait porté ce titre, du moins au cours de sa carrière, par ailleurs fort remplie. Nous voulons parler de Mererouka, le vizir du roi Teti (VIè dynastie)[654]. Dans cette fonction, son titre était mr gswy dpt swnw pr-^{c}3, 'directeur des deux équipes des médecins du Palais'. Une hypothèse serait de voir dans ces deux équipes (inégales en nombre, il est vrai) les deux grands corps de la médecine du Palais: celui des simples médecins du Palais et celui des maîtres médecins du Palais. Nous ne savons pas exactement si des 'directeurs' étaient nommés parmi les 'spécialistes'. Nous avons vu que dans les spécialités à côté du 'simple ' spécialiste (swnw ẖt, swnw irty, iry ibḥw) sont attestés les 'grands' de la corporation (wr swnw irty, wr iryw ibḥw etc.). On doit donc se demander si les mêmes principes hiérarchiques sont valables pour les spécialistes et les 'non spécialistes'. La question est peut être très mal posée. Aucune source n'atteste l'existence du *sḥd swnw irty 'maître oculiste' et de son équivalent pour le ventre et les dents. Nous ne pouvons pas être assuré que le ḫrp swnw irty (cf.§9) correspondait à un directeur des oculistes. On attendra des sources nouvelles. Mais, si l'on considère que les spécialités ne sont attestées que dans le cadre palatin, parmi les corps des 'maître médecins du Palais' et semblent surtout correspondre à des titres associés à une compétence particulière de ces derniers, il n'y a pas de raison de faire assujettir les spécialistes médicaux de l'Egypte ancienne à un service administratif particulier. Nos spécialistes, comme tous les autres 'maîtres médecins' au groupe desquels ils appartenaient de plein droit, devaient obéir au 'directeur des médecins du Palais'. Il est inutile de compliquer davantage les structures administratives égyptiennes.

§13) Que signifie le titre de Nesemnaou, sḥd swnw nsw, 'maitre médecin du roi'?

---

653. Voir plus loin.
654. Ghal. n°133, Jonckheere, Médecins, n°35 et p.116-117 (trad. du titre que nous adoptons).

L'équivalence pr-ꜥ3 'Palais' et nsw 'roi' sera attestée au Moyen Empire (voir plus loin), mais il y aurait redondance ici car, par ailleurs, on a vu que notre praticien (cf plus haut p.249) affirmait avoir été 'maître médecin du Palais' (sḥd swnw pr-ꜥ3). Une hypothèse: le 'grand des médecins du Palais' était le médecin particulier du roi mais il devait s'entourer d'un certain nombre d'aides choisis probablement parmi les 'maîtres médecins du Palais', ce corps si important qui, en outre, rassemblait toutes les spécialités. Nous aurions là l'origine du titre de sḥd swnw nsw qui désigne un médecin de haut niveau ('maître médecin du Palais'), parfois spécialiste, qui a fait partie d'une équipe médicale ayant soigné le roi.

§14) Une remarque encore: le principe de non équivalence des titres. Deux praticiens qui seraient, par exemple, 'grands des médecins' dans des postes différents situés en dehors du Palais ne sont pas forcément du même rang. En effet, ce 'rang' va dépendre surtout de leur carrière précédente. Ces deux praticiens provenaient, nous le pensons, du corps des 'maîtres médecins du Palais'(cf.§7).

On sait que ceux-ci avaient toute une hiérarchie 'interne' ou de 'prestige' assez complexe, reposant sur certains cumuls de spécialités, des titres associés plus ou moins importants etc.

Plus généralement, si tout fonctionnaire égyptien aime bien rappeler les différentes titres qui émaillent sa carrière, c'est aussi parce que le plus haut titre obtenu ne prend sa signification entière que par ce rappel du parcours effectué et qui peut être particulier selon les cas. En conséquence, être le 'grand des médecins' dans une fondation royale importante, religieuse ou civile, ne peut être équivalent à porter le même titre partout ailleurs. Chaque titulature est donc à considérer en elle même.

B) EVOLUTION DU CADRE HIERARCHIQUE.

La structure hiérarchique médicale n'est pas sensiblement différente au Moyen Empire puis au Nouvel Empire.

Le titre de sḥd swnw 'maître médecin' disparait complétement de notre documentation, que ce soit au 'Palais' ou en dehors de celui-ci, comme le remarque justement Ghalioungui[655].

---

655. Ghalioungui, o.c., p.94.

C'est donc un qualificatif qui se rapporte à une compétence médicale supérieure qui disparait ainsi. Il semble y avoir maintenant confusion entre les swnw 'médecins' et leurs anciens supérieurs hiérarchiques directs. En fait, une compétence médicale supérieure est ainsi reconnue au simple médecin. C'est aussi la reconnaissance d'une activité médicale comparable.

On sait que toutes ces médications mises au point par les meilleurs des médecins, les 'maîtres médecins du Palais', étaient partout ailleurs appliquées par les simples médecins, et ceci dès l'Ancien Empire (cf. §11). La disparition du titre de 'maître médecin' devrait se comprendre ainsi. Ce titre, nous l'avons dit, disparaît encore du corps des médecins du Palais. Il semblerait que la sphère d'activité des 'maîtres médecins du Palais' définie plus haut (voit le tableau p. 248) éclate totalement. Les titres de spécialiste disparaîtraient en même temps que les 'maîtres médecins du Palais' (en fait, de ceux qui les portaient).

A la Basse Epoque (mais l'on recopie...) ces vieux titres auraient tendance à resurgir (voir plus loin).

Telle pourrait être l'analyse de la documentation disponible pour le Moyen et le Nouvel Empire, et qui, pendant longtemps, n'a fourni aucune trace des titres se rapportant aux spécialités médicales. Grâce à von Känel[656] on connait maintenant une nouvelle référence qui permet de considérer que ces titres de spécialiste sont attestés tout au long de l'histoire égyptienne. Il s'agit d'un certain Houy, qui vivait au Nouvel Empire et qui portait le titre de wr swnw irty n pr-ꜥ3, 'grand des oculistes du roi[657]. Une seule attestation donc, entre l'Ancien Empire et la Basse Epoque, mais elle suffit.

En effet, d'une façon générale, notre documentation est bien moins complète sur le sujet des titulatures médicales après l'Ancien Empire (hasard archéologique). De plus, ces dernières sont moins explicites. Il n'y a pas disparition ds 'spécialistes' mais plutôt "un allégement formel des titulatures qui ne multiplient plus les étapes et les qualificatifs, en général" (Yoyotte). De même, on notera la persistance des prêtres-ouâb de Sekhmet et des conjurateurs de Serket, comme titres qui accompagnent des médecins à différents stades hiérarchiques. Il est probable encore que le rôle des Maisons de Vie, c'est à dire de l'activité médicale auprès

---

656. von Känel, c.r. de Ghalioungui, o.c., BiOr 42, 599.
657. Ce titre est inscrit sur un vase de pierre publié par Müller, MAS 5, A 141 a-b, p. 102.

des Temples devient plus marqué après l'Ancien Empire, prenant le relais du 'Palais' comme centre de recherche.

Au Moyen Empire, nous connaissons un certain nombre de médecins-swnw et de 'grands des médecins' et la structure hiérarchique générale de l'organisation médicale pourrait être:

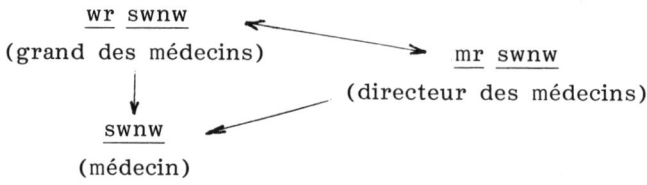

En fait, elle correspond encore à celle de l'Ancien Empire, titres shd swnw exclus. Cette structure, là encore, se retrouve chez les médecins de la cour.

Nous ne connaissons que deux 'grands des médecins' du palais royal: Herychefnakht (Ghal. n°64)[658], wr swnw n nsw, 'grand des médecins du roi', et un autre praticien anonyme (Ghal.n°72)[659] qui portait le titre identique [660] de wr swnw pr-ꜥꜣ, 'grand des médecins du pharaon'.

Les autres médecins du Palais (i.e. *swnw n nsw, 'médecin du roi') ne sont pas attestés, ni les titres de spécialiste. L'existence de ces derniers titres doit être considérée comme étant très probable. On attendra des sources nouvelles pour confirmer ce point. Les relations possibles entre la médecine exercée au Palais et celle qui était pratiquée en dehors de celui-ci ne nous sont pas encore connues par les textes. On peut penser que là encore c'étaient les meilleurs des médecins externes au Palais qui étaient recrutés pour les proches du roi. Par contre, nous ne savons pas jusqu'à quel point le Palais influençait l'organisation médicale extérieure. Rien n'indique si des filières hiérarchiques swnw⟶ wr swnw ne pouvaient pas exister indépendamment. Il y aurait une décentralisation de l'organisation médicale (par exemple à la cour des Nomarques) qui recouperait les caractéristiques principales de cette époque.

Au Nouvel Empire, l'organisation médicale semble comparable. Les textes, plus nombreux, apportent davantage de précisions. Le schéma précédent

---

658. Sur ce praticien qui était aussi prêtre-ouâb de Sekhmet, cf. von Känel, Les prêtres-ouâb, p.17.
659. Sur ce ḥrp Srḳt, Id., ibidem, p.173.
660. Pour pr-ꜥꜣ, 'Palais' 'roi, pharaon', cf. plus haut, p. 229.

qui relie les swnw, mr swnw et wr swnw est encore valable.

Un 'directeur des médecins' est connu par une 'lettre aux morts' adressée par un veuf à l'esprit de sa femme qui le tourmentait[661]. Les wr swnw 'grands des médecins' sont parfois nommés ḥry swnw, ce qui revient au même, la dernière forme étant proche de la langue de l'époque[662]. De telles structures sont attestées dans les temples[663], dans la nécropole thébaine[664].

La Maison de la reine (pr ḥmt nsw) possédait une structure médicale tout à fait comparable[665].

Pour le Palais, à la base se trouve le 'médecin du roi' (swnw n nsw)[666] et au sommet, le 'grand des médecins du maître des deux terres' (wr (var. ḥry) swnw n nb t3wy)[667] qui correspond, bien entendu, aux 'grands des médecins' du 'Palais' ou du 'roi' des époques précédentes.

Il y a donc une certaine continuité dans le système hiérarchique de la médecine égyptienne qui doit être soulignée. Les relations entre la médecine de cour et les autres grands centres médicaux sont difficiles à établir. Notons toutefois que le praticien Iouti (Ghal.n°73) est connu par les deux titres de wr swnw 'grand des médecins' et de wr swnw n nb t3wy, 'grand des médecins du maître des deux terres'. Il s'agirait peut être d'un 'grand des médecins' appelé par le roi aux plus hautes fonctions. A l'inverse, il est probable que le Palais pouvait nommer à des postes médicaux importants des praticiens bien en cour. Nous avons vu que dernièrement a été signalé un praticien portant le titre de wr swnw irty n pr-ꜥ3, 'grand des oculistes du pharaon', titre de spécialité bien attesté à l'Ancien Empire[668]. Ce dernier titre suffit à montrer l'existence - du moins au Palais - d'une organisation médicale de type traditionnel qui perdure, très peu changée, depuis l'Ancien Empire, et malgré les vicissitudes politiques, les changements de mentalité que les temps nouveaux entraînent. Ces vieilles structures hiérarchiques seront encore plus/évidentes à la Basse Epoque où les titulatures deviennent à nouveau

---

661. Cf. Jonckheere, Médecins, p.144-5.
662. Comparer Ghal. n°73 et 87.
663. Temples d'Amon, de Ptah, cf. Ghal. n°75, 76 et 79 (adopter la lecture de Jonckheere, o.c.: swnw n pr Imn et non mr swnw n pr Imn).
664. Cf. Ghal. n°81.
665. Cf. Ghal. n°89 et 94 (swnw n pr ḥmt nsw et wr swnw n pr ḥmt nsw).
666. Id., ibidem, n°85.
667. Id., ibidem, n°73 et 87.
668. Voir plus haut, p.234, pour les références.

plus détaillées.

On connait ainsi un certain Bakenkhonsou, à Thèbes, qui est 'grand des médecins du maître des deux terres'[669]. Ce titre, on le sait, est celui que portait au Nouvel Empire le 'grand des médecins' du 'Palais' ou du 'roi' des époques précédentes. On situe ce personnage à la troisième Période Intermédiaire (XXIè - XXVè dynastie)[670].

A la XXVIè dynastie, sinon dès la XXVè dynastie, ce titre semble avoir été remplacé par celui, archaïque mais équivalent, de 'grand des médecins de la Haute et Basse Egypte', qui était associé dès l'Ancien Empire à celui de 'grand des médecins du Palais' (on notera déjà que ce dernier titre, sous cette vieille forme, se retrouve chez Horkheb, voir plus loin).

Avant la renaissance saïte le titre de 'grand des médecins de Haute et Basse Egypte'est encore porté par le praticien Paânmeniou, appartenant aussi à la troisième Période Intermédiaire[671]. On connait au moins un autre monument de ce médecin où il porte le titre, moins important, de 'grand des médecins'[672]. Ces deux titres ne sont pas équivalents. En fait, comme à l'Ancien Empire[673], ils permettent de suivre la carrière hiérarchique du praticien qui fut 'grand des médecins' dans un centre médical important avant d'être nommé à la cour. On se retrouvera dans le même cas pour d'autres médecins de l'époque saïte (voir les titulatures de Psamétique et de Payefthaouheraouineith, citées ci-après).

Praticiens de l'époque saïte:

1) Oudjahormehnet (Ghal.n°115). Son nom évoque la ville même de Saïs[674]. Son seul titre connu est celui de 'grand des médecins de Haute et Basse Egypte'. Ce praticien vivait sous les rois saïtes ou perses, peut être sous Apriès[675]. Sa sépulture se trouve à Héliopolis. Il fut donc médecin particulier du roi et avait la main mise sur toutes les activités médicales égyptiennes à son époque.

2) Psamétique (Ghal.n°121). Epoque d'Amasis, sépulture à Memphis[676]. Son titre de 'grand des médecins de Haute et Basse Egypte' se trouve sur une stèle du Sérapeum de Memphis. Par ailleurs, dans sa tombe et

---

669. Ghal. n°117.
670. Jonckheere, o.c., p.169.
671. Voir Van de Walle et De Meulenaere, RdE 25, p.62.
672. l.c..
673. Mais aussi au Nouvel Empire, voir plus haut, p.259, le cas de Iouti.
674. Voir R. El Sayed, Documents relatifs à Saïs, (BdE 69), p.150.
675. Van de Walle, De Meulenaere, RdE 25, p.81-82.
676. Voir Jonckheere, o.c., p.39.

sur son sarcophage se trouve le titre plus simple de 'grand des médecins'. Là encore il s'agit d'un praticien qui fut nommé à la cour, après avoir exercé des fonctions importantes dans un grand centre médical (par exemple Saïs, Héliopolis ou Memphis).

3) Payefthaouheraouineith (Ghal. n°118), sous les règnes d'Apriès et d'Amasis[677]. Son nom est saïte, ceux de ses parents aussi(Yoyotte)[678]. Deux statues portent ses titres. La première, conservée au Louvre (A.93, provenant d'Abydos) porte le titre de 'grand des médecins'. La deuxième, au British Museum (n°83,(805), provenant d'Héliopolis ou de Memphis selon Yoyotte) contient à la fois les deux titres de 'grand des médecins' et de 'grand des médecins de Haute et Basse Egypte'. On connaît encore une table d'offrande du Musée du Caire[679] et un fragment de statue trouvé à Memphis[680]. Pour sa carrière médicale voir le praticien précédent.

4) Horkheb (Ghal. n°125). On connaissait déjà son sarcophage provenant de Saïs. Deux monuments supplémentaires ont été signalés: un vase d'albâtre et une statue, tous les deux au nom du 'grand des médecins' Horkheb et de l'époque d'Amasis[681]. Sur le sarcophage se trouvent les titres suivants: ḥry-ḥb pr-ᶜ3 swnw wr (en respectant l'ordre graphique). Nous lirons, avec El-Sayed, o.c., p.233: wr swnw pr-ᶜ3, 'grand des médecins du pharaon'. Là encore, ces deux titres (le deuxième étant une forme archaïque bien connue qui est équivalente au plus commun 'grand des médecins de Haute et Basse Egypte, voir plus haut) montrent le parcours hiérarchique de ce grand médecin.

Ces titres de 'grand des médecins' que l'on vient de voir si souvent associés avec le titre suprême de 'grand des médecins de Haute et Basse Egypte' sont encore portés par les praticiens suivants:

1) Oudjahorresné, très grand personnage qui vivait sous les règnes d'Apriès, d'Amasis et au début de l'époque perse. Il reconstruisit l'école de Saïs et fut nommé 'grand des médecins' sous Cambyse...par le roi perse lui-même[682]. Il ne fut pas appelé au rang le plus haut, celui de 'grand des médecins de Haute et Basse Egypte' ce qui, en théorie, en aurait fait un des médecins particuliers de Cambyse en personne. Sa vie agitée

---

677. Van de Walle, De Meulenaere, RdE 25, p.61.
678. Voir ces noms dans Jonckheere, o.c., p.34.
679. l.c..
680. Van de Walle, De Meulenaere, l.c..
681. Id., ibidem, p.63.
682. Sur sa vie, voir Posener, La première domination perse.

est connue par une statue naophore conservée au Vatican, de grande importance pour l'étude historique de l'époque des invasions perses, à laquelle s'ajoute un petit fragment d'une autre statue publié par Michaelides[683]. Yoyotte nous signale un autre fragment de statue provenant des fouilles d'Anthes à Mit-Rahineh[684] où l'on évoque près de deux siècles après sa mort, la vie de ce personnage[685]: (col.2) "...J'ai fait revivre le nom du grand des médecins Oudjahorresné 177 ans après son temps, ayant retrouvé sa statue tombant en (ruine)".

2) Nespamedou, XXVIe dynastie selon Jonckheere, Médecins, p.56.
Son nom et son titre apparaissent sur une stèle généalogique qui remonte jusqu'à la 15è génération. Sur sa famille, voir De Meulenaere, CdE 37, 71. Aucune relation avec le Palais ne peut être établie par son titre de 'grand des médecins'.

3) Psamétique-seneb. Nous avons étudié sa titulature en détail (voir plus haut, D.6). Nous savons qu'à son titre de 'grand des médecins' étaient associés ceux de ẖrp Srḳt mais aussi de 'grand des dentistes du Palais'. En fait, comme à l'Ancien Empire, un des meilleurs médecins du Palais (un 'spécialiste') aurait été nommé dans un centre médical de grande importance (ici probablement Saïs, au vu des titres associés). Sa titulature n'indique pas qu'il fut nommé par la suite au rang attendu de 'grand des médecins de Haute et Basse Egypte'. Il est peut-être mort avant que la succession du médecin personnel du roi fut ouverte.

Finissons par deux autres mentions tardives:

1) Le 'grand des médecins (ẖry swnw) du domaine d'Osiris' Padiamen (réf. de von Känel, in Compte rendu de Ghalioungui, Physicians, o.c. : stèle Caire 4/7/24/4, cf. De Meulenaere, OLP 6/7, 147 et n.89-90).

2) Le 'grand des médecins' Harsiésis qui, selon la sagesse démotique d'Ankhsheshonq[686], fut brûlé vif pour avoir voulu faire disparaître un pharaon dont, très mal choisi, il était le médecin particulier. Il méritait au moins d'être cité.

C) CONCLUSION.

En bref, les structures hiérarchiques de l'organisation médicale nous

---

683. ASAE 43, 101.
684. Anthes, Bakhry, Mit Rahineh, p.98-100.
685. Voir von Känel, c.r. de Ghalioungui, BiOr 42, 600 : 'Oudjahorresné.... ne semble pas avoir été considéré comme un traitre'.
686. Voir Lichtheim, Literature, III, p.159 avec bibliographie.

semblent assez stables tout au long de l'histoire égyptienne. Toujours la même idée d'une structure centrale élitiste (le Palais, la cour du pharaon) qui attire à elle les meilleurs médecins comme elle fournit ensuite leurs cadres aux grands centres médicaux du pays.

Quelle que soit l'importance du rôle qu'ont pu jouer selon les époques certaines grandes Maisons de Vie, par exemple celle de Saïs à la Basse Epoque, ce schéma général reste toujours valable dans ses grandes lignes. Hérodote visite l'Egypte à l'époque perse et nous parle ainsi de l'organisation médicale du pays:

"La médecine est chez eux divisée en spécialités: chaque médecin soigne une maladie et une seule. Aussi le pays est-il plein de médecins, spécialistes des yeux, de la tête, des dents, du ventre, ou encore des maladies d'origine incertaine."[687]

Mis à part Psamétique-séneb, notre 'grand des dentistes du Pharaon' on connaît un autre 'spécialiste' de l'époque, et pour les yeux cette fois-ci: il s'agit d'un certain Padihor, swnw irty, 'oculiste' dont le nom et le titre médical sont inscrits sur une statuette d'Harpocrate publiée par Michaelides[688]. Ce contemporain d'Hérodote semblerait confirmer les propos du père de l'Histoire. En fait, rien n'indique que ne se cache pas sous la brièveté du titre, là encore, un contexte palatin.

Nous avons vu que de tels titres renvoyaient au Palais, à l'Ancien Empire (voir notre synthèse §9).

On attendra des sources nouvelles pour savoir si l'idée de 'spécialité' déborde le cadre palatin ou si Hérodote ne généralise pas ici une organisation qui ne semble attestée pour l'instant qu'à la cour. Nous ne sommes pas opposé à l'idée que dans une structure classique de soins médicaux, une Maison de Vie, les praticiens se soient répartis les tâches. A tel médecin seraient adressés les patient souffrant des yeux, des dents etc. Mais il ne s'agirait que d'un type particulier d'organisation des soins par répartition des cas et qui ne fait qu'évoquer l'idée de' spécialité'. Il est possible encore que de telles pratiques aient influencé le jugement d'Hérodote. Ce que l'on sait des conceptions égyptiennes sur les maladies des différentes parties du corps, encore valables à la Basse Epoque, montre bien qu'il s'agit toujours du même praticien soignant des maladies certes différentes mais qui n'étaient pas analysées indépendamment les

---
687. Hérodote II, 84.
688. Michaelides, BIFAO 66, pl.IX et p.64 (référence due à F. von Känel).

unes des autres. Tout au long de l'histoire égyptienne, certains médecins ont pu avoir une activité orientée dans un domaine qui leur tenait à coeur mais ils étaient surtout omnicompétents.

A l'Ancien Empire, mais aussi aux époques ultérieures, ceux qui portaient les titres se référant à des 'spécialités' étaient avant tout de grands médecins de cour et ces titres, parfois multiples (interdépendance des maladies) jouaient un rôle indéniable dans l'organisation hiérarchique de 'prestige' de la médecine du Palais.

Ils étaient surtout des grands lettrés qui, non seulement avaient fait le tour de la totalité des connaissances médicales de leur époque, mais qui montraient encore une ouverture d'esprit considérable pour d'autres activités non médicales. Leurs titres extra-médicaux le montrent à l'évidence.

C'est à un haut niveau de la hiérarchie médicale et dans un contexte strictement palatin que s'élabore la réflexion médicale et que sera défini le contenu des livres destinés au praticien de base, à l'exécutant. A ce dernier, le livre s'adresse à la deuxième personne avec le ton du commandement. On lui dit:

"Si tu observes.....(tel symptome),
tu diras...........(tel diagnostic),
tu feras...........(tel traitement)."

Tout médecin devait fidélement obéir à ces préceptes écrits par ses supérieurs hiérarchiques et n'utilisait donc que des manuels techniques où la théorie est réduite au juste nécessaire[689].

On imagine ce qu'étaient leurs maîtres, ces grands médecins de la cour, fins lettrés, possédant toutes les sciences de l'époque, pas seulement la médecine, théologiens aussi puisque la connaissance des dieux et de leurs rapports avec les hommes irriguait toutes les autres branches du savoir. Ils se sont surtout préoccupés de transmettre aux médecins de base les connaissances pratiques nécessaires à leur art, certainement pas leurs hautes spéculations médico-religieuses.

Si le Papyrus Smith, si technique, si précis, sait donner de certaines blessures des descriptions d'un à propos étonnant, c'est bien que là, dans un ouvrage dédié à la traumatologie, la rigueur du texte était nécessaire. Le Papyrus Ebers, quant à lui, paraît "oublier" un certain nombre de

---

689. Un dernier écho dans Diodore I,82 qui cite cette obéissance au livre qui est seule garante de l'immunité du médecin, avant tout 'prescripteur'.

maladies attestées par ailleurs dans la littérature médicale égyptienne. Or, ce livre semble avoir été voulu comme complet.

Une hypothèse serait que certaines maladies différentes mais relevant d'un principe étiologique commun et donc de mêmes médications aient été volontairement classées dans un même paragraphe où seront cités seulement la recette à employer et le principe étiologique à combattre. Seul persisterait alors le nom de l'élément causal perturbateur commun à ces différentes maladies et qui est l'élément essentiel puisqu'il guide le choix thérapeutique.

Le Papyrus Ebers a été composé dans le but de faciliter la tâche de ses utilisateurs. C'est un précis médical très simplifié.

Ce sont certains problèmes médicaux particuliers qui expliquent la création, dès l'Ancien Empire, de titres semblant se rapporter à des véritables spécialités médicales et qui concernent les yeux, le ventre et les dents.

On se doute bien du problème qu'ont toujours posé en Egypte les affections oculaires. Quant aux maladies du ventre, en fait toute la pathologie interne, du désordre intestinal aux maladies les plus dramatiques, elles étaient non seulement redoutées mais paraissaient encore échapper à l'analyse: ce sont des maladies "cachées". Les maladies des dents avec leurs douleurs et leurs dégradations faisaient partie de ces maladies à problèmes.

La création de ces différents titres de "spécialiste" ne se conçoit pas en dehors du contexte royal égyptien.

On sait que les dieux envoyaient les maladies. Mais ils entretenaient aussi la santé, par leur "souffle de vie" qui animait tout être vivant. Délégué des dieux sur terre, le pharaon était garant de la santé de ses sujets et devait leur transmettre le "souffle de vie". En pratique, il s'entourait d'un cortège de savants médecins aptes à le conseiller sur tout ce qui concernait la santé publique. L'élaboration des livres médicaux et donc le choix des thérapeutiques dépendait d'une structure médicale centralisée autour de la personne du roi et correspondait dans la mentalité de l'époque à un véritable don de vie du roi envers ses sujets. Les titres de "dentiste", "oculiste", "médecin du ventre" etc. étaient portés par des médecins de cour de très haut niveau et ne définissaient absolument pas un corps de "spécialistes" exerçant aux côtés des médecins ordinaires.

Ils ne servaient qu'à désigner un certain nombre de praticiens qui avaient été chargés de véritables recherches sur les maladies à problèmes.

Une telle organisation va provoquer une certaine unité dans la doctrine médicale égyptienne. C'est une différence essentielle avec le monde grec où, en médecine, on a davantage affaire à des 'auteurs' avec leurs interprétations plus ou moins divergentes.

CHAPITRE XIII

LES EXTRACTIONS DENTAIRES

Si aucun manuel concernant les extractions dentaires ne nous est parvenu, certaines observations faites depuis longtemps sur les momies égyptiennes ont fait penser parfois à la possibilité de leur existence[690]. Par ailleurs, quelques traces littéraires qui subsistent de ci de là vont peut être permettre de dater ces pratiques. En tout cas, il semble tout de même qu'il soit possible de déterminer selon toute probabilité les verbes égyptiens employés communément pour désigner cette action.

Osiris, abattu sur la rive de Nedit, en perdra ses dents. Celles-ci seront identifiées à des parties de la barque:
CT V, 133B (M2N4)

ỉnw.s m ỉbḥw Wsỉr m ḫr.f ḥpt.n.f tȝ m Ndỉt
"Ses ỉnw (/ses étais) sont les dents d'Osiris quand, en tombant, il a embrassé la terre à Ndỉt."
(Traduction Vernus[691])

Par contre, c'est bien l'extraction des dents qu'évoque la conjuration contre les serpents conservée dans un texte aussi ancien que celui de la pyramide d'Ounas:
Pyr. 443a

stȝ.f tpyw-rȝ.k sšr.f mtwt.k
"Il (Rê) extrait tes dents (=celles qui sont dans ta bouche), il exprime ton venin."

Pour cette formulation et ses dérivés (avec sḏ ỉbḥw 'casser les dents'), cf. Roccati, Papiro Ieratico n.54003, r°,9-10 et n.d (références à CT VII, 201h; VII,98a = LdM 149g, 44 selon A.a., C.a., A.b., L.c., et P.c.). Le verbe stȝ (Wb.IV, 351,7-353,17) 'tirer, traîner, haler, extraire' se rapporte toujours à une action qui nécessite une certaine force, parfois

---
690. En dernier lieu, voir F.Leek, ZÄS 111, 15.
691. Vernus, RdE 32, 118, n.11.

brutale⁶⁹². Ce mot serait donc bien employé ici, ce qui nous est confirmé finalement par un passage des CT ou le contexte d'emploi est suffisamment précis:

CT VI, 240p-q (T1Cᵃ)

[hieroglyphs]

n sḏm n.ı̓ H3 st3.ı̓ n.f ı̓bḥ

"Si Ha ne m'obéit pas, je lui arrache une dent".

Les dents du dieu Ha sont nommées par ailleurs dans les CT. Certaines parties du filet (ses parties 'actives' et probablement contondentes, appelées 'herminettes, scies, forêts') seront assimilées à des dents, semblables à celles qui se trouvent dans la bouche du dieu Ha:

CT VI 38z-aa (P. Gardiner II)

[hieroglyphs]

ᶜnt
mnḫ ı̓bḫw.s ı̓pw pw tp-ᶜw r3 n H3
ı̓tf3

"l'herminette, le forêt, la scie, ce sont ses siennes dents, celles qui se trouvent sur le devant de la bouche du dieu Ha".

E. Bresciani vient de publier un petit texte démotique qui fournirait la mention la plus ancienne de la pratique des extractions dentaires dans l'Egypte ancienne⁶⁹³. Ce texte, daté du 2è siècle av. J.C., est inscrit sur une stèle funéraire provenant d'Akhmim⁶⁹⁴.

Le défunt y exprime sa fierté d'avoir pu atteindre un âge avancé sans que lui soit extraite une seule dent:

"Egli dice: 'Sia scritto sulla stele, che ho vissuto 96 anni senza che mi abbiano estratto dalla bocca dente (3bḥ) o molare (ndḥt), senza che abbia inghiottito sangue della mia bocca' ".

(Traduction Bresciani)

---

692. Cf. Parant, L'Affaire Sinouhé, p.118.
693. Bresciani, Egitto e Vicino Oriente, X,1, p.51.
694. CGC 22074.

Les deux mots 3bḫ et ndḥt comme dans les textes de l'époque pharaonique correspondent à une façon de parler pour dire 'une dent quelconque' (voir plus haut p. 35) et la traduction de Bresciani doit être améliorée sur ce point. Ajoutons qu'il n'y a probablement aucun rapport entre la maladie wnm snf (le 'sang qui mange' des textes médicaux égyptiens, cf. plus haut p. 203) et le passage où le défunt affirme qu'il n'a pas mangé le sang de sa bouche[695].

Dans un cas c'est le sang 'qui mange', dans l'autre, il s'agit de 'manger' son propre sang.

Il est possible que le texte fasse tout simplement allusion au sang 'mangé' lors des extractions[696]. Il y a une autre possibilité, qui reste très hypothétique toutefois. Il est un sentiment assez partagé chez la plupart des historiens qui se sont penchés sur l'histoire des extractions dentaires selon lequel de telles pratiques auraient surtout concerné des dents très mobiles, au dernier stade de la maladie parodontale ou partiellement détruites et de toute façon faciles à extraire. En fait, notre texte parlant d'extractions non réalisées nous donnerait peut être la raison communément reconnue à l'époque à de telles interventions. Ce sont ceux qui au cours de leur vie auraient 'mangé' le sang de leur bouche (symptôme clé, pour nous, de la maladie parodontale) qui se voyaient parfois condamnés à cet acte thérapeutique.

Pour parler de l'extraction elle-même le texte utilise l'expression in r bnr 'emporter vers le dehors'[697]. C'est le même verbe, dans la même construction, que l'on trouvera dans un autre texte démotique se rapportant lui aussi aux extractions dentaires. Plus récent (époque romaine) ce dernier a été publié par E.A.E. Reymond[698]; il parle d'une méthode pour enlever une dent, très comparable aux formules coptes connues à ce sujet[699]. Nous citons la traduction de Reymond:

FRAGMENT A: ".......?? one container of copper. The method of removing the tooth (ndḥy) Thou shalt put the drug aforesaid while it decaying and while it is convulsed of pains it being soft. Thou shalt apply it on the tooth. The tooth is usually pulled? out ....".

FRAGMENT B: "...to stop from(?) spreading.   man(?).   The   drug   is

---

695. Malgré Bresciani, o.c., p. 53.
696. Une possibilité évoquée justement par Bresciani, o.c., p.52 (traduction).
697. Pour r bnr, cf. Erichsen, Dem. Glossar, p.118.
698. Raymond, Mélanges A. Gutbub, p. 183.
699. Cf. Chassinat, Un papyrus médical copte, p. 272.

usually prepared..........the pus"700.

Nous savons qu'en démotique le mot 3bḫ (<íbḫ) 'dent' au sens générique est bien attesté701. Or, dans le texte de Reymond c'est le mot nḏhy qui est utilisé et avec le même sens générique. Cet emploi est particulier. Un autre exemple nous est déjà connu, dans Apis Ritual (voir plus haut p. 37) où le même mot devait là encore se traduire simplement par le français 'dent'. C'est un emploi qui nous semble singulier puisque l'égyptien nḏht, retrouvé exactement dans le copte sahidique ⲚⲀϪϨⲈ , désignait en propre les 'crocs' ou les 'canines' animales. Par contre, on a vu aussi que dans le dialecte bohairique (où l'ancien íbḫ n'a rien laissé), on utilisait une forme ⲚⲀϪϨⲒ (< nḏht encore) qui avait un sens générique comparable à l'égyptien íbḫ ou au sahidique ⲞⲂϨⲈ et qui est particulier à ce dialecte.

En bref, nous aurions ainsi les premières traces du bohairique ⲚⲀϪϨⲒ. On notera que tant le texte de Reymond qu'Apis Ritual appartiennent en fait à l'aire géographique qui est reconnue au parler bohairique. A l'inverse le texte démotique d'Akhmim publié par Bresciani correspond dans ses emplois de nḏht et d'3bḫ à l'usage ancien.

Ces témoignages écrits semblent indiquer que l'on pouvait extraire des dents malades. Ce fait n'apparait pas dans Ebers, mais ce papyrus, nous l'avons vu, n'est pas un traité chirurgical. Quant au Papyrus Smith, il s'agit en réalité d'un livre de traumatologie, où ces pratiques n'ont pas leur place702.

---

700. A partir de l'étude de ce petit texte, Reymond poursuit par un commentaire bien dépassé sur l'existence de la 'profession' de 'dentiste'.
701. Erichsen, o.c., p. 4.
702. Malgré Reymond, o.c., p.186.

CHAPITRE XIV

ETUDES IN SITU

I) GENERALITES:

La paléopathologie, 'science des maladies dont on peut démontrer l'existence sur les restes humains et animaux des temps anciens[703], est une discipline particulièrement difficile. Son ambition principale est d'établir la carte de santé d'une période donnée ou encore d'étudier l'histoire propre d'une maladie ou même d'un malade particulier. D'une manière générale, deux écueils importants ont été soulignés par les auteurs[704]: 1) la mauvaise qualité et la dispersion de l'information disponible, sa limitation fréquente aux seuls tissus osseux, qui font que des nombreuses maladies n'ont guère d'expression paléopathologique; 2) les méthodes utilisables, qui sont ce qu'on appelle en médecine humaine des 'examens complémentaires' (radiographiques, biologiques) parfois difficilement maniables ici, et qui, de toute façon, sur le vivant, ne servent surtout qu'à confirmer un diagnostic plus qu'à le poser.

On comprend donc comment les momies de l'Egypte ancienne, par leur nombre et par leur conservation relativement bonne, ont depuis toujours attiré les études de paléopathologie humaine.

De plus, parmi les restes humains de toutes les époques, ce sont les dents qui ont été souvent considérées comme des sujets d'étude particulièrement fiables. Elles sont relativement résistantes à beaucoup d'altérations post-mortem, nombreuses de toute façon, et sont sujettes à des maladies bien caractérisées dont elles gardent des traces facilement observables et dont l'expression radiologique est tout aussi nette. Leur état de surface, les altérations pathologiques aussi, signalent sans aucun doute certains modes de vie et certaines habitudes alimentaires.

De ce fait, il est évident qu'étudier les dents des momies égyptiennes revient à étudier un matériel de choix. Les statistiques seront facilitées, portant sur un nombre de pièces important bien réparti chronologiquement. Les résultats obtenus par les auteurs montrent que la carie et toutes ses

---

703. Définition de M.A.Ruffer. Sur la problématique, voir Grmek, <u>Les maladies à l'aube de la civilisation occidentale</u>, p. 79 sq..
704. Bonnes mises au point dans la revue <u>Histoire et Archéologie</u>, n°97, cf. les articles de J.Dastugue, L.Thillaud, ainsi que la préface de M.Fleury.

complications habituelles étaient présentes avec un taux faible si on le compare à celui de notre époque. On a particulièrement remarqué des attritions dentaires fréquentes allant parfois jusqu'à l'exposition pulpaire et ses conséquences. De même la maladie parodontale est bien observée. Mais, de toute façon, les textes médicaux nous ont montré que les anciens égyptiens avaient parfaitement bien noté les principales formes cliniques observables par les moyens de l'époque. Il est certain que la distribution statistique établie par les auteurs ne peut se relier ici aux différents cas énumérés par la littérature médicale égyptienne, cette dernière fondant son analyse sur une présentation académique des lésions sans tenir compte de leur fréquence[705].

Un sous-chapitre des recherches paléopathologiques se rapporte aux traces d'intervention humaine à finalité médicale encore reconnaissables dans le matériel étudié. On en a reconnu depuis longtemps quelques unes sur les dents et les mâchoires des anciens égyptiens. Ce sont elles qui vont nous occuper maintenant. Mais leur interprétation exacte sera particulièrement difficile. En effet, les questions à poser chaque fois nous semblent les suivantes: 1) Quel était le diagnostic du praticien de l'antiquité? (à priori ce n'est pas forcément celui qu'indiquerait la pièce observée); 2) Quel traitement a-t-il envisagé ici, et avec quelle finalité thérapeutique? La réponse à cette deuxième question se déduirait mieux si l'on pouvait connaître le diagnostic de départ, ce qui n'est pas le cas. On comprendra donc comment les interprétations vont varier, selon les auteurs, les examens complémentaires utilisés ou les méthodes d'analyses différentes. Un tel reprochera au précédent de ne pas avoir tenu compte de telle observation que le suivant jugera par ailleurs insuffisante... Tous travailleront de toute façon dans un contexte par définition imprécis. Il est intéressant, là encore, de comparer ce que les textes égyptiens nous apprennent avec les hypothèses envisageables.

II) LES TROUVAILLES.
1) Les extractions dentaires.
Elles laissent in situ un os sain et bien cicatrisé. L'espace édenté est souvent réduit par le déplacement des dents adjacentes.

---

705. Ainsi, l'interprétation des textes d'Ebers concernant les dents faite par Reymond, o.c., p.188 tient compte de données paléopathologiques qui sont hors contexte.

On les distingue facilement des pertes dentaires post-mortem qui, elles, laissent une alvéole déshabitée. Mais il y a une façon 'naturelle' de perdre des dents. La maladie parodontale qui s'attaque aux tissus de soutien de la dent provoque une mobilité qui peut évoluer jusqu'à la chute de celle-ci. De même, une infection dentaire peut engendrer, à la longue, la disparition d'une dent. Cette dernière se brise et les racines résiduelles subsistent encore quelques temps sous la forme de 'chicots' avant d'être expulsées. En pratique, sur une momie plus ou moins édentée, seule une radiographie pourra révéler si la cause est avant tout parodontale (tous les tissus de soutien des dents restantes sont déficients). Elle ne pourra pas distinguer une dent éliminée d'elle même d'une dent extraite par le médecin. Si l'on admet encore qu'il est fort probable (il en était de même à toutes les époques, par peur des hémorragies) que l'on sortait surtout les dents très mobiles (par exemple au stade terminal de la maladie parodontale) ou encore quelques racines faciles, on voit que l'analyse des pièces osseuses ne permet pas de trancher. Pour résumer l'affaire, nous retiendrons que Filce Leek admet la possibilité de telles pratiques, après l'avoir combattue assez énergiquement auparavant[706]. Pour les textes égyptiens à consulter en la matière, voir le chapitre précédent.

2) Les drainages d'abcès.

L'opération (douloureuse...) aurait consisté à perforer résolument les tables osseuses externes et, s'enfonçant ainsi dans les maxillaires, à y rechercher la position supposée de l'abcès appendu à l'extrémité des racines de la dent douloureuse. Nous aurions là le traitement chirurgical du 'sang qui mange' selon la nosologie égyptienne (voir plus haut). Pour le moins, cette intervention, pour des raisons de difficultés techniques et son côté aléatoire semble difficile à prendre en compte dans le contexte égyptien. Trois témoignages sont cités par les auteurs:

a) La mandibule du Peabody Museum d'Harvard (n°59303)

Hooton, Oral surgery in Egypt during the Old Empire, Harvard African Studies I, cf.pl.I (photo reproduite par Breasted, Smith pl.I). Voir Weinberger, An Introduction to the History of Dentistry. Cette pièce osseuse est citée par tous les auteurs.

On remarque en regard des apex de la première molaire inférieure droite, la présence de deux trous qui, pour Hooton, seraient artificiels.

---

706. F.Leek, JEA 55, 112-116. Comparer, du même, ZAS 111, 15.

b) Crâne du Musée de l'Homme, n° 7268.

Observation de Quenouille, La bouche et les dents dans l'antiquité égyptienne, Thèse en Chirurgie Dentaire, Lyon 1975, n° 437. L'auteur remarque deux 'forages' en face du bloc incisif supérieur.

c) Crâne du Musée de l'Homme, n° 3986 (qui serait plus récent que le précédent). Encore une observation de Quenouille. Deux trous sont visibles, en face de la première molaire inférieure gauche. Artificiels pour l'auteur.

Les critiques de Filce Leek, qu'il va appuyer en citant des cas similaires, doivent être prises en compte[707]. Il s'agirait en fait de fistules naturelles, que l'on retrouve sous des formes comparables dans toutes les grandes collections de crânes secs des musées européens[708]. De notre côté, nous n'avons pas étudié directement les pièces osseuse citées. Il reste certain qu'au point de vue paléopathologique, une étude systématique de tous les trajets fistuleux recensés dans les collections serait la bienvenue. Elle permettrait par la suite (ou elle ne permettrait pas) de conclure. Pour l'instant, l'intervention médicale dans les différents cas énumérés plus haut nous semble la moins probable.

3) Les obturations dentaires.

Il s'agirait en fait de retrouver in situ les pansements décrits par le Papyrus Ebers. Avouons qu'il faudrait beaucoup de chance et des méthodes d'investigation très performantes pouvant analyser les moindres traces encore présentes de ces 'obturations' qui, on le sait, n'étaient pas conçues pour être permanentes.

4) Les reconstitutions prothétiques.

Les textes de nous en parlent pas, mais il existe un certain nombre d'observations.

a) Le trouvaille de Junker.

Très souvent citée, cette 'prothèse' a longtemps constitué la seule 'preuve' des traitements prothétiques chez les anciens égyptiens. Publication initiale: Junker, Giza I, pl. XL, c.

Deux molaires inférieures sont reliées par un fil d'or. L'ensemble est isolé de tout autre contexte osseux. Cette pièce, comme le remarque justement Filce Leek, ' a été trouvée dans les décombres d'un puit d'une tombe de

---

707. Id., JEA 52, 59-64; JEA 53, 51-58.
708. Id., ibidem.

Gizeh[709]. A l'évidence, il est difficile de la dater. On songe bien entendu à un essai de contention, mais cette interprétation n'est absolument pas assurée.

b) Le bridge de Tura El-Asmant.

Cité une première fois par Quenouille, o.c.

Une étude plus complète fut faite par Iskander, Harris, A skull with silver bridge to replace a central incisor, ASAE 62, 85-90. Cité encore, avec une autre trouvaille (voir ci-après) par Iskander, Harris, Farid, Further evidence of dental prothesis in ancient Egypt, ASAE 63, 103-113. Le crâne est daté de l'époque ptolémaïque pour les auteurs. Leur interprétation du cas est assez convaincante. L'incisive centrale supérieure droite, perdue après un traumatisme, aurait été remise en place par un système de ligatures la reliant aux deux dents proximales. Pour le détail, on consultera les articles précités. Ce travail aurait été fait in vivo.

c) Le bridge d'El-Qatta. Pour la bibliographie, voir celle du document précédent. Ce bridge fut découvert par Farid en 1952 dans un mastaba ruiné de l'Ancien Empire mais 'réoccupé' jusqu'à l'époque romaine. La datation retenue par les auteurs (Ancien Empire) n'est absolument pas assurée. Ce bridge est très proche, techniquement, du précédent: présence d'une dent transfixiée mésio-distalement et de gorges vestibulaires destinées à bloquer les ligatures. Il nous semble de la même époque. L'importance de la trouvaille n'est pas apparue tout d'abord et celle-ci en a souffert. Ainsi le système de ligatures a dû être restauré dans son état antérieur présumé. Deux incisives (latérale + centrale) sont attachées, d'une part à la canine du même côté, d'autre part à l'incisive centrale du côté opposé.

Il est clair que seul le bridge de Tura el-Asmant est daté.

Les trouvailles contemporaines à ce dernier, signalées en dehors de l'Egypte ou, du moins, susceptibles d'être de conception étrangère, sont les suivantes:

1) La trouvaille Gaillardot. Provenance: nécropole de Sidon:

Renan, Mission en Phénicie, p.472: Weinberger, Further evidences, in Bull. of the History of Medecine, XX, 1946, p.193 fig.4; Iskandar etc., ASAE 63, 106.

---

709. Voir F. Leek, in Bull. et Mém. de la Soc. d'anthropologie de Paris, t.8, XIII° série. p.37.

Travail réunissant six incisives inférieures dont deux sont rajoutées comme éléments intermédiaires. IVè s. av. J.C.

2) Le bridge 'Ford', du Musée Archéologique de l'Université américaine de Beyrouth, daté du Vè siècle av. J.C. Voir Iskandar etc. <u>ASAE</u> 63,107, avec références. Travail comparable au précédent.

3) Le bridge de contention d'Alexandrie. Trois dents reliées par des ligatures. Voir Weinberger, <u>The dental art in ancient Egypt</u>, in <u>The Journal of the American Dental Association</u>, t.34, 1947, p.183; Iskandar etc, <u>ASAE</u> 63,105.

Un rapprochement entre toutes ces techniques prothétiques et les réalisations étrusques dans ce domaine a déjà été tenté par deux fois[710].

Il semblerait que, comme initiateurs du moins, les étrusques ont leur place dans toutes ces pratiques qui, en fait, appartiendraient à la κοινή culturelle du bassin méditerranéen de l'époque héllénistique. C'est dans ce sens que les recherches devront être approfondies.

III) CONCLUSION.

Il est certain que les médecins de l'Egypte ancienne soignaient les dents de leurs contemporains. Les papyrus médicaux sont clairs à ce sujet. On soignait les dents comme, par ailleurs, on soignait les yeux, le mal au ventre en ainsi de suite. L'interprétation des données paléopathologiques est complexe. Cependant, comme il n'y avait pas de 'chasse gardée' dans la médecine égyptienne, le problème des 'spécialités' médicales ne peut être éclairé par des traces supposées d'intervention thérapeutique.

---

710. Bardinet, <u>Odontologie de l'Egypte des pharaons</u>, Thèse Chir. Dent, Bordeaux 1977, p.63-64, puis, indépendamment, A.Rombauts et T.Monier, <u>Pathologie et thérapeutiques dentaires dans l'Egypte pharaonique</u>, Thèse Chir. Dent., Paris 1982, p.42-46.

INDEX

I) NOMS ROYAUX

Aba: 58, 121.
Amasis: 260, 261.
Aménophis II: 30.
Apouit: 57.
Apriès: 260.
Cambyse: 261.
Djoser: 241.
Neit: 57, 121.
Ounas: 57, 109, passim.
Pépi I, Pépi II: 229.
Ptolémée III Evergète: 51.
Ramsès III: 49.
Ramsès V: 15
Sahurê: 239.
Séthi 1°: 33.
Shabaka: 136.
Téti: 237, 255.
Thoutmosis III: 62.

II) ANTHROPONYMES

3ḫt-ḥtp: 251.
Iwti: 259.
Iri, n°1: 28.
    n°2: 229, 250, 251.
    n°3: 254.
Iḥby(?): 43.
W3ḥ-k3: 231.
W3ḥ-Dw3w: 234
Wꜥy, n°1: 234, 252.
    n°2: 232.
Wḏ3-Ḥr-Mḫ-Nt: 260.
Wḏ3-Ḥr-Rs-Nt: 261.
B3k-(n-) Ḫnsw: 260.
P3yf-ṯ3w (-ḥr) -ꜥwy-Nt: 260, 261.
P3-ꜥn-mni(w): 260.
P3-di-Ḥr: 234, 263.
Psmṯk: 260.
Psmṯk-Snb: 241, 262, 263.
Psšt: 231.
Mmy: voir Ny-ꜥnḫ-Ḫnmw.
Mn-k3w-Rꜥ-ꜥnḫw: 240, 252.
Mrr-wy-k3(.i): 255.
Mdw-nfr: 234, 252.
Ny-ꜥnḫ-Ḫnmw (Mmy): 249.
Ny-ꜥnḫ-Sḫmt: 239, 243, 251.
Ny-ꜥnḫ-Dw3w: 234.
Nfr-irt.s: 240, 252.
Nfr-ṯs: 234.
Ns-p3-mdw: 262.
Ns-m-n3w: 249, 255.
Ndḥ: 44
Rꜥ-ḥw.f: 251.
Rdi-(n.i)-Ptḥ: 245.
Ḥwy: 234.
Ḥr-3ḫbyt: 261.
Ḥr-s3-3st: 262.
Ḥry-š.f-nḫt: 258.
Ḥsy-Rꜥ: 241, 253.
Ḫwy: 236.
Ṯnwr: 43.

III) NOMS DE DIVINITES

Aker: 70.
Apis: 37.
Atoum: 136 sq..
Bah: 151.
Chou: 144.
Djefa: 149.
Ernutet: 16.
Geb: 80, 132.
Ha: 268.
Hapy: 140.
Harsamtaoui: 18.
Hetep: 149.
Horus: 21, 80.
Horus et Seth: 81.
Hou: 145 sq..
Indef: 71.
Isis: 4, 40.
Khnoum: 43.
Khonsou: 51.
Mafdet: 71, 74.
Mehen: 81.
Menkeret: 4.
Merefoua: 18.
Montou: 50.
Neith: 10.
Nekhbet: 116.
Nepri: 151.
Nout: 33.
Osiris: 267.
Ptah: 136 sq..
Rerek: 70.
Samana: 36.
Sek: 151.
Selket: 4, 40.
Shentayt: 117.
Shesementet: 38.
Sia: 146 sq..

Sobek: 10, 62.
Sokaris: 133.
Sopdou: 38, 69.
Thoth: 36.

IV) TITRES ET FONCTIONS

3ᶜᶜ mw m-ẖnw nṯnṯt: 236(i).
im3-ᶜ nsw: 243(e).
imy-ḫt: 230(b)
imy-ḫt Srḳt: 253(§10).
iry ibḥw: 240(D.3), 240(D.4).
iry ᶜnt: 249.
wᶜb Sḫmt: 253(§10).
wr ibḥyw: 241, 253.
wr ibḥyw pr-ᶜ3: 240, 243.
wr iryw ibḥw: 238(i).
wr swnw: 240, 241, 244(m), 253.
wr swnw pr-ᶜ3: 230(c), 237(a), 240(1), 251(§7), 252(§8), 258, 259.
wr swnw mḥw: 232, 252(8).
*wr swnw šmᶜ: 232, 252(§8).
wr swnw mḥw šmᶜ: 237(d), 251(§6), 252(§8), 260, 261(3).
wr swnw n nb t3wy: 259, 260.
mr iryw ᶜnt: 249(§1).
mr wᶜb Sḫmt: 253(§10).
mr pr ᶜḥ3w: 245.
mr swnw: 255(§12), 258.
mr gswy dpt swnw pr-ᶜ3: 255(§12).
mḥnk-nsw: 243(j).
nr pḥwt: 232(e), 238(h).
r-ḏrt pr-ᶜ3: 237(e).
ḥry swnw: 259, 262(1).
ḥry sšt3 n mdw-nṯr: 236(j).
ḫrp ᶜb: 242(a).
ḫrp iryw ᶜnt: 249.
ḫrp msyw ḥm: 235(h).
ḫrp swnw irty pr-ᶜ3: 234(g,3), 252.
ḫrp Srḳt: 233(f), 237(c), 254(§10).
ḫrp ḳ3ḳ3w: 243(f).
s3-ᶜb: 242.
s3/s3 Srḳt: 243(g).
swnw: 43, 229(a), 249(§2), 257(B), 386.
swnw irty: 234(g,2; g,4), 234(g,5) 234(2), 252(§9,1), 263.
swnw irty pr-ᶜ3: 234(g).
swnw pr-ᶜ3: 229(a), 249(§3), 250(§4).
swnw pr-ᶜ3 3ᶜᶜ hmwt št3t: 238(j).
swnw pr-ᶜ3 nr pḥwt: 238(h), 232(e).

swnw n nsw: 258, 259.
swnw ḫt irty: 232(d).
swnw ḫt pr-ᶜ3: 232(d).
sḥḏ: 230(b).
sḥḏ iryw ᶜnt: 249.
sḥḏ swnw: 230, 249(§3), 256(B).
sḥḏ swnw pr-ᶜ3: 230(b), 250(§4), 250(§5), 250(§6), 251(§7), 255(§12).
sḥḏ swnw nsw: 255(§13), 249(§3).

V) LIEUX GEOGRAPHIQUES

Behedet: 8.
Buhen: 44.
Fayoum: 65.
Hiérakonpolis: 115.
Hou: 9 (n'existe pas).
Kousch: 45.
Ouaouat: 28.
Tanis: 3.

VI) MOTS EGYPTIENS COMMENTES
(Pour les substances pharmaceutiques, cf. P. 213 sq..)

3bw, 'ivoire, éléphant': 28 sq..
3bw wᶜb, 'ivoire authentique': 31.
3bḥ, 'dent' (démotique): 268, 270.
ibḥ, 'dent', terme générique: 1 sq. passim.
ibḥ, 'rire', à rayer du Wb.: 9.
ibḥ kwkw, fruit(?) du kwkw: 76.
ibḥ n gyt, une partie de la plante gyt: 79.
ibḥ n ḥmty, pointeau du graveur: 67-68.
ibḥw 3kr, 'les dents d'Aker', pour parler de la végétation et des papyrus: 70 sq..
imyw-r3, 'celles qui sont dans la bouche, les dents': 83.
imy spty, 'ce qui est entre les lèvres, la denture': 63.
in...r-bnr, 'extraire'(une dent, nḏhyt, 3bḥ) en démotique: 269 sq..
ᶜrkyt, 'concept': 138.
ᶜrty, 'mandibule': 62 sq., 109 sq..
w3b, 'racine' d'une dent: 80.
wnm-snf, un type d'abcès: 203.
wḥḏw, substance pathogène: 196 sq., 227, passim.

wš3, 'gaver, introduire une médication dans une carie dentaire': 195.
wšᶜ, 'mâcher': 8.
wšᶜw, 'démangeaisons': 7.
wgi, 'mâcher': 8.
bnwt, 'abcès': 200.
btw, 'empoisonnement' provoqué par une toxine (un 'venin') : 181.
phrt, 'circuit' au sens anatomique: 140.
psh, 'mordre': 8.
psš-kf, instrument rituel psš-kf: 109 sq..
mfk3t, 'turquoise': 17, 20, 21.
mnkr(t) = mkr, 'queue'?: 4.
mḫn, 'jeu-mḫn': 81-82.
nhbt, 'cou', remplacé par nḥdt, 'croc, canine': 40, 179.
*ni-ḥdt, (nḥdt), 'la blanche': 43.
nḥdt (nḥdt) / nḏḥt, 'croc, canine, défense, crochet' = ⲛⲁϫϩⲉ S (même sens) mais différent de ⲛⲁϫⲍⲓ B, qui a le sens générique 'dent' (déjà en démotique, cf. nḏḥy, 'dent' dans deux papyrus de la région de Memphis): 27 sq., 37 et 270.
nḥdty, 'paire de crocs': 40.
nḏḥt, cf. nḥdt, même sens. Voir *nḏḥ plus bas.
nḏḥy, 'dent' (démotique, Basse Egypte): 37, 270 = ⲛⲁϫⲍⲓ B, mais différent de ⲛⲁϫϩⲉ S qui perpétue le sens ancien du mot (croc, canine, etc).
ndr-ḥ(ᶜ)w étym. pop. de nḏḥt: 45, 132.
*nḏḥ, racine étrangère, étym. possible de nḏḥt: 44-55.
h3t-ᶜ m, marqueur du début d'un chapitre: 192.
h3w, 'abondance': 152.
hw/hww etc. Pour les mots de cette famille: 8, 148 sq..
hwi, 'frapper, consacrer': 133.
hni, 'roseau': 86.
hnhnt, 'tuméfaction': 201.
hrst, 'cornaline' (blanche et rouge): 63.
hdi, 'détruire': 132.
hd(t)/hdwy, 'mandibule': 62.

ḥd: 'être blanc, lumineux, etc': 43, 44, 62, 135, passim.
ḥdw, 'ail': 80, 120 sq..
h3/h3r/hnr? 'pic, ciseau': 54.
h3bw, un nom de l'hippopotame : 6.
ḫb, 'entaille': 86.
ḫpi, 'voyager' (en parlant de la mise en place des dents sur les arcades): 135.
ḫnr/ḫl, 'croc': 53 sq..
ḫtn, 'ail': 124.
ḫpᶜw, 'masticatoires': 199.
sbḥ, 'crier': 8.
sbt, 'rire': 8.
spty, 'lèvres': 63, 160.
smn: 1) smn ibḥ, 'maintenir en l'état, une dent abimée': 192 sq..
     2) smn ᶜrty: 'maintenir en état (fonctionnel) la mandibule' (d'Osiris): 109 sq..
srwḫ, 'soigner, traiter un état pathologique, en particulier une douleur (symptôme révélateur): 197.
srdt ḥᶜw, tuméfaction qui fait gonfler les chairs: 200.
srdd nw wḥdw: désignation égyptienne de la 'rage de dent': 196.
sḫmw, 'fistule'(dentaire, etc): 205.
šḏ, dans les titres: 230.
šhrwy, 'mandibule', lit. 'les deux liens': 116.
sšwy/swšwy: 'attelles': 115.
šhwy, 'mandibule', mot apparenté au précédent: 115.
sš3w, 'caractéristiques': 175.
sšp, 'éclairer, illuminer': 13.
st3, 'extraire' (une dent, cf. It. 'tirare un dente'): 267.
šnwt, 'mandibule': 25.
(iri) k3t, 'faire son travail': 24.
k33t, 'ce qui est conçu': 138.
k3w, 'subsistance', 152.
kf, 'silex': 111.
k3w, 'poudre': 86.
k3b, 'chemin' (avec sens anatomique): 141.
kḥ, 'gypse': 86.
kwkw, un arbre exotique: 76.

g3bw, un type de mesure: 79.
gyt, nom de plante (cf ibb
   n gyt).
gs-dpt, 'protection': 113.
tỉ3, 'serrer les mâchoires, chanter
   bouche fermée': 8, 183 sq..
tỉ3w, chant effectué bouche fermée,
   trismus (médical): 178 sq., 211.
tpyw-r3, 'celles qui sont sur
   (= dans) la bouche': 85. Pour
   le dieu Hou, tpy-r3, nty m
   r3, cf. p.154, passim.
t3 n ḥdw, 'gousse d'ail': 120 sq..
trw, dans 'être à (ses) trw': 69.
tsy, 'dos': 18-20.
ts, tst, 'noeud, vertèbre, pomme
   d'Adam': 25.
tst, 'denture': 12 sq., passim.
ds, 'silex': 39.

ḏnḏn, 'tintinnabuler': 67.
ḏsrt, un type de boisson: 15.

VII) MOTS COPTES

Μϩωλ SB, 'oignon': 124.
Ναϫϵ S, 'croc etc': 88 sq..
Ναϫϫι B, 'dent' (sens générique):
   37, 270, 88 sq..
Οβϫε S, dent (générique): 88 sq..
ϣολ SB, 'croc': 88 sq..
ϩτιϩ SB, 'bulbe': 124.
ϫναϫν S, 'faire de la musique': 67.

VIII) MOTS GRECS

γομφίος 'molaire': 90-91.
μύλη 'grosse dent, croc': 90-91.
ὀδούς 'dent': 90-91, passim.

TIPOGRAFIA POLIGLOTTA DELLA PONTIFICIA UNIVERSITÀ GREGORIANA
PIAZZA DELLA PILOTTA, 4 - ROMA